全科医学素养教育系列教材

全科医学临床诊疗思维

总主编： 吕建新 （杭州医学院）

主　编： 王　静

副主编： 柴栖晨　王　爽　丛衍群

编　委（按姓氏笔画排序）

王　洪 （浙江大学附属浙江医院）

王　爽 （中国医科大学附属第一医院）

王　静 （杭州医学院）

卢美萍 （浙江大学医学院附属儿童医院）

丛衍群 （浙江大学医学院附属浙江医院）

阮恒超 （浙江大学医学院附属妇产科医院）

李　冬 （中国医科大学附属第一医院）

吴秋萍 （嘉兴学院附属妇儿医院）

柴栖晨 （浙江大学医学院附属浙江医院）

唐国宝 （厦门市环东海域医院）

中国教育出版传媒集团

高等教育出版社·北京

内容提要

本教材是全科医学素养教育系列教材的第三部分,采用深度契合全科临床实践的案例,把"以人为中心"的全科医学基本原则充分体现在每个临床案例中,从症状或体征入手,采用临床安全诊断策略——临床3问,结合临床思维导图,对案例进行层层解析,引导读者拓宽临床诊疗思路。同时,案例内容模拟临床情境,融入倾听、同理心和人文关怀等职业素养元素,有助于培养兼具倾听、同理心、人文关怀和整体性诊疗思维等能力的"有温度"的医生。

本系列教材适用于全体医学生的全科医学素养教育,以及全科医师参考。

图书在版编目(CIP)数据

全科医学临床诊疗思维 / 吕建新总主编;王静主编.
-- 北京:高等教育出版社,2023.2

ISBN 978-7-04-059828-5

Ⅰ.①全… Ⅱ.①吕… ②王… Ⅲ.①家庭医学
Ⅳ.①R499

中国国家版本馆 CIP 数据核字(2023)第 007898 号

策划编辑 吴雪梅 瞿德竑　　责任编辑 瞿德竑　　封面设计 李小璐　　责任印制 田 甜

Quanke Yixue Linchuang Zhenliao Siwei

出版发行	高等教育出版社	网　址	http://www.hep.edu.cn
社　址	北京市西城区德外大街4号		http://www.hep.com.cn
邮政编码	100120	网上订购	http://www.hepmall.com.cn
印　刷	北京七色印务有限公司		http://www.hepmall.com
开　本	787mm×1092mm　1/16		http://www.hepmall.cn
印　张	24.75		
字　数	560 千字	版　次	2023 年 2 月第 1 版
购书热线	010-58581118	印　次	2023 年 2 月第 1 次印刷
咨询电话	400-810-0598	定　价	56.00元

数字课程（基础版）

全科医学临床诊疗思维

主编 王 静

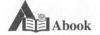

全科医学素养教育系列教材

全科医学临床诊疗思维

全科医学
临床诊疗思维

总主编 吕建新
主 编 王 静

全科医学临床诊疗思维数字课程与纸质教材一体化设计，紧密配合。数字课程主要为教学 PPT 和自测题，在提升课程教学效果的同时，为学生学习提供思维与探索的空间。

| 用户名： | 密码： | 验证码： | 5360 | 忘记密码？ | 登录 | 注册 □ |

http://abook.hep.com.cn/59828

扫描二维码，下载 Abook 应用

"全科医学临床诊疗思维"数字课程编委

序

2016年，习近平总书记在全国卫生与健康大会上强调，"没有全民健康，就没有全面小康"，要"将健康融入所有政策"，推进"健康中国"建设，实现全民健康。他认为，健康是幸福生活最重要的指标，健康是1，其他是后面的0，没有1，再多的0也没有意义。

健康生命对人而言是最宝贵的，随着我国社会经济的发展、医疗水平的提高，人民的健康水平和生命质量得到更多保障，但是健康促进和维护还面临着不少发展中的问题，例如：人口老龄化，疾病谱与死因谱的变化，医学模式的转变，医疗费用的上涨，基层医疗卫生资源相对较少且地区之间也不平衡，民众对基层医疗的信任度不够，"强基层、兜网底"的任务比较重等。因此，国家和社会对医改和医学人才培养有了更高的要求，特别是对全科医学有更高的期待。

在加快医学教育创新发展、加快以疾病治疗为中心向健康促进为中心转变的背景下，为了提高医学人才培养质量，国家出台了很多相关政策。2020年，国务院办公厅印发了《关于加快医学教育创新发展的指导意见》，其中特别明确了要加快培养防治结合的全科医学人才，要加强面向全体医学生的全科医学教育。

杭州医学院是浙江省高等医学教育的"三驾马车"之一，立足浙江、面向卫生健康一线培养具有人文关怀理念、求真博爱精神和国际视野的高素质医学人才，肩负起"强基层、兜网底"，为基层培养高素质人才的重要使命。2017年起探索面向全体学生的全科医学素养教育教学改革，根据学生的专业及学制，建立了"两层次三阶段"的理论与见习相结合的教学模式。这套全科医学素养教育系列教材正是杭州医学院全科医学素养教育教学改革的一个成果，它将全科医学素养的理论教学内容梳理为40个全科医学素养目标，安排96个学时分3个阶段进行教学，并依托县域医共体牵头医院及其所辖的乡镇卫生院、社区卫生服务中心同步开展见习教学，建立从理论到实践、从学校到医院递进式的全科医学素养教学体系，为医学院校针对不同专业、面向全部学生的全科医学素养教育教学提供了示范。

全科医学素养教育系列教材的第一部分主要涉及全科医学基本理论、原则、卫生政策等，帮助学生初步形成全科医学的理念。第二部分主要涉及基本公共卫生和基础急救等，内容来自基层一线工作任务，主要包含基层公共卫生的常见服务项目，以及在基层实用的基础急救技术等。第三部分主要涉及全科临床思维训练、常见健康问题的全科临床处置等。这套教材强调面向全体学生、依托县域医共体开展全科医学素养教育，突出了新时代"医防融合、医护结合、医药结合"的医学教育新思想，符合"大健康"观和全民健康教育理念，在全科医学素养教育教学各环节融入思想政治教育元素和课程思政实例，符合当前高等医学教育创新发展的要求。本教材致力于全科医学素养提升，全人、全周期健康理念的巩固，为人民健康的促进和维护发挥重要作用，成为在校学生学习全科医学素养的通识教材和案头书。

本教材在编写过程中，得到了浙江大学、上海交通大学、首都医科大学、中国医科大学、温州医科大学、浙江中医药大学、浙大城市学院等诸多专家的指导和高等教育出版社的大力支持，在此一并致以衷心感谢。

杭州医学院

吕建新

2021 年 11 月

前　言

　　"加强医疗服务人文关怀，构建和谐医患关系"是《健康中国 2030 规划纲要》中"提供优质高效的医疗服务"篇章中的内容之一。医学是自然科学与人文科学相互交融的学科，医学生的培养需要科学精神与人文精神相伴而行。在医学生本科阶段的全科医学课程中导入"医学人文"和"医患沟通"等思政元素，激发、强化医学生的"医者仁心"，重点训练医学生的换位思考、耐心倾听、共情等，有助于培养兼具倾听、同理心、人文关怀和整体性诊疗思维等能力的"有温度"的好医生。

　　"健康中国建设"赋予了全科医生重要使命，医学院校作为全科医学教育体系的基础，与全科医生的培养质量密切相关。为了做好医学院校全科医学教育与毕业后教育的衔接，避免全科理论与临床实践割裂、重理论轻实践的局面，本教材采用深度契合全科临床实践的案例，把全科医学基本原则充分体现在每个临床案例中，从症状或体征入手，采用临床安全策略——临床3问，结合临床思维导图，对案例进行层层解析，引导读者拓宽思路，减少漏诊、误诊的发生，确保医疗安全。

　　本教材采用情景剧的编写方式，融入倾听、同理心和人文关怀等职业素养元素，告诉读者：医生应为"人"服务，而不是只针对有病的"器官"或"系统"；医生可以把医学仪器的检查报告作为诊断和制订治疗方案的依据，但不能对患者的身心问题视而不见。在医患沟通过程中，医生不能治愈所有疾病，能做到的就是帮助和安慰患者，帮助患者树立战胜疾病的信心，帮助患者正确地认识自己的疾病。

　　主编一直投身于全科医学教学和全科医疗临床实践。在工作中，强烈意识到全科医学基本理论需要与全科临床实践结合，为此，与国内资深全科医生和专科医生精诚合作，历时一年半，精心打造充分体现全科医学学科特色的教材。在此，感谢各位编委和作者的鼎力相助。

　　在编著过程中，我们参阅了国内外大量文献，引用了其中的一些观点和内容，在此深表谢意。

　　由于编写水平有限，书中难免存在不足和疏漏，期盼广大读者不吝指正，愿与大家共同为新一代全科医生的培养奉献绵薄之力！在全科路上，携手同行！

2022 年 7 月 20 日

目 录

第一章

概　述

教学要求

1. 掌握从症状或体征入手的诊断思维方法、RICE 问诊中的技巧、以患者为中心的临床诊疗思维及在临床中的应用。

2. 熟悉常见健康问题的临床特点。

3. 了解 RAPRIOP 的含义。

全科医生在每天的全科医疗中面对千变万化的临床问题，在有限的医疗资源下，需要处理更多不典型、非特异的症状或体征，担负着对许多非常严重，甚至危及生命疾病的早期诊断的责任，这就要求全科医生不仅需要丰富的医学知识、扎实的基本技能和正确的临床思维方法，成为居民信任的健康守护者，解决居民80% ~ 90% 的健康问题；还要掌握系统整体性的临床思维方式，在医疗实践中整合各临床专科的知识、技术，运用家庭动力学、人际关系、心理咨询和心理治疗等方面的知识，为居民提供全方位的服务。

第一节　常见健康问题及特点

一、常见健康问题

在全科医学科，全科医生所遇到的疾病种类和分布取决于其服务人口特征和社区的环境。全科医疗中常见的问题有：呼吸系统、消化系统、泌尿系统等常见的感染，高血压、糖尿病、慢性阻塞性肺疾病等慢性非传染性疾病，超重、肥胖、营养不良、记忆力减退、吸烟、酗酒等问题，计划生育和优生优育问题，青少年怀孕问题，计划免疫问题，各种预防保健和健康教育问题。全科医疗中常见的30种症状占所有常见症状的80% 左右，分别是咳嗽或咳痰、流涕、咽痛、发热、耳鸣、消化不良、腹痛、腹泻、便秘、肩部疼痛、腿疼或痉挛、腰背痛、皮疹、皮肤瘙痒、白带增多、外阴瘙痒、月经异常、眼部疼痛或不适、心悸、失眠、头晕或眩晕、头痛、便血、气短、视力障碍、泌尿道症状、疲劳（乏力）、体重减轻、指（趾）甲问题、局部肿块。下面是全科医疗中最常见的各系统疾病。

1. 呼吸和耳鼻喉系统　上呼吸道感染（病毒性或细菌性）、过敏性鼻炎、哮喘、慢性阻塞性肺疾病、鼻窦炎、耳道炎（急性或慢性）。

2. 消化系统　胃肠炎（细菌性、病毒性、急性、慢性）、便秘、呕吐、消化不良、肠道易激综合征、结肠炎（溃疡性或非溃疡性）、痔。

3. 泌尿生殖系统　尿道感染、阴道炎（细菌性、真菌性、萎缩性）、子宫出血（功能性、病理性）、更年期综合征、良性前列腺增生症。

4. 神经系统　头痛（紧张性头痛、偏头痛等）、头晕或眩晕、压迫综合征（如腕管综合征）。

5. 肌肉骨骼系统　肌肉软组织损伤、关节炎（骨关节炎、风湿性关节炎、痛风）、脊柱退行性疾病（颈椎病、腰椎病）、肩部综合征（如肩周炎、疼痛性弓形综合征）、腱鞘炎（如网球肘、扳机指）。

6. 心脑血管系统　高血压、冠心病、心力衰竭、脑血管意外。

7. 内分泌系统　糖尿病、甲状腺疾病、骨质疏松症。

8. 皮肤　皮肤感染（细菌性、病毒性、真菌性）、湿疹、过敏（如荨麻疹、药物反应等）、痤疮。

笔记

9. 精神心理问题　抑郁、焦虑、依赖（包括烟草依赖、酒精依赖、药物依赖、互联网依赖等）、精神病等。

10. 恶性肿瘤　胃癌、结肠癌、乳腺癌、肺癌等。

二、常见健康问题的临床特点

全科医生面对的常见健康问题有以下特点。

1. 大部分健康问题处于未分化阶段和疾病的早期　未分化是指医学上无法解释的躯体症状（MUPS），或指疾病早期尚未明确归属于某一系统的症状。在疾病和健康问题的早期，多数患者只是感觉不适，或者只有一些症状和不典型的体征，还未出现明确的疾病证据，或仅表现为情绪低落、性情暴躁、记忆力减退等。这时，患者极少主动就医。但这一阶段往往是全科医生进行干预的最佳时期，所花费的成本最小，收效却最大。所以，全科医生应努力掌握早期未分化健康问题的相关知识和基本技能，承担对早期未分化健康问题的及时发现和处理。

2. 健康问题具有很大的变异性和隐蔽性　全科医生面对的健康问题涵盖了不同年龄、性别、不同部位的疾病，以及各种生理、心理、社会原因导致的健康问题，这些健康问题具有很大的变异性。因为每个人的疾病因果观和健康信念存在差异，受对疾病的重视程度及症状轻微等多种因素的影响，在疾病的早期和未分化阶段，很少有人主动就医，其健康问题容易被忽略，使其健康问题具有很大的隐蔽性。这就需要全科医生不断追踪和动态了解其服务社区中的个人、家庭的健康档案和信息，了解各种疾病和健康危险因素的流行状态，掌握各种疾病的诱因、流行病学、自然过程和不同的临床表现方面的知识，通过对多方面知识和技能的掌握，有效应对潜在的、充满变异和不确定性的健康问题。

3. 健康问题的成因具有多维、错综复杂性　全科医学科中健康问题的原因和影响可能涉及生物、躯体、心理、个人、人际关系、家庭、社区、社会文化、宗教、政治、经济等多种因素，各因素之间存在错综复杂的相互作用。现代疾病谱中的很多疾病既不是纯生物性的，也不是纯心理或社会性的，而是生物、心理、社会诸因素不断交叉累积、相互作用的结果。

躯体疾病可以伴随大量的心理、社会问题，精神疾患也可以伴随许多躯体症状，两者常表现为互为因果的关系。心理、社会问题既可以是躯体疾病的原因，也可以是躯体疾病的表现，反之亦然。许多患者有明显的躯体症状，却没有明显的阳性体征和实验室检查结果，难以做出明确的躯体疾病诊断。因此全科医生必须具备从生理、心理、社会维度对疾病或健康问题进行诊断的知识和技能，能够从问题产生的生物源性、心理及社会源性着手，善于识别和处理这一类健康问题，对问题进行分析、鉴别及有效干预。

4. 常见病、多发病居多　全科医生面对的健康问题中，常见病多于少见病及罕见病，不良行为和生活方式所致疾患较多。因此，全科医生不仅要学会和掌握处理各种常见病、多发病的知识和技能，而且要学会各种社会学、心理学、行为学、人际沟通等相关知识与技能，善于寻找和探索改善人们积习已久的各种不良生活和

3

行为方式的有效策略，从而真正将各种疾病的危险因素及时消除，达到主动预防和干预的目的。

（王 静 柴栖晨）

第二节 临床诊疗思维

一、临床思维

1. 概念 临床思维（clinical thinking）是临床医生利用医学科学、自然科学、人文社会科学和行为科学的知识，对临床资料进行综合分析、逻辑推理，从错综复杂的线索中找出主要矛盾并加以解决的过程。临床思维必须具备两个基本条件，即扎实的医学知识和丰富的临床实践，贯穿于疾病诊断与处理的全过程。

2. 方法 临床思维包括三种基本方法：①从症状或体征入手的诊断思维方法；②从问题入手的诊断思维方法；③从系统入手的诊断思维方法。症状或体征是患者就诊的主要原因，也是疾病的基本信号和线索。因此，从患者的症状或体征着手进行全面问诊，可以清楚地知道根据主诉需要考虑哪些疾病，帮助医生在问诊中更有针对性、目的性，对鉴别诊断的把握更加清晰，使后续查体、辅助检查也更有方向性。本书主要介绍从症状或体征入手的诊断思维方法。

二、临床诊疗思维的方式

从生物学角度考虑，疾病可以有症状、体征、临床检验异常、潜在的病理原因、诊断和鉴别诊断。传统的"器质性"临床诊疗思维方式是采集病史、进行物理检查、做出诊断、治疗疾病。1977 年 George L. Engel 提出"社会－心理－生理"模式（biopsychosocial model），它认为人的生命是一个开放系统，通过与周围环境的相互作用及系统内部的调控能力决定健康状况。它是一种多因多果、立体网络式的系统论思维方式，强调以患者为中心，注重患者的经历、体验、感受，关注疾病对患者造成的影响。就如希波克拉底提出的：接待患者时，了解这个患者是怎样的人比了解这个患者得了什么样的病更重要。近年来，以人为中心的诊疗思维方式越来越被更多的医务人员接受。

作为医生，从进入医学院的第一天，就开始系统学习、培训有关的一系列知识。成为医生之后，惯性思维也令我们更加注重生物学角度的病因、病理、诊断和治疗，这是作为一名医生的基本功和专业性。而从患者的角度来说，患病是一种不舒服的感受，患者会有自己的想法、关注点、担心和期望，疾病会对患者的生活造成一定的影响。这种经历是每位患者独有的、真实存在且不可忽略的。以患者为中心，需要在诊疗过程中，充分融合医生（专业）和患者（感受）的关注点，医患取得共识，才可以互相配合，更好地处理患者的问题。

三、以患者为中心的临床诊疗思维

（一）进入患者的世界，关注患者的就医背景

以疾病为中心的诊疗思维方式，忽视了人的整体性，医生以是否有生物医学的疾病来评价与患者有关的健康问题及问题是否严重。随着临床医学分科越来越细，形成了一个医生只看自己学科内的系统或器官疾病，患者被简化为因某一部位的病变或损伤而需要修理或更换零部件的"机器"。疾病被分解为病因、病原体、症状、体征等单个因素，患者的痛苦被转化为检验学上的数据和影像图片中的信息，一个整体的患者被现代医学的诊疗思维方式和程序分割。

患者是一个身心统一的整体，患者的精神和躯体在生命活动中相互依赖、相互影响，不可分割。以人为中心的诊疗思维方式则以人的整体健康为最终目标，患者的需求和期望与生理疾病同等重要。全科医生在向患者提供以人为中心的健康照顾时需要进入患者的世界，了解患者的个性。就如 Sir William Osler 提出的：重要的是了解这个人，而不是关心他身上的病。所以当我们面对一个患者时，需要了解以下方面的信息。

1. 了解患者就诊的原因　患者就诊的原因包括以下几个方面：①躯体方面的疼痛或不适难以忍受；②严重的焦虑；③出于管理方面的目的（就业体检、开病假条、开医疗证明等）；④一般体检或咨询；⑤躯体化问题。医生可以这样问：最近有什么与之前不一样？您最担心什么事？您觉得自己过得怎么样？一直困扰着您的是什么事情？生病对您的生活有哪些影响？

2. 了解患者的想法和担忧　医生可以问：您认为自己是什么问题？您认为一直影响您健康的因素有哪些？哪些因素能改善您的健康？问题多严重时才认为自己病了？什么情况才去求医？您感觉自己的问题严重吗？您有什么担忧吗？您觉得有必要改变自己吗？

3. 了解疾患对患者的意义　疾患对患者的意义包括积极意义、消极意义和特殊意义。对患者的积极意义：正好有借口不参加某次聚会，或者正好借机休息一下；疾患的消极意义：加重了家里的经济负担，或骨折后运动生涯结束了，不能实现冠军梦了；特殊意义：我（儿童）生病了爸爸妈妈就不离婚了，或我病了家人才会关心我。医生可以问：您生病了会怎么样呢？患病后，您在生活上有改变吗？您希望自己尽快好起来吗？生病了，对您意味着什么？

4. 了解疾患对家庭的影响或家庭对疾患的影响　全科医生可以这样问：能谈谈您的家庭吗？您得病后会对家庭造成哪些影响？家人对您是什么样的反应？家里有影响您的健康因素吗？

5. 了解患者的需要和期望　患者对医疗服务的满意度很大程度上取决于医生满足患者需要和期望的程度。医生要了解患者的需要和期望，可以问：您希望医生怎样帮助您？还有其他问题需要讨论吗？

6. 了解患者生活或工作的社区中是否存在不良因素　全科医生可以问：您从事什么工作？感觉怎么样？在您家附近有没有可能影响您生活和健康的因素？

7. 了解患者的社会关系和支持网络　全科医生可以问：您是本地人吗？您有哪些亲戚和朋友？当有烦恼的时候，您是怎样处理的？您的生活中谁最重要？当您有困难时，常来帮助您的是谁？会给您哪些帮助？您参加社会团体活动了吗？

（二）体现全人照顾的特点

以疾病为中心的临床思维方式和以患者为中心的临床思维方式有着本质的区别。前者认为医学的作用就是用精密的技术来测量器官、组织、细胞或分子水平上的形态学变化，从而确定每一种疾病生物和理化的特定病因，是一种集中思维，相当于用显微镜去观察物体。而后者则是一种发散思维，相当于用望远镜去观察物体，认为医学的作用不仅要关注疾病，体现科学精神，通过临床症状、体征、辅助检查，找出潜在的病理原因，进行诊断和鉴别诊断；还要关注患者，体现人文精神，了解患者的想法（idea，I）、关注（concern，C）、期望（expectation，E）、感受或想法、疾病对患者生活的影响及患病体验（图 1-2-1）。

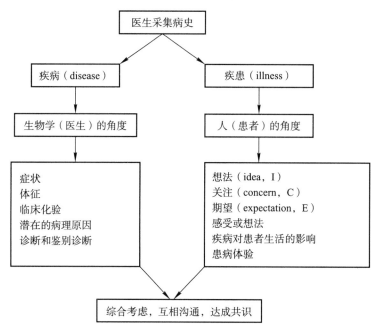

图 1-2-1　以患者为中心的临床诊疗思维

全科医疗的基本特征是以人为中心的照顾，将患者看作是有生命、有感情、有权力、有个性的人，而不仅仅是疾病的载体。全科医生要用以"人为中心"的系统诊疗思维去了解患者所患的疾病，同时还要了解所患疾病的人。在全科医疗实践活动中，全科医生与患者处于平等地位，不是指挥者或旁观者，而是维护人的整体健康和提高人的生命质量的艺术家。

四、以患者为中心的临床诊疗思维在临床中的应用

（一）如何构建整体性临床思维

在全科医疗实践中，最重要、最基本的理念是：来看全科医生的是人，不是

病。全科医生不仅需要整体性的临床思维方式，还需要结合临床安全诊断策略。临床3问策略多用于初步诊断常见病，尽快识别急危重症疾病，分析并判断是否可能有导致某种症状或体征的容易被忽略的疾病，也可以了解患者内心深处的担忧和期待。临床3问安全诊断策略基本的诊断思维包括以下3个自问自答的问题。

1. 导致这种症状或体征的常见疾病或相关因素有哪些？　全科医生长期在社区工作，熟悉社区的流行病学情况和社区患者的病史，比综合医院的专科医生更了解导致这种症状或体征的常见疾病或相关因素。常见病的诊断依赖医生对疾病的认识和经验，体现了"首先考虑常见病"的临床思维。

2. 哪些重要疾病或相关病因不能被忽略？　全科医生在诊疗中第一要务是识别急危重症患者，寻找"红旗征"。无论接诊什么样的患者，全科医生必须牢记首先排查急危重症疾病，尤其是那些容易被忽略的严重疾病。体现了"严重疾病优先"的临床思维。

3. 是否有遗漏的或被掩盖的疾病？　临床上，有些患者讲述病史时，常常有意或无意地隐藏某些信息，没有表达出来，尤其是一些诊断不明确的未分化阶段的疾病，或者与精神心理、性、药物滥用、毒品、家庭、朋友、工作背景等相关的问题。有些患者主诉多个症状，阳性体征少，在临床上不容易识别和诊断，可能存在漏诊和误诊的疾病。有些患者可能紧张、焦虑，或者医生给予的诊疗时间太短，来不及将患病经过全部说完。

我们必须很敏锐地觉察到患者的需求和感受，做一位善于倾听、富有同情心的全科医生，让患者自由地表述和交流。根据整体性临床思维、结合病情，分析病案资料，寻找不容易被识别的疾病。

例如有些中年男性以腰痛为主诉就诊，掩饰性功能障碍；有些咳嗽患者，过度担心恶性肿瘤要求做全身检查。如果全科医生只关注患者的腰痛，没有发现患者的性功能障碍是就诊的主要目的，就会导致误诊或漏诊或给患者做一些不必要的检查。另外，心理问题和不适症状同样困扰患者，不能被忽视。

当全科医生问自己以上3个问题时，一定要结合患者资料、检查检验结果得出答案。再追问自己"为什么？"，"为什么"是批判性思维的应用，包含诊断的依据、排除理由等。

为了帮助全科医生更好地理解临床安全诊断策略——临床3问，我们以临床上常见的症状——心悸为例，探讨其在全科诊疗中的应用。

病例：患者，男性，58 岁，公务员。主诉心悸反复发作 21 年，加重 1 年余。

接诊心悸患者时，为了较好地回答临床安全诊断策略——临床3问中的3个问题，建议全科医生从心悸的定义及引起心悸的病因出发，将所有可能导致心悸的疾病或相关因素进行归纳汇总。

心悸（palpitation）是指心脏不规则和（或）剧烈跳动引起的不愉快的感觉，这种感觉令人恐惧，也令人讨厌，发作时心率可快可慢，心律可齐可不齐，心率、心律也可均正常。心悸可以是一个单一的主诉，也可能伴随胸闷或呼吸不畅等其他症状。引起心悸的疾病或相关因素见表 1-2-1。

表 1-2-1 引起心悸的疾病或相关因素

分类		疾病或相关因素
生理性		剧烈运动、情绪激动或精神高度紧张、饮酒、喝浓茶或咖啡等
病理性	心血管系统疾病	心律失常、冠心病、心力衰竭、心脏瓣膜病、心肌病等
	内分泌系统疾病	甲状腺功能亢进症、嗜铬细胞瘤
	神经精神因素	焦虑症、惊恐障碍、抑郁症等
	其他	贫血、发热、低血糖、低血压、电解质紊乱、戒断反应
药物副作用		哮喘吸入制剂（如沙丁胺醇气雾剂）、抗心律失常药、左甲状腺素、减肥药等

心悸的病因很多。当患者主诉"心悸"时，病情可缓可急，可轻可重。全科医生需要从全人照顾角度出发，以患者为中心，既要排除急危重症疾病，也要仔细辨别被掩盖或被遗漏的疾病。具体的症状和程度除了与病因、病程长短、起病缓急、疾病的严重程度等有关外，还与患者的精神因素及对自身的注意力有关。大多数心律失常引起的心悸，通过心脏听诊就能发现，但心悸作为患者的主观感受，不一定都有客观查体异常。全科医生接诊心悸患者时，首先要围绕主诉展开详细问诊，例如，诱因（有无剧烈运动、精神紧张、饮酒、喝咖啡/浓茶等），症状特点（病程、持续时间、发作频率、加重/缓解因素、发作方式是否为突发突止），伴随症状，诊疗经过，一般情况（睡眠、体重、生活/工作压力等）。其次，不能忽视既往史评估，有无心脏病、内分泌疾病，有无嗜好咖啡、烟酒、浓茶等情况，有无精神刺激史等。清楚知道对患者的主诉需要考虑哪些病因，以帮助全科医生在问诊中更有针对性和目的性，对鉴别诊断的把握更加清晰，使后续查体、辅助检查也更有方向感（图 1-2-2）。

（二）以人为中心的问诊——RICE 问诊

以患者为中心的整体性临床诊疗思维要求我们面对不同的患者和需求，采用不同的问诊方式。良好的医患沟通是建立和谐医患关系的前提，它能提高患者的满意度、遵医性和医疗效果。对于专科医生来说，疾病是相对固定的，而患者却是流动的，最好的策略就是用高级的仪器设备去研究疾病，虽然这种临床思维方式在疾病的诊疗方面取得了一些成功，但在整体服务上存在很多缺陷。如泌尿专科医生每天接诊的病例多数是泌尿系统方面的问题，而患泌尿系统疾病的患者形形色色，患者看完病就走了，与医生没有固定的关系，医患之间没有机会深入沟通和了解。因此，泌尿科医生可能知道患者得的是哪种泌尿系统的疾病，却不一定清楚患者是什么样的人，患者的个性因素、家庭背景、工作压力与泌尿系统疾病的联系是怎样的。对于全科医生来说，接触到的疾病和健康问题是多种多样的，而患者却是相对固定的，最好的策略就是去研究患者。在研究患者的过程中，要求我们面对不同的患者和需求，采用不同的问诊方式。问诊有封闭式问诊和开放式问诊两种方式。

1. 封闭式问诊 临床诊疗思维的典型流程是采用以疾病为中心的问诊方式，希望在最短的时间内迅速抓住一些关键线索，然后以此为中心建立诊断假设。如

笔记

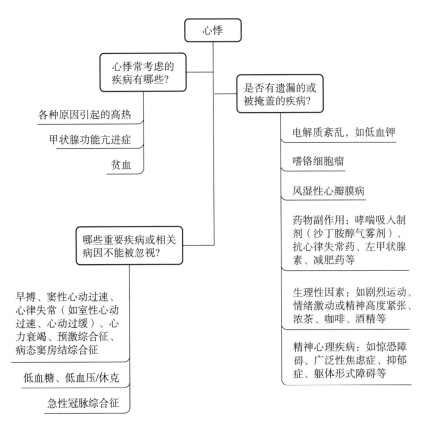

图 1-2-2 心悸临床 3 问导图

"您哪里痛？"再通过体检、实验室检查、特殊检查、试验性治疗、利用时间进行观察等去寻找各种证据，排除或证实诊断假设；一旦原来的诊断假设被推翻，就再建立一个新的诊断假设，直到患者的疾病被确诊，然后制订相应的治疗方案，治愈疾病或控制症状。封闭式问诊有明确的对象，有指定的答案，患者只能在有限的答案中进行选择，如问："睡眠好不好？""头痛不痛？""咳嗽有痰吗？"患者的回答只能是"好或不好""痛或不痛""有或没有"。

2. 开放式问诊 医生只是指出一个话题，让患者自己去回忆患病的感受和经历，同时表达自己的想法和期望。RICE 问诊法最适合在全科临床实践中运用。

RICE 问诊法：R（reason）——患者就诊的原因，I（idea）——患者对自己健康问题的看法，C（concern）——患者的担心，E（expectation）——患者的期望。

如何去了解患者的 RICE？全科医生应该掌握问诊的核心技能，培养友善沟通技巧，包括巧妙地问、耐心地听、细心地观察、适当地反馈。下面介绍 RICE 问诊中需要掌握的技巧。

（1）创造良好的问诊环境：安静、整洁、舒适和明亮的问诊环境有利于患者反映其全面、深层次的问题。如果在人多嘈杂的环境中问诊、问诊中患者说话常常被打断，会影响患者的情绪和对问题的回应。问诊时现场最好只有医生和患者，没有其他人干扰，但必要时可以让"第三者"介入。

（2）合理安排问诊程序：不同的患者可以采用不同的问诊程序，一般有以下3种情况。

1）第一次接触的慢性病患者：采用开放式问诊，问诊程序应该是问本次就诊的主要问题，包括主诉、现病史、简单的既往健康史等；问患者及其就医背景等。

2）急症患者：如果是急症，必须先解除病痛和生命危险，然后再深入了解患者及其健康问题。先采用封闭式问诊，快速问诊健康问题，无法处理的问题及时转诊。等病情稳定后再问患者的就医背景。

3）已经建立健康档案的患者：先花几分钟时间查看患者的健康档案，了解患者的背景和既往的健康状况；然后问本次就诊的问题、目的、就医背景、问题与患者生活背景的联系等。

（3）关注问诊的情景：全科医生问诊时，诊桌上放一盒纸巾和相关健康教育的宣传页。患者坐在医生的右边，医生的身体稍稍侧向右边并稍前倾，有利于面对面交流，医生用右手去检查患者比较方便，询问和记录时感觉比较自然，目光接触比较直接。医生的眼睛要传送重视、鼓励、同情、共鸣和关心等信息。医生要与患者保持一段让双方都感到舒适的距离，合适的距离为 0.5 ~ 1.0 m。不做无关的事，如接电话、回复微信等，最好没有人打扰。

（4）关注接诊的细节：患者很容易受医生情绪的感染，如果医生对患者充满热情，对工作充满激情，对帮助患者战胜病魔充满自信，患者会激动不已，无形之中会被医生带动，不知不觉地跟随医生的思路思考问题，两者之间很容易形成一种相互信任的关系。如果医生缺乏热情，患者的情绪马上变得很低落。对工作缺乏激情的医生很难迅速与患者建立良好的关系。

患者找医生看病总是有点紧张，应该让患者尽快放松下来。不要一开始就看病，可以先简单地闲聊几句，问问从哪里来，是怎么来的，从事什么工作等，好像聊家常一样。患者往往有害羞、怀疑、忌讳、胆怯、畏惧、迟疑等心理，全科医生需要清楚患者一般会产生什么样的心理状态，在及时了解患者的心理状态后，巧妙地消除患者的心理负担。从心理和感情层面与患者沟通，比较容易与患者建立密切的关系。

接诊细节包括4个方面：患者、医生、服务和告别。关注细节，最容易打动患者。

1）患者：关注患者身上的细节，如患者的表情、语气、无意识的动作、穿着打扮等。如果患者说话支支吾吾、情绪焦虑不安，可能表明患者有难言之隐，这时，全科医生应该有意识地关紧门，保证尊重患者的隐私，为患者保密。

2）医生：全科医生身上的细节同样也要重视，如衣着整洁、表情亲切、语气温和、为患者检查前洗手、表示关注时身体前倾等。

3）服务：全科医生要对每一个服务环节进行管理，包括配合患者、详细解释病情、耐心说服教育、反复强调重要的事项等。如果面对一个性格直爽、反应很快、语速较快的患者，全科医生应该调整自己的语速，采用直接、快速的交谈方式，用与患者一样的频率和患者沟通，让患者感觉两个人配合得非常默契，马上缩短了心理上的距离；如果面对一个慢性子的患者时，应该很有耐心，慢慢跟患者交流，让患者感觉到医生愿意与他建立朋友式的关系。

4）告别：全科医生与患者告别之前，应该对患者做一次简单的总结："您的问题是这样的……；您回去需要注意一、二、三……；如果您感觉有什么不好，马上来找我；今天先这样，一定要记住我说的话……；您走好，祝您早日康复！"在患者离开之前，要确认一下：是否记下了患者的家庭住址、联系电话或电子信箱，给患者联系卡了吗，患者是否忘记拿自己的物品了。给人留下深刻印象的往往是告别的那一刻，所以全科医生要重视这一点。

（5）做耐心的倾听者：倾听是全科医生需要掌握的基本沟通技巧，有助于建立良好的医患关系。有时，患者并不需要一张处方，倾诉是他们就诊的唯一目的。这时候，全科医生只需要耐心倾听，表示理解患者的感受，同情患者、支持患者。诉说是一种最好的宣泄负面情绪的方式，本身就有治疗作用，是治疗中的重要部分。善于倾听的全科医生容易受到患者的欢迎。下面介绍几种倾听的技巧。

1）用心聆听，适当反馈：倾听时，我们一般会相互观察，70% 利用视觉，20% 利用听觉，5% 利用触觉，5% 利用嗅觉。视线的接触是最重要的非语言信息沟通。听患者说的时候，注意自己的眼神、表情和行为，要与对方有眼神的交流，时不时对视一下，再把目光集中到对方的面部，传递一种友好、关心、同情和共鸣的信息。在记录病历的时候，应及时调整身体姿势，不时点头，表示理解、同意和赞许。给予患者适当的反馈，如"哦""真的""嗯""后来呢？""不要急，慢慢说""这事很重要，说详细点""别担心""我会替您保密的""希望我怎样帮助您？"等。

2）适时打断和引导：患者倾诉时，尽量不要打断对方。因为打断患者的思路会让其造成思维上的混乱，更会使其感到紧张和不安。如果患者的谈话内容不合适或者偏离主题，不要急于否定、更正甚至反驳，而是采用封闭式提问，对患者讲述的内容做简短小结，帮助对方梳理思路，可以说："对不起，我能打断一下吗？我非常理解您的心情，也明白您的意思"等。引导患者诉说重点信息，从各个方面去思考问题。

3）及时表扬与鼓励，情绪上与患者共鸣：在医患沟通中，来自医生的赞誉是对患者极大的鼓励，患者取得的一点点进步，全科医生都要及时表扬，以增加患者的信心和勇气。另外，全科医生不要一味地盲目微笑，注意在情绪或感情上与患者共鸣。患者没有明显的不适和痛苦时，全科医生的微笑会让患者感到温暖和亲切；但当患者感觉很痛苦时，微笑会让患者感觉很不舒服，患者会感觉医生没有同情心。因此，患者高兴，医生微笑；患者悲伤时，医生要表现出严肃和同情。

（三）RICE 问诊在全科临床中的实践

在以人为本的前提下，全科医生与患者相互了解是一切的关键，要达到医患共识，沟通技巧是必须具备的核心能力。以患者为中心的诊疗思维可以体现在以下几个方面：①从生物学角度关注疾病症状、体征、临床化验、潜在的病理原因、诊断和鉴别诊断。②从患者的角度，理解患者的患病体验，包括想法（idea，I）、关

注（concern，C）、期望（expectation，E）、患病的体验、疾病对生活的影响等。③关注患者全人健康，而不是只注重疾病。④健康促进，医生提出和患者本次就诊无关的但可以促进患者健康的预防性建议。⑤建立和谐的医患关系，让患者参与诊疗计划。充分融合医生（专业）和患者（感受）的关注点，医患取得共识，才可以互相配合，更好地处理患者的问题。

临床工作中，我们很可能会遇到这种情形：一位"肩周炎"患者想来开病假条，当你和她讲了一系列药物与非药物治疗、运动注意事项之后，患者说"医生，这些我都知道，我也有药的"。有时，我们对一位非典型心绞痛患者费了九牛二虎之力解释，做了所有的检查，结果她的胸痛不是因为心脏病导致的，患者最后告诉你，她的妈妈最近因为心肌梗死去世了，她很害怕。如果我们尽早了解患者的RICE，是否可以更好、更有效地处理以上情况呢？如何使医生和患者之间达成共识？如何了解患者的RICE？医生和患者如何一起制订诊疗计划？下面我们借助前面的心悸案例来介绍RICE问诊法。

R（reason）——患者就诊的原因

全科医生：您好！我是王医生，有什么可以帮您吗？（开放式提问）

患者：王医生，我反复发作心跳已经快21年了。

全科医生：您能将生病过程详细地告诉我吗？（打开话题，让患者自己回忆患病的经过和体验）

患者：1990年，我在军队里应对一件严峻复杂事件时，无缘无故地开始心跳快、呼吸困难、出汗，感觉快死了。部队卫生员把我送到医院检查，没有发现异常。之后一遇到紧张、激烈的竞争训练场合，就容易发病。近1年多经常发作，很难受。

全科医生：可以告诉我心跳快的感受吗？（了解患者的感觉和体验）

患者：发作时，怦怦怦……，心好像跳到嗓子眼了，就像小时候要上台演讲一样，感觉很紧张，手心都是汗，喘不过气，很难受，也令人害怕。我去医院做了心脏检查，医生说没问题，住院几次，也查不出原因。

全科医生：这种感觉称心悸，确实会令人难受。心悸在什么情况下发生？发生时，您怎么办？怎么消除的？（认同患者的症状，了解患者自己处理问题的方法）

患者：不一定的。有时候开会中，有时候运动一下，比如爬楼梯，都会发作。大多数时候，我会告诉自己，让自己冷静、冷静、冷静……。

全科医生：每次发作时，有没有突发突止的情况出现？（进一步询问症状特点）

患者：有。会突然发作，突然消失。

全科医生：每次发作持续多长时间缓解？（了解发病的时间）

患者：发病的严重程度、时间长短和面对的事情有关。一般1~2 h，期间会反复发作多次，每一次5~20 min不等。有3次叫救护车送到医院急诊科，各项检查都没有问题。

全科医生：除了心悸、出汗、紧张、呼吸困难、濒死感，还有其他不舒服吗？比如头晕、胸闷、胸痛、乏力、饥饿感等。（了解伴随症状）

笔记

患者：症状消失后，极度疲惫、全身无力、酸痛，很想睡觉，但告诉自己不能睡觉，担心一旦睡着，就醒不过来了。事后会有胸痛，没有头晕、胸闷和饥饿感。

全科医生：还有吗？例如咳嗽、发热、反酸、嗳气等。（排除呼吸、消化系统疾病）

患者：都没有。

全科医生：你最近在吃什么药吗？（了解患者的服药史）

患者：1个月前在大医院住院，全面检查都没有发现问题，医生说我没有病，不需要服药。

全科医生：您有高血压、糖尿病、高血脂、肺部等疾病吗？

患者：我平时比较注重健身和养生，每年的体检指标都正常。

全科医生：您刚才将病史和患病过程说得很清楚，我记住了。我给您检查身体，好吗？

患者：好的！

体格检查：患者身高180 cm，体重80 kg，BMI 24.7 kg/m^2，体型健壮。双肺、心脏听诊未见异常。腹部平坦，无触痛及按压痛，肠鸣音正常。

查看患者带来的病历资料，检查检验很详细，有各大医院的检查报告和门诊病历，患者24 h动态心电图、运动平板试验、心脏彩超、全腹彩超、胸部CT等检查都未见异常，血常规、肝肾功能、甲状腺功能、血糖、心肌酶、肌钙蛋白等实验室检验都无异常。

我们将患者资料进行分析，总结出该病例特点如下。

男性，58岁，病史21年。

心悸性质：突发突止的心悸、呼吸困难、出汗、濒死感，发病的严重程度、时间长短和面对的事情有关。一般历时1~2 h，发作期间会反复多次，每次持续5~20 min不等。症状消失后，极度疲惫，全身无力、酸痛，感胸痛。无胸闷、咳嗽、气喘、反酸等症状。

既往史：无高血压、心脏病、糖尿病病史。

体格检查：心肺听诊未见异常，腹部无压痛、反跳痛等。

辅助检查未见异常。

针对该患者，将导致心悸的疾病列出清单，结合该患者的病史、查体及辅助检查，得出初步诊断：

（1）可以排除急危重症疾病。

（2）该患者心悸最可能的疾病是心理问题。

（3）依据：男性，58岁，突发突止的心悸、呼吸困难、出汗、濒死感；胸部CT、心脏彩超、心电图、心肌酶、肝肾功能、腹部彩超等检查未见异常；既往无高血压、冠心病、糖尿病及肺部疾病。

常规地问病史和体格检查没有发现异常，结合患者既往的检查检验等病历资料，可以明确地排除器质性疾病。那么心悸的原因是什么呢？什么疾病导致患者承受21年心悸的痛苦？患者生病的经历是不是隐藏或掩盖着什么？专科医生已经付出很多时间和精力，为什么仍然心悸？对于该患者，我们列出以下鉴别诊断（图 1-2-3）。

全科医学的核心理念是全人照顾，不能局限于疾病，还要关注患者，了解患者背后的故事。为了找到答案，让我们以患者为中心，了解心悸的发生、发展，全方位地探究患者的生病经历，尤其要了解他自己内心的看法、顾虑和期望。

I（idea）——患者对自己健康问题的看法

全科医生：我看了您之前的相关检查，根据您的病史、体征和检查，暂时可以排除一些严重的疾病。但是您的症状一直没有缓解，您怎么看待这个问题？（了解患者对自身问题的看法）

患者：我认为是心脏病，我的心脏肯定有问题。

全科医生：您认为自己心脏有问题的依据是什么？

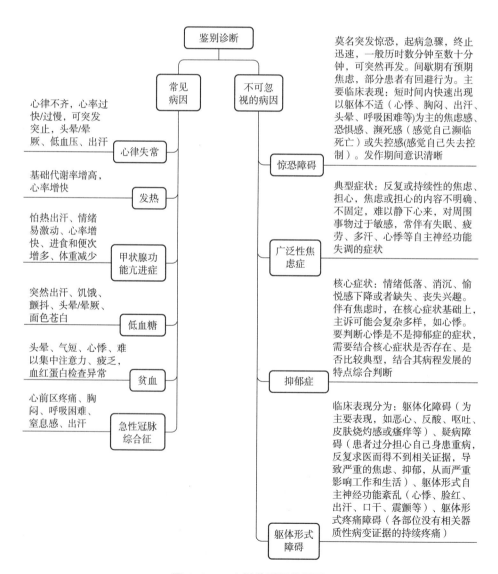

图 1-2-3　心悸鉴别思维导图

患者：只有心脏病才会心跳快、心慌，事后还感觉胸痛。

全科医生：心悸的原因有很多，除了心脏疾病，还有甲状腺功能亢进症、神经精神因素等都会引起心悸。您已经看了心脏科专家，专家说您的心脏没有问题，为什么您还认为是心脏病？（患者看法的依据）

患者：我父亲有高血压、冠心病，1989年因心肌梗死去世了。

C（concern）——患者的担心

全科医生：很抱歉，令您伤心。您担心什么？

患者：每次发作时，我感觉自己快死了。看了心内科专家之后，说检查结果没问题。尽管医生说我没有心脏病，但我担心自己有心脏病，只是设备没有检查出来。由于心悸经常会突然发作，令我紧张、苦恼。

全科医生：您前面提到感觉疲惫、全身乏力，我想了解您的睡眠怎么样？（从睡眠切入，了解生活、工作压力情况，为了解患者的心理做铺垫）

患者：睡眠一般还好。近期不太好。

全科医生：是入睡困难还是醒得早呢？（了解有无睡眠障碍）

患者：是入睡困难，有时候躺在床上翻来覆去睡不着。入睡后就会一觉到天亮。

全科医生：有没有情绪低落、消沉、愉悦感下降或者缺失、丧失兴趣？（鉴别焦虑症和抑郁症）

患者：没有。

全科医生：有没有恶心、呕吐、身体疼痛和皮肤瘙痒？（鉴别焦虑症和躯体形成障碍）

患者：没有。

全科医生：能说说您睡不着时，在想的事情吗？（了解患者担心什么？）

患者：唉……我是从农村走出来的，当年大学没考上就到部队当兵。在部队里我非常努力，考上武警指挥学校，毕业后留在省城武警部队工作，从排级干部到营级干部，我付出很多。2018年前转业到地方，安排在省政府下面的单位工作。工作上，我一直对自己严格要求，压力很大。（患者先是迟疑，后消除顾虑敞开心扉诉说）

全科医生：睡眠不好会令人烦躁，我能感受到您工作认真，也很有拼劲儿。您是做什么工作的？（进入共情）

患者：我是公务员，职务上竞争非常激烈，压力很大。去年好朋友生意上需要资金周转，我信用贷款50万加上自己积蓄共80万借给他，结果朋友生意做得不好。眼看信用贷款到期了，朋友还不出来，我很着急。

全科医生：能听出来您很担心不能按时还贷款，会影响您的银行信誉。您会感到焦虑吗？（同理心）

患者：会。烦躁、莫名地焦虑，经常会到没人的地方大喊大叫。（患者加重语气，复述"焦虑"）

全科医生：你们夫妻关系如何？（了解家庭背景，家庭与健康关系密切）

患者：年轻时，因家里穷，想找个省城姑娘结婚不容易。33岁提拔为营级干部，才找了一位小自己 7 岁的姑娘结婚。因原生家庭环境不同，好多观点不同，所以两人经常吵架，我生病了她也不关心我，唯一的儿子因考研究生连续失败，和我交流比较少。

E（expectation）——患者的期望

全科医生：聊了这么久，我对您的病情基本了解了，您今天来看全科有什么期望吗？（与患者建立良好医患关系后，可以直接问患者的期望）

患者：希望王医生能帮我找到病因。

全科医生：您 21 年中断断续续做了各种检查，住院也查不出问题，都证明您的心脏没有问题，不是心脏病。很像是一种病。（用肯定的语气排除心脏疾病）

患者：什么病？（患者迫不及待地问）

全科医生：其实您已经说出了答案，您不是心脏病，是心理方面的问题，比如惊恐障碍。（明确告诉患者最可能的诊断）

患者：惊恐障碍是什么病？

全科医生：惊恐障碍是一种精神心理疾病，又称急性焦虑障碍，发病与心理、社会、生物学因素有关，主要表现为突然出现强烈的恐惧感，伴濒死感或失控感，伴有心悸、出汗、震颤等自主神经症状。这种情绪波动每个月可发生 3～4 次，持续时间通常为几分钟到 2 h，期间会反复发作多次，每一次历时 5～20 min，呈自限性。不同的患者有不同的表现，有的表现为心悸，有的胸痛，有的头晕、头痛。患者常伴有自主神经功能失调的症状，比如有濒死感、紧张、害怕、呼吸困难、出汗等。这种情况往往持续 6 个月甚至更久，有 1%～4% 的患者会伴随终身。发作时患者意识清晰，检查没有器质性疾病。常常影响患者的工作与生活。（向患者解释急性焦虑障碍的临床表现）

患者：我就是这样的，那我该怎么办？王医生，我很痛苦，您要治好我的病。（患者的期望）

全科医生：我会努力的，但是需要你的配合。我先转诊您去精神卫生科进一步确诊，以后您继续来找我看病。可以吗？（医患共同努力，战胜疾病）

患者：好。我一定配合。

全科医生：下次来时，能否带上你的妻子一起来，我和她交流一下？（需要家庭情感上的支持，体现以家庭为单位的照顾）

患者：好的。谢谢王医生！

以上案例中的 RICE 问诊，全科医生不仅关注患者的躯体疾病，还关注患者的心理、家庭、社会因素。患者没有意识到焦虑对自己健康的影响，在全科医生的引导下，说出了被隐藏或被掩盖的健康问题。全科医生从看"病"到看"人"，从看躯体疾病，寻找疾病的根源转化为对患者的照顾和安抚。整体性临床诊疗思维可以减少漏诊和误诊，减少不必要的检查和治疗，有助于提高患者对医生的满意度，提高医疗系统的效率，促进患者康复。

全科医生在接诊患者时，应该保持清醒的头脑，针对每一个主诉，运用临床 3 问安全诊断策略，尽可能地引导患者多讲与主诉相关的细节内容，逐一排除，除了考虑最常见的诊断外，时刻警惕重要疾病，不遗漏，不被"面具"所蒙蔽，清晰把握问诊重点，体格检查细致到位，确保医疗安全，这是全科医生的基本功。

另外，我们要耐心倾听，富有同理心，了解患者的 RICE，了解这些问题带给患者生活、工作的影响，不仅有助于建立亲密的医患关系，而且全面、细致的问诊可以帮助全科医生得出 80% 的诊断。

惊恐障碍（panic disorder，PD）在临床工作中并不少见。患者来诊时，往往自觉症状很重，情绪紧张、焦虑，但查体一般无阳性发现，辅助检查也多无异常。这时，全科医生不能用一句冷冰冰地"你没病"，就让患者离开诊室。我们不妨安抚患者，倾听患者的故事，帮患者理清背后的原因，耐心做好解释工作，帮助患者养成良好的生活习惯，争取家庭、朋友的支持，配合心理治疗、认知行为治疗、药物治疗等医疗手段，帮患者解决问题，让患者早日回归正常的生活及工作。

（王　静）

第三节　全科医学诊疗管理

全科医疗是全科医学科的服务形式，服务对象包括个体、家庭和社区，要比专科广。个体对象是处于生命周期不同阶段健康的、高危的、亚健康的、患病的人。来看全科医生的是人，不是病，所以全科医学诊疗管理的主流概念是医生与患者共同决策（shared decision making），在以人为本的前提下，全科医生与患者达成共识。

全科医生在为患者设计一个诊疗管理方案时，可以参考 Brian McAvoy 在 *clinical methods*（2000 年）一书中的 RAPRIOP 英文助记符。

一、消除担忧和解释（reassurance and explanation，R）

由于医生和患者对同一个健康问题的理解可能是南辕北辙，医生的解释要能让患者产生共同理解（shared understanding），所以解释的重要性在于能否消除患者的担忧。医生不能只用自己理解的医学专业词汇，不能单以自己对问题的认知和看法作为标准，要用基于患者教育程度能够理解的词，让患者真正理解医生所解释和建议的内容，对病情的整体管理有着举足轻重的影响。

在患有严重疾病的情况下，患者自然会产生担忧，这是人之常情。医生要让患者明白，在往后可能会很漫长的治疗过程中，在医患共同决策的诊疗管理方案里，医生会一直给予患者坚定不懈的支持。帮助患者，安慰患者，但并不是让患者盲目宽心。正如 Balint 所说，对于患者，医生本身可以是一种药物，有着治疗的作用，所以不要轻视医生对患者的每一句解释。医生可以在解释之后询问患者："对于我说的，您还有什么不清楚或是不明白的地方，需要我再解释一下吗？"一个基于共同理解的病情解释，这是全科医疗照顾方案中不可或缺的组成部分。

没有建立共同理解的解释，"消除担忧"这一个措施便不存在。例如，患者患

17

有早期癌症，但他误以为病情十分轻微而不及早医治，这种对"消除担忧"的误解，可能会引起严重的后果。如医生能好好了解患者的想法、关注和期望，就能建立共同理解的关键点。

二、建议（advice，A）

在给患者提建议的时候，要注意以下几点。

1. 医生要先全面了解患者的情况，再做出合适的建议。要令患者感受到并明白这个方案是以患者为中心，而不是让患者觉得医生高高在上，或者以家长式的训示方法去"告诫"患者。

2. 所提出的建议，要在病情允许的情况下配合患者的职业，这样做患者才会较乐意地接受。例如在生活方式的建议上，如果患者本身已经是一位运动员，那么再建议他多做运动就不切实际。

3. 要让患者明白，医生提出的建议在哪一方面对患者的病情有帮助，并且符合患者的期许。

三、药物处方（prescription，P）

并不是每一位患者都需要或希望得到药物处方，药物处方在疾病诊疗上不是必然的程序。在询问病史的 RICE 问诊当中，患者表示期望医生能治好他的病，但治好不一定等同于用药物治疗，治疗可以包括非药物方法。因此全科医生要清楚了解患者是否喜欢药物治疗，这时医患共同决策可起到重要的作用。

在共同决策需要药物处方之后，全科医生在开处方时，要注意以下几点。

1. 避免过度开处方药物，避免非必要的药物，尤其是对老年人和儿童。这方面必须运用循证医学（EBM）的指引。

2. 该药物需要服用多久。

3. 该药物会给患者带来什么好处。

4. 医生要在处方上清楚列明该药物的名称、剂量、服用频率和方法。

5. 该药物会给患者带来什么坏处，如副作用。

6. 该药物和患者服用的其他药物是否有相互作用或影响。

7. 患者是否有药物过敏。

8. 患者对药物形态的喜好，如不习惯吞服胶囊药物。

四、转诊（referral，R）

治疗方案日益复杂化，很多时候会令患者感到无所适从。全科医生的一种核心能力是提供协调性服务，有责任为患者协调各种医疗照顾服务，从而使患者得到最适合的治疗。

转诊是以患者为中心的诊疗模式中的一环，转诊不代表全科医生对这个患者的诊疗管理已经完结，而是突显了全科医生与患者之间连续性医患关系的特点。

转诊的原因可以分为以下两点。

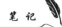

笔记

1. 患者所需要的治疗资源（如特别的药物或医疗器材），全科医生无法提供。

2. 患者所需要的基本管理方法超出全科医生的能力（如外科手术）。

五、检验（investigation，I）

全科医生在决定为患者安排检验之前，要注意以下几点。

1. 这项检验是否需要

（1）这项检验可以解答诊断或治疗中的什么问题？

（2）如结果是阴性或正常，对诊断或管理有什么影响？

（3）如结果是阳性，对诊断或管理有什么影响？

2. 这项检验本身对患者的影响

（1）这项检验是否具有侵入性？

（2）患者是否明白该检验对他的健康所产生的影响，或可能产生的副作用？

（3）患者是否明白该检验在他的健康管理中的角色？

（4）患者在等待检验结果时所承受的心理负担。

（5）该检验对患者可能构成的经济负担。

3. 对检验报告的处理

（1）留意检验报告发出的时间，不要遗漏。

（2）要把检验报告结果在病历中适当记录。

（3）要向患者充分解释检验报告，让患者明白检验结果的含义。

六、观察（observation，O）

在患者诊疗管理上，观察非常重要，充分体现了全科医学中连续性照顾诊疗的特征。

1. 未分化的健康问题　全科医生经常要处理的健康问题一般处于疾病的早期未分化阶段。对于一些非急危重症的疾病及很多无法解释的躯体症状（medically unexplained physical symptoms，MUPS），可以观察病情的演进及变化，把握"病向浅中医"的优势。也可以在中长期的观察中得到合适的诊断。在全科医学中，"静观其变"（wait and see）很多时候也是一种有效的诊疗方法。

2. 明确诊断的疾病　对已诊断的疾病，需要观察病情的变化及是否有并发症的出现。随访是观察病情变化中采用的重要手段，医生可以在随访过程中，获得患者对治疗的理解和配合（依从性）、药物的效果或不良反应等信息，向患者指明在何种病征或情况出现时及时求诊。随访分为两类：一是预约复诊，二是随时就诊。

七、预防（prevention，P）

临床预防服务（clinical preventive services）是全科医生临床实践的重要组成部分。预防服务的理念带来的好处是长远的，可以预防或排除可预见的疾病或并发症。传统上，预防服务可分3级，近年来出现第四级预防概念。

一级预防：在个人或群体的健康问题未产生前，避免或消除健康问题的根源所采取的措施，包括健康促进或特定的保护方法，如免疫接种。

二级预防：对处于早期阶段的个人或群体健康问题采取的检测或监测手段、方法，从而促进疾病痊愈，减少或防止它的进展和长期影响。例如，通过筛检对疾病进行早期发现和早期诊断。

三级预防：尽量减少急性或慢性健康问题带来的躯体功能障碍（如糖尿病并发症），以减少个人或群体受到健康问题影响所采取的行动措施，包括康复治疗。

四级预防：确定患者是否有受到过度医疗化影响所采取的行动，从而保护他免受新的医疗入侵，并给予一些在医学伦理上可以接受的医疗干预建议。

四级预防体现了"不伤害"的基本前提。

另外，全科医生要留意 RAPRIOP 诊疗管理方案的限制性。

1. RAPRIOP 诊疗管理方案基本是以医生为出发点的医疗管理方式，要达到以患者为中心的整体服务理念，需要注意和照顾患者的心理、家庭、工作、环境等。

2. 全科医生要贯彻医患共同决策的理念。

3. 没有列明患者赋权（patient empowerment）。全科医生应主动促进患者的自我健康管理，提高患者参与诊疗管理方案的兴趣和责任感。

4. 在 RAPRIOP 之中，没有明确列入其他治疗方式，如外科手术、其他干预治疗、物理治疗等。

（王　静　柴栖晨）

思考题

1. 社区常见健康问题的临床特点有哪些？

2. 以患者为中心的临床诊疗思维包含哪些方面？

3. RICE 问诊中需要掌握哪些技巧？

4. 心悸案例的 RICE 问诊体现了全科医学哪几项基本原则？

5. RAPRIOP 中各字母的含义是什么？

第二章

常见症状的临床诊疗思维

教学要求

1. 掌握常见症状的整体性临床思维、诊断、鉴别诊断及转诊指征。

2. 熟悉常见症状的病因、各案例的患者管理及治疗方案。

3. 了解各案例的知识拓展。

案例 ❶

咳　嗽

📇 【案例简介】

　　患者，女性，30 岁，未婚，酒店经理。因"咳嗽 2 年余，加重 3 个月"来就诊。

　　2 年多来，无明显诱因出现咳嗽，晨起较严重，并咳少量黄白色黏液痰，伴咽痒、咽部异物感，气候变化时会有鼻塞、流涕，咳嗽稍加重，痰黄色。患者常感觉咽部有痰，频繁清嗓、做吞咽动作、吸鼻子。病程中无发热，无胸闷、呼吸困难，无咯血、痰中带血，无反酸、胃灼热感，无恶心、呕吐、吞咽困难，无头晕、头痛，无乏力、食欲减退，无盗汗、午后潮热等不适。咳嗽虽不影响睡眠，但工作中咳嗽、频繁清嗓、吸鼻子令患者感到困扰。多次在外院就诊，拍了 X 线胸片，未见异常，血常规、肝肾功能、支原体、衣原体检查均未见异常，服用止咳药和中药，无明显好转。2 个月前因咳嗽加重，在外院查胸部 CT 片，提示心肺未见异常，支原体、衣原体检查阴性。

　　患者 17 岁时因下鼻甲肥大做了部分切除术。不吸烟、不饮酒，否认冶游史。无长期用药、服保健品史。父亲 5 年前因食管癌去世，母亲体健。

　　发病以来，胃纳可，大小便无特殊，睡眠欠佳，体重无明显改变。

　　查体：T 36.8℃，P 80 次 / 分，R 16 次 / 分，BP 110/70 mmHg，BMI 21.0 kg/m^2。精神可、自主体位、查体合作。全身皮肤无黄染、未见皮疹，浅表淋巴结未触及肿大。无睑结膜苍白，口唇无发绀。咽后壁可见滤泡样增生，双侧扁桃体无肿大。心肺听诊未见异常，腹部查体未见异常，双下肢无水肿。

全科医生需要考虑的问题：

一、咳嗽的病因有哪些？

二、如何构建整体性临床思维？

三、最可能的诊断是什么？需要完善哪些辅助检查？

四、诊断和诊断依据是什么？

五、转诊指征有哪些？

六、治疗方案是什么？

七、对该患者如何管理？

八、该案例给我们的启示是什么？

笔记

一、咳嗽的病因有哪些?

咳嗽（cough）可以帮助呼吸道，尤其是下呼吸道清除外界侵入的异物或过多分泌物，起到清洁和保护呼吸道的作用。咳嗽是一种反射性防御动作，比如进食时，饭粒不小心进入气管会产生剧烈咳嗽，直至将饭粒咳出为止，属于保护性作用。因病原体和炎性分泌物，如肺泡内有分泌物、渗出物或漏出物等刺激咽喉、气管、支气管黏膜下神经末梢时产生咳嗽，影响工作和休息，则为病理状态，需要寻求医疗帮助。引起咳嗽的原因比较复杂，见表 2-1-1。

表 2-1-1　咳嗽的病因或相关因素

病因		疾病或相关因素
呼吸道	疾病	咽喉炎、喉结核、喉癌、气管支气管炎、肺炎、支气管扩张、支气管哮喘、支气管结核、肺部肿瘤、肺栓塞、肺淤血、肺水肿等
	各种感染	病毒、细菌、支原体、衣原体或寄生虫等
	吸入异物	吸入刺激物，如烟雾、灰尘、化学品、动物的皮毛、动物排泄物、蛋白酶、甲醛等
心血管		二尖瓣狭窄、肺栓塞
胸膜		胸膜炎、胸膜间皮瘤、自发性气胸或胸腔穿刺等
中枢神经因素		脑炎、脑膜炎
过敏因素		各种过敏，如花粉、食物、螨虫等，特别是婴幼儿可能对鱼类、虾类、蛋类、牛奶等食物过敏
药物副作用		血管紧张素转化酶抑制剂（ACEI），如贝那普利、卡托普利
精神心理因素		焦虑症、抑郁症等
其他		气候的改变，如天气温湿度的突然变化；运动因素，如在剧烈运动之后；情绪因素，如情绪激动、愤怒、紧张不安、怨恨等

二、如何构建整体性临床思维?

（一）临床 3 问和鉴别思维

咳嗽是临床最常见的症状。肺部细菌、病毒、结核菌、真菌、支原体或寄生虫感染，肺部肿瘤及各种物理（包括异物）、化学、过敏因素刺激气管和支气管可引起咳嗽；咽喉炎、喉结核、喉癌可引起干咳；二尖瓣狭窄或其他原因所致左心衰竭引起肺淤血或肺水肿时，因肺泡及支气管内有浆液性或出血性渗出物，可引起咳嗽；右心或体循环静脉栓子脱落造成肺栓塞时可引起咳嗽；皮肤受冷刺激或三叉神经支配的鼻黏膜受刺激时，可反射性引起咳嗽。而呼吸道感染是引起咳嗽的最常见原因。

临床上根据咳嗽症状的持续时间，分为急性咳嗽（＜3 周）、亚急性咳嗽（3~8 周）和慢性咳嗽（＞8 周）。该患者咳嗽 2 年余，加重 3 个月，属于慢性咳嗽。慢性咳嗽的病因较为复杂，往往需要结合患者的病史、职业、旅行史、体格检查、辅助检查等综合判断。结合案例，用临床安全诊断策略——临床3问对患者进行分析和鉴别（图2-1-1，图2-1-2）。

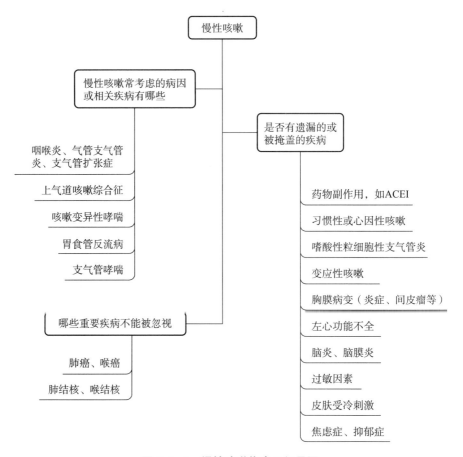

图 2-1-1 慢性咳嗽临床 3 问导图

（二）以人为中心的问诊——RICE 问诊

接诊咳嗽患者时，根据咳嗽症状持续时间，迅速区分急性、亚急性、慢性咳嗽，再根据不同类型的常见原因展开问诊。该患者咳嗽2年余，加重3个月，需要关注的要点包括：性别、年龄、有无前期呼吸道感染、咳嗽的临床表现（发作时间、持续时间、咳嗽的性质、加重/缓解因素，如有咳痰需询问咳痰的量、性状和特点）、伴随症状（如发热、胸痛、呼吸困难、咯血、大量脓痰、吞咽困难、声音嘶哑等）、既往史、过敏史、用药史、可吸入颗粒及放射和化学物质接触史、吸烟史等。对于胸部X线片、CT等影像学检查结果呈阴性的慢性咳嗽患者，常规止咳治疗效果欠佳者，应考虑上气道咳嗽综合征、过敏性鼻炎、支气管哮喘、嗜酸性粒细胞性支气管炎、变应性咳嗽等；对于合并高血压的患者，如果正服用血管紧张素转化酶抑制剂（angiotensin converting enzyme inhibitor，ACEI），且服药时间与咳嗽发病时间相吻合，则需考虑药物不良反应导致的咳嗽。

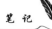
笔记

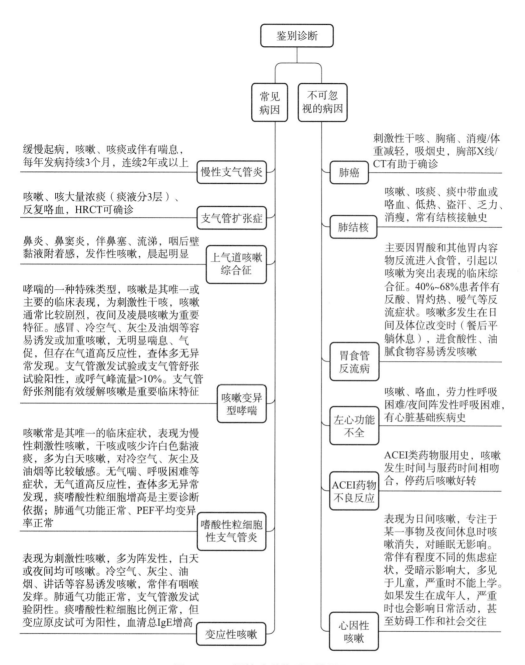

图 2-1-2　慢性咳嗽鉴别思维导图

除了呼吸系统疾病外，还有一些疾病（如左心功能不全等）也可引起慢性咳嗽。结合图 2-1-1 和图 2-1-2，从最常见原因出发展开问诊，可以帮助全科医生在问诊过程中有的放矢。心中时刻警惕"红旗征"，把握好具有鉴别意义的阳性、阴性症状，不仅能快速得出初步诊断、相关鉴别诊断，也有助于提示查体重点、选择何种辅助检查。

全科医学的核心理念是以人为中心，采集病史时，全科医生需要结合科学精神和人文精神，既要从生物学角度根据临床症状、体征和实验室检查进行诊断和鉴别诊断，还要从人的角度，了解患者的想法、担忧和期望，疾病对患者生活的影响及患病经历。

R（reason）——患者就诊的原因

全科医生：你好，有什么可以帮你吗？（开放式提问）

患者：医生，我咳嗽2年多了，最近3个月加重了。

全科医生：你能给我详细描述一下吗？（让患者讲自己的患病经历，抓取关键信息）

患者：2年多来，我常常咳嗽、清嗓、吸鼻子、吞口水，但仍然觉得咽喉部有异物，有东西黏着，早晨起床时比较严重。去附近医院看过好多次，拍了胸部的X线片，医生说没有大问题，给我配了一些抗生素和止咳药，服药后稍有好转，但咳嗽断断续续一直存在。3个月前，咳嗽加重，就去大医院拍了胸部CT片，医生说没问题，也让我服抗生素和止咳药，咳嗽还是一直存在，有时严重，有时好些。

全科医生：你最初咳嗽时，有什么诱因吗？比如气温改变、闻到刺激性气味、吃了某些食物等。（询问诱发因素，了解气候或环境因素的影响）

患者：有的。气温下降、清晨起床会有鼻塞、流鼻涕，那时候咳嗽会加重些。工作的酒店是2年前新开业的，管理人员的办公室都在地下一层，空气流通相对差一些，刚开始感觉有刺鼻的异味，时间久了，就感觉不到了。难得来我办公室的客户，都说异味蛮重的。医生，我就是到酒店工作后咳嗽反复发作，是不是与室内新装修有关？

全科医生：有可能，室内装修气味可能是诱因之一。有没有出现喘息或者呼吸困难的情况？（了解是否存在哮喘）

患者：没有。

全科医生：咳嗽会不会很剧烈，咳得很累？鼻涕是什么颜色的？（进一步询问症状特点）

患者：清晨起床时总感觉咽部有痰，想咳，咳起来不费劲。鼻涕有时是清涕，有时是黄色黏性，不易擤出。

全科医生：咳痰多不多？痰是什么颜色的？（了解痰量和性状）

患者：咳痰不多，清晨起床有时咳少量白色黏液痰，有时是黄色黏液痰，痰量不多。经常感觉咽痒、咽部有痰、咽部有东西黏着，但咳不出来。

全科医生：除了咽痒、总觉得咽部有痰外，还有其他不舒服的吗？如乏力、食欲减退、盗汗、消瘦的情况？（警惕肺结核）

患者：没有。

全科医生：有没有发热、胸闷、呼吸困难、胸痛等。（注意"红旗征"）

患者：没有。

全科医生：有没有恶心、呕吐、反酸、胃灼热感、吞咽困难、腹泻等消化道症状？（鉴别胃食管反流病和消化道疾病）

患者：也没有。

全科医生：你对哪些东西过敏？（了解过敏史）

笔记

患者：好像对花粉过敏，每年到 9 月份桂花飘香的时候，会出现打喷嚏、流鼻涕。

全科医生：能描述一下过敏的症状吗？（询问过敏细节）

患者：主要是打喷嚏、流鼻涕。

全科医生：你的情况我初步了解了。2 年多来无明显诱因出现咳嗽，起床后较严重，咳少量白色或黄色黏液痰。有咽痒、咽部异物感，清晨及气温下降时有鼻塞、流涕，咳嗽也会加重，会经常吸鼻子、做吞咽动作、清嗓，仍觉咽部有痰，严重时，有黏脓性鼻涕，但不易擤出。近 3 个月来咳嗽加重，到大医院做胸部 CT 检查未见异常。对花粉过敏，工作环境中装修材料气味较重，没有喘息或呼吸困难。请问，除了上面这些，还有其他情况吗？（简要复述患者病情，既可以确认有无遗漏信息，也可以帮助自己厘清诊断思路）

患者：没有了。

全科医生：你吸烟、喝酒吗？或者家里人有吸烟的吗？（了解个人嗜好）

患者：没有。

全科医生：你有没有接触肺结核的患者？或者你周围也有和你类似情况的人吗？（肺结核接触史）

患者：没有。

I（idea）——患者对自己健康问题的看法

全科医生：2 个月前做过胸部 CT 检查没有问题，但咳嗽一直存在，你怎么看待这个问题？（了解患者的看法）

患者：咳嗽 2 年多了，医生反复让我服抗生素和止咳药，一直没有好，是不是慢性支气管炎？

全科医生：你的胸片检查没有发现支气管改变。

患者：会不会是肺炎？或者支原体感染？

全科医生：之前你到外院看医生，支原体、衣原体检查都没有问题，不考虑支原体、衣原体感染。

C（concern）——患者的担心

患者：咳了这么久，一直没好，我担心自己得了肺癌。

全科医生：我很好奇，你担心肺癌的理由是什么？（了解患者的担忧）

患者：我从网上了解到，目前得肺癌的年轻人比之前多。

全科医生：2 个月前做胸部 CT，没有发现异常，你得肺癌的可能性很小，请放心。（消除患者的担忧）

患者：医生，那到底是什么病？

全科医生：我明白你的苦恼，经常咳嗽的感觉很难受。（开始进入同理心）

患者：是呀！真的很难受，咳嗽虽然不影响睡眠，但工作中咳嗽、吸鼻子、频繁清嗓令人烦恼。

全科医生：你睡眠好吗？晚上会因咳嗽而影响睡眠吗？（从睡眠入手，为了解患者的心理做好铺垫）

患者：睡眠不太好。我一般工作到 11 点多，上床常常是 12 点了，有时候半夜

笔记

里酒店发生状况会打电话给我，我的睡眠比较浅。

全科医生：睡眠不好会令人烦恼，你精神压力大吗？（共情，并了解精神因素与咳嗽的关系）

患者：压力很大，从事的酒店行业，一直在亏本运营，无法完成指标。

全科医生：当精神压力大时，咳嗽会加重吗？（鉴别心因性咳嗽）

患者：每当酒店无法营业时，我非常焦虑，咳嗽也会加重。之前医生配给我止咳药，服用后稍有效果，现在一点效果都没有。

全科医生：每当你压力大时，你会寻找家人和朋友倾诉吗？（了解患者宣泄负面情绪的方式）

患者：爸爸去世了，妈妈一个人在老家，平时和妈妈通电话都是报喜不报忧。酒店工作越是节假日越是忙，我已经3年没有回家陪妈妈过春节了。

全科医生：很抱歉，提起了你的伤心事。

患者：没关系，我已经接受爸爸去世的事情。

全科医生：你反复咳嗽2年多，近3个月加重，鼻黏膜苍白、咽后壁有滤泡样增生，17岁时做过下鼻甲手术，结合你的病史，目前考虑上气道咳嗽综合征。咳嗽加重与你的焦虑情绪有关，可能同时存在心因性咳嗽。（告诉患者最可能的诊断）

患者：这些是什么病？

全科医生：上气道咳嗽综合征主要是由于鼻部疾病引起分泌物倒流鼻后、咽喉等部位，引起的刺激性咳嗽，咳嗽往往在晨起较为严重，尽管频繁清嗓，仍有咽喉黏液附着感。而心因性咳嗽，常常因精神、情绪等方面的因素，咳嗽会加重，典型临床表现为日间轻微咳嗽或者是剧烈咳嗽，专注于某一事物及夜间休息时咳嗽消失。（向患者解释上气道咳嗽综合征和心因性咳嗽的临床表现）

患者：我就是这样的，总觉得咽部有痰，经常会吸鼻子、吞口水、咳嗽、清嗓，时常影响工作。每当压力大时，咳嗽会加重，但夜间睡觉时不咳嗽。这种情况吃药能好吗？

E（expectation）——患者的期望

全科医生：上气道咳嗽综合征通过洗鼻，大多数人咳嗽会明显改善。你之前用过洗鼻的方法吗？（了解患者治疗史）

患者：没有。如何洗鼻？

全科医生：我给你开一个生理盐水洗鼻器，每天3次洗鼻，再开一种喷鼻的药，每天喷鼻腔1次。你取药回来找我，我教你怎么使用。（教会患者正确使用鼻腔护理器）

患者：好。

全科医生：另外，我想给你做个焦虑筛查量表，你根据自己情况评估一下，可以吗？这对你后续治疗有帮助。（让患者明白做焦虑筛查量表的重要性）

患者：好。我会积极配合的。

GAD-7焦虑筛查量表得分8分（详见本案例后附表）。

笔记

全科医生：量表得分 8 分，可能有轻度焦虑症，我把你转诊给心理科医生，进一步确诊好吗？

患者：医生，我先使用你的治疗方法，如果效果不好，我再去看心理科医生，可以吗？

全科医生：好。你先到耳鼻咽喉科做鼻部的相关检查吧。

患者：好的。

三、最可能的诊断是什么？需要完善哪些辅助检查？

1. 最可能的诊断：上气道咳嗽综合征？

2. 需要完善的辅助检查

（1）转耳鼻咽喉科做专科检查、鼻内镜、咽喉镜、鼻 CT 检查。

（2）转精神卫生科（患者拒绝）。

（3）必要时做支气管激发试验、支气管舒张试验、呼气峰流量测定。

耳鼻咽喉科专科检查：鼻黏膜苍白、水肿，下鼻甲黏膜增生肥厚、黏膜表面不平，鼻道、鼻腔底或咽后壁可见黄白相间的黏涕。

鼻内镜、咽喉镜、鼻 CT 检查提示：慢性鼻炎、鼻窦炎。

四、诊断和诊断依据是什么？

1. 诊断：（1）上气道咳嗽综合征（upper airway cough syndrome，UACS）［鼻后滴漏综合征（postnasal drip syndrome，PNDS）］。

　　　　（2）慢性鼻炎（chronic rhinitis）。

　　　　（3）慢性鼻窦炎（chronic sinusitis）。

2. 诊断依据：①患者有鼻炎、鼻窦炎等基础疾病，咳嗽晨起较为严重，频繁清嗓、咽后黏液附着感；②查体可见鼻黏膜苍白、水肿、下鼻甲黏膜增生肥厚、黏膜表面不平，鼻道、鼻腔底或咽后壁可见黄白黏涕，鼻内镜、咽喉镜、鼻 CT 检查符合上气道咳嗽综合征的诊断。

五、转诊指征有哪些？

全科医生在接诊慢性咳嗽患者时，无论考虑哪种原因引起的慢性咳嗽，一旦发现"红旗征"，立即转诊到上级医院进一步筛查，争取早期发现、早期诊断和早期治疗。"红旗征"包括：①年龄 > 50 岁；②吸烟史；③石棉暴露史、肺结核暴露史；④持续性咳嗽、咯血；⑤呼吸困难，特别是在休息或夜晚时；⑥全身症状，包括发热、非意愿性体重减轻、外周水肿伴体重增加、吞咽困难；⑦反复发作的肺炎。

六、治疗方案是什么？

1. 药物治疗：鼻腔护理器，外用，每天 3 次（需向患者示范鼻腔护理器的使用方法）；布地奈德鼻喷雾剂 1 瓶，每天喷鼻 1 次。

2. 患者教育：适当运动，减轻精神压力，改善睡眠习惯。避免接触螨虫、花粉，办公室经常开窗通风。注意咳嗽卫生（咳嗽时，用餐巾纸、手绢遮挡口鼻，或用衣服袖管的内侧遮住口鼻部，防止病菌扩散）。

3. 向患者解释病情，给予心理疏导。

4. 转精神卫生科进一步确诊并治疗（患者拒绝）。

5. 预约 1 周后复诊。

七、对该患者如何管理?

第 2 次就诊

第 8 天患者复诊，咳嗽较之前好转，咽部异物感减轻，睡眠欠佳。建议转精神卫生科，但患者拒绝转诊，要求全科医生继续治疗。全科医生与患者建立良好的医患关系，相互信任，有利于疾病康复。嘱患者停用布地奈德鼻喷雾剂，继续鼻腔冲洗。征得患者同意后，给予抗焦虑药物治疗，嘱 1 周后复诊。

第 3 次就诊

第 13 天，患者通过洗鼻和服用抗焦虑药物，睡眠改善，情绪稳定，咳嗽明显好转。建议患者看心理医生，患者答应到心理门诊看心理医生，全科医生开转诊单。

第 4 次就诊

患者第 20 天复诊，已经看过 1 次心理医生，诊断为焦虑状态。患者通过洗鼻和抗焦虑治疗，基本上不咳了，睡眠明显改善，精神状态好。继续与患者深入交流，进行心理疏导。交代与其母亲或朋友多沟通，释放压力。

八、该案例给我们的启示是什么?

慢性咳嗽可引起心血管、消化、神经、肌肉骨骼等多个系统的并发症，如尿失禁、睡眠障碍、焦虑等，给患者的生活造成一定困扰。以人为中心的问诊，不仅有助于建立亲密的医患关系，而且全面、细致的问诊可以帮助全科医生得出 80% 的诊断。通过仔细询问病史和体格检查能缩小咳嗽的诊断范围，提供病因诊断线索，甚至能得出初步诊断，并进行经验性治疗。多数慢性咳嗽与感染无关，要避免滥用抗菌药物治疗。

上气道咳嗽综合征是引起慢性咳嗽的常见原因之一，但很容易被漏诊。运用临床安全诊断策略逐一排除，时刻警惕"红旗征"，清晰把握问诊重点，体格检查细致到位对诊断非常重要。对怀疑该诊断的患者，要仔细询问咳嗽诱因、咳痰性质、有无鼻炎和鼻窦炎病史，仔细检查鼻咽部，必要时行鼻内镜、咽喉镜、鼻窦 CT 检查，以协助诊断。

全科医生是居民健康的守门人，常常是咳嗽患者的第一接诊人，应该掌握咳嗽的诊断思路。全科医生在接诊慢性咳嗽患者时，围绕患者主诉，要尽可能引导患者多讲与主诉相关的细节内容，耐心倾听，了解患者的就诊原因、对疾病的看法、担心、期望，了解这些问题带给患者生活、工作的影响。该患者咳嗽加重的原因是工作压力大和负面情绪，需要全科医生从生物－心理－社会层面去考虑患者的健康问题，进行心理疏导，缓解焦虑，并及时转诊心理医生，取得了较好的疗效。

【知识拓展】

1. 下鼻甲肥大　是因各种慢性炎症长期刺激下鼻甲黏膜，引起鼻黏膜水肿、鼻甲骨肥大或黏膜下组织增生肥厚，多不具备可逆性，以持续鼻塞为特征性表现。鼻塞一般是单侧或双侧，无交替性，严重后多需张口呼吸，加之鼻腔的分泌物长期刺激咽喉，进而导致咽喉部的慢性炎症改变及咳嗽，同时可出现闭塞性鼻音、嗅觉减退。可有黏液性或黏脓性鼻涕，不易擤出。当肥大的下鼻甲后端压迫咽鼓管咽口时，可出现耳鸣和听力下降。本病可影响患者的日常生活和工作，未及时治疗可呈持续发展，早期药物治疗，无效后行理疗或下鼻甲切除。

2. 5 种慢性咳嗽疾病的治疗方法　见表 2-1-2。

表 2-1-2　5 种慢性咳嗽疾病的治疗方法

疾病	治疗方法
上气道咳嗽综合征（upper airway cough syndrome，UACS）/PNDS	UACS 亦有指南称 PNDS。主要针对原发病，如慢性鼻窦炎，规律抗感染治疗十分重要，常用药物为阿莫西林克拉维酸钾、头孢类或喹诺酮类。慢性鼻炎者，可口服抗组胺药（马来酸氯苯那敏、氯雷他定、西替利嗪等）减少鼻腔分泌物；使用鼻腔护理器清洁鼻腔、保持鼻腔湿润、促进鼻腔排泄、恢复鼻腔免疫功能；必要时可短期（<2 周）使用鼻吸入激素（糠酸莫米松鼻喷雾剂、布地奈德鼻喷雾剂）缓解鼻塞、流涕等症状
咳嗽变异型哮喘（cough variant asthma，CVA）	CVA 治疗原则与典型哮喘相同，吸入性糖皮质激素（inhaled corticosteroid，ICS）联合支气管舒张剂治疗能快速、有效缓解咳嗽症状，建议治疗时间至少 8 周。此外，白三烯受体拮抗剂（如孟鲁司特）对治疗 CVA 疗效确切，能够减轻气道炎症，缓解咳嗽症状，改善生活质量
嗜酸性粒细胞性支气管炎（eosinophilic bronchitis，EB）	EB 对糖皮质激素治疗反应良好，治疗后咳嗽明显减轻或很快消失，首选 ICS 治疗，持续运用 8 周以上
胃食管反流病（gastroesophageal reflux disease，GERD）	可以抗酸治疗（奥美拉唑、兰索拉唑）、促进胃动力（多潘立酮、莫沙必利），观察咳嗽缓解情况；生活方面，建议患者管理体重，避免肥胖，避免过饱和睡前进食，避免进食酸性、辛辣和油腻食物，避免餐后剧烈活动
变应性咳嗽（atopic cough，AC）	使用糖皮质激素或抗组胺药治疗有效

3. 参考资料　咳嗽基层医疗指南（实践版 .2018）.中华全科医师杂志，2019，18（3）：220-227.

附表　GAD-7 焦虑筛查量表

表 2-1-3　GAD-7 焦虑筛查量表

在过去 2 周，你是否经常被以下问题困扰？请在答案对应的位置打"√"。	没有	有几天	一半以上时间	几乎每天
1. 感觉紧张、焦虑或烦躁	0	1	2	3
2. 不能停止或无法控制担心	0	1	2	3
3. 对各种各样的事情担忧过多	0	1	2	3
4. 很紧张，很难放松下来	0	1	2	3
5. 非常焦躁，以至于无法静坐	0	1	2	3
6. 变得容易烦恼或易被激怒	0	1	2	3
7. 感觉好像有什么可怕的事情会发生	0	1	2	3
总得分＿＿＿＿＿	＝＿＿＿	＋＿＿＿	＋＿＿＿	＋＿＿＿

0~4 分：没有焦虑症；5~9 分：可能有轻度焦虑症；10~13 分：可能有中度焦虑症；14~18 分：可能有中重度焦虑症；19~21 分：可能有重度焦虑症

（王　静　柴栖晨）

思考题

1. 慢性咳嗽常见于哪几种疾病？

2. 接诊慢性咳嗽患者时，需要警惕哪些"红旗征"？

3. 该案例体现了全科医学哪几项基本原则？

4. 慢性咳嗽的病因有哪些？相关疾病如何鉴别？

5. 5 种常见慢性咳嗽疾病应如何治疗？

笔记

案例 ❷

发　热

患者吴女士，52岁，职员，以"反复发热1个月余，腰痛1周"为主诉来诊。

患者1个月前无明显诱因出现发热，体温最高38.5℃左右，伴乏力，周身肌肉疼痛，发热前无寒战，无咳嗽、咳痰，无腹痛、腹泻，无尿频、尿急和尿痛，无皮疹，无关节肿痛。自服阿奇霉素无好转，曾于当地医院门诊就诊，未能明确发热原因。患者发热持续数天后可自行下降，但几日后又再升高，近1周出现腰痛，无活动受限，无下肢疼痛，为进一步诊治来诊。追问病史，患者2个月前曾经加工生鲜羊肉。

自发病以来，一般精神尚可，食欲缺乏，二便正常，体重下降约2.5 kg。

既往身体健康，否认病毒性肝炎、结核、糖尿病、冠心病等病史。无肿瘤和遗传病家族史。无外伤和手术史。

查体：T 37.6℃，P 94次/分，BP 135/80 mmHg，R 19次/分。神志清楚，一般状态可，呼吸平稳，口唇无发绀，颈部未触及肿大淋巴结，甲状腺无肿大，双肺呼吸音清。心率94次/分，律齐，各瓣膜区未闻及病理性杂音。腹部触软，无压痛、反跳痛及肌紧张，肝脾肋下未触及，移动性浊音阴性。脊柱生理弯曲，无压痛，拾物试验阴性。双下肢无水肿。

请思考以下问题：

一、发热的病因有哪些？

二、如何构建整体性临床思维？

三、最可能的诊断是什么？需要完善哪些辅助检查？

四、诊断和诊断依据是什么？

五、转诊指征有哪些？

六、治疗方案是什么？

七、对该患者如何管理？

八、该案例给我们的启示是什么？

笔记

一、发热的病因有哪些?

发热是机体在致热原的作用下或体温调节中枢在各种因素作用下发生调节障碍而出现体温升高的现象。发热是最常见的临床症状。引起发热的原因非常复杂,根据病因可初步分为感染性发热和非感染性发热。感染性发热包括细菌、真菌、病毒、寄生虫、原虫、立克次体和螺旋体等多种致病微生物所引起的感染。在非感染性发热中,风湿性疾病和肿瘤占有重要地位。药物热、伪装热及中暑等引起发热的情况也可见到。发热的病因或相关因素见表 2-2-1。

表 2-2-1 发热的病因或相关因素

病因		疾病或相关因素
感染性疾病	细菌	细菌性肺炎、尿路感染、丹毒、急性扁桃体炎、肺脓肿、细菌性肝脓肿、急性胆囊炎、急性阑尾炎、急性骨髓炎、急性化脓性关节炎、肛周脓肿伤寒、布鲁氏菌病、鼠疫、白喉、细菌性痢疾、结核、炭疽等
	病毒	病毒性肝炎、流行性感冒、新型冠状病毒肺炎、手足口病、风疹、麻疹、病毒性脑炎、HIV 感染、流行性腮腺炎、带状疱疹、水痘、肾综合征出血热、登革热、狂犬病、发热伴血小板综合征、传染性单核细胞增多症、巨细胞病毒感染等
	真菌	念珠菌病、侵袭性肺曲霉菌病、肺孢子菌病
	立克次体	流行性和地方性斑疹伤寒、Q 热、人无形体病、恙虫病
	原虫	阿米巴病、疟疾、弓形虫病、黑热病
	螺旋体	钩端螺旋体病、莱姆病、回归热
	寄生虫	丝虫病
非感染性疾病	风湿性疾病	系统性红斑狼疮、血管炎、成人 Still 病、特发性炎症性肌病、风湿热等
肿瘤		肝癌、肾癌、淋巴瘤等恶性肿瘤
其他		炎症性肠病、药物变态反应、输液反应、伪装热、中暑等

二、如何构建整体性临床思维?

(一)临床 3 问和鉴别思维

引起发热的原因众多,迅速、准确判断发热原因比较困难。发热的诱因、伴随症状、热型、缓解的方式,患者的动物接触史、旅游和旅居史及传染病流行期间的流行病学史等,对于判断可能的发热原因、缩小诊断范围具有非常重要的作用。如呕吐后出现发热需要注意误吸引起的肺部感染,波状热提示可能为布鲁氏菌病。发热的伴随症状对于判断发热病因非常重要,如发热伴意识障碍,可能为病毒性脑炎等中枢神经系统感染性疾病;发热伴皮疹,则需注意风疹、麻疹、传染性单核细胞增多症、斑疹伤寒及结缔组织病等;发热伴淋巴结肿大,见于传染性单核细胞增多

笔记

症、风疹、结核、淋巴瘤、白血病及转移癌等；发热伴关节疼痛，则可见于布鲁氏菌病、结核、风湿性疾病、痛风等；流行性感冒（简称流感）流行期间出现聚居性发病可能为流感；有新型冠状病毒肺炎疑似或确诊病例接触史者需排查新型冠状病毒肺炎；有非洲旅居史需考虑疟疾可能。下面，我们应用临床 3 问进行病因分析和鉴别（图 2-2-1，图 2-2-2）。

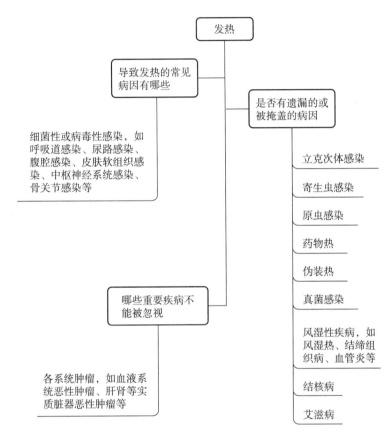

图 2-2-1　发热伴腰痛的临床 5 问导图

（二）以患者为中心的 RICE 问诊

发热的病因复杂，涉及多学科、多系统。因此，详细、有针对性的问诊可能会得到事半功倍的效果。RICE 问诊示例如下。

R（reason）——**患者就诊的原因**

患者因反复发热，后出现腰痛来就诊。发病之前曾有生鲜羊肉加工史。

I（idea）——**患者对自己健康问题的看法**

患者认为其发热、腰痛可能是腰椎结核引起的。

C（concern）——**患者的担心**

患者因反复发热未能明确病因，担心自己患了恶性肿瘤。

E（expectation）——**患者的期望**

患者希望能尽早确诊发热原因，并能早日给予相应的治疗。

笔记

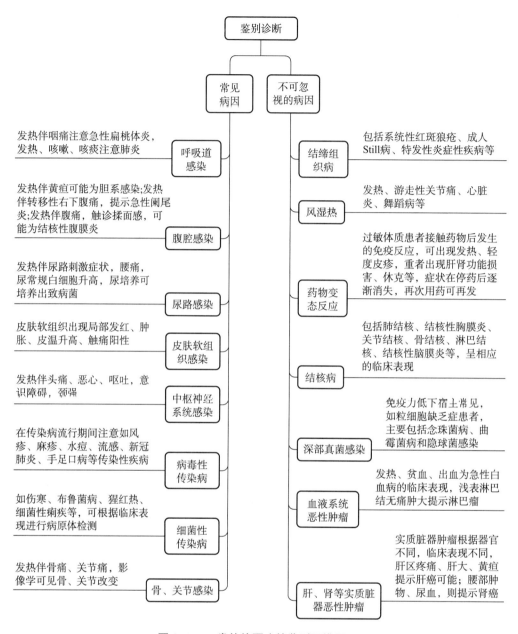

图 2-2-2　发热伴腰痛的鉴别思维导图

全科医生向孙女士解释：患者在发病前有生鲜羊肉加工史，反复发热，热型呈波状热，后出现腰痛，应该考虑布鲁氏菌病的可能，建议行相应的检查。布鲁氏菌病预后良好，但治疗疗程较长，告知患者及其家属一定要坚持规范治疗以免复发或转为慢性。

三、最可能的诊断是什么？需要完善哪些辅助检查？

1. 最可能的诊断：布鲁氏菌病？
2. 需要完善的辅助检查：血常规、血生化、免疫学检查。

检查结果：血常规：WBC 5.2 × 10⁹/L，S 52%，L 38%，M 10%，Hb 126 g/L，PLT 138 × 10⁹/L；ESR 30 mmHg；肝功能：ALT 65 U/L，ALP 132 U/L，余正常；免疫学检查：虎红平板凝集试验（RBPT）阳性；试管凝集试验（SAT）1∶200。

四、诊断和诊断依据是什么?

1. 诊断：布鲁氏菌病（brucellosis）。

2. 诊断依据：患者有加工生鲜羊肉病史，长期发热，热型呈波状热，伴腰痛；免疫学检查虎红平板凝集试验（RBPT）阳性，试管凝集试验（SAT）1∶200。

五、转诊指征有哪些?

1. 发热超过 3 周，经过 3 次门诊检查仍未能明确病因者。

2. 出现血压下降等血流动力学不稳定；器官功能不全者，如呼吸衰竭、肾功能不全等。

3. 可疑或确诊传染性疾病者，如新型冠状病毒肺炎、麻疹、结核、布鲁氏菌病等。

4. 需要专科进一步检查者，如怀疑血液病需要行骨髓穿刺，鼻咽部肿瘤需耳鼻喉科进行检查等。

5. 需要专科治疗者，如肿瘤放化疗及手术，如肝癌手术、淋巴瘤化疗等；结缔组织病、血管炎接受免疫治疗等。

六、治疗方案是什么?

1. 急性感染（病程 6 个月以内者）

（1）对症治疗　注意休息、补充营养、发热给予退热等。

（2）抗菌治疗

1）成人及 8 岁以上儿童可选多西环素联合利福平或多西环素联合链霉素。用法：多西环素：每次 100 mg，每日 2 次口服，6 周，联合利福平：600 ~ 900 mg，每日 1 次口服，6 周；多西环素每次 100 mg，每日 2 次口服，6 周，联合链霉素：每次 1 000 mg，每日 1 次肌内注射，2 ~ 3 周。

2）8 岁以下儿童可口服利福平联合复方新诺明。

3）孕妇：妊娠 12 周内可应用第三代头孢菌素联合复方新诺明，妊娠超过 12 周可口服利福平联合复方新诺明。药物治疗对孕妇有潜在风险，需权衡利弊使用。

4）出现并发症者，如心内膜炎、中枢神经系统并发症、脊柱炎等，需考虑 3 联或 3 联以上联合治疗，并适当延长疗程，必要时联合手术治疗。

2. 慢性感染（病程超过 6 个月者）：治疗比较复杂，主要包括病原治疗、脱敏治疗和对症治疗。

（1）病原治疗同急性感染者。

（2）脱敏治疗：少量多次注射布鲁氏菌抗原，可起到脱敏的效果，但注意避免引起组织损伤。

（3）对症治疗：结合患者具体情况，给予相应治疗。

七、对该患者如何管理?

1. 督促患者坚持规范治疗。

2. 约有 10% 的急性感染患者出现复发，多发生在治疗结束后 3~6 个月，嘱咐患者注意随访。

3. 患者疗程较长，注意其药物的不良反应，定期监测血常规、肝肾功能等指标。

八、该案例给我们的启示是什么?

该案例反复发热 1 个月余，多数情况下体温在 38.5℃ 左右，具备诊断不明原因发热的两个基本条件，接下来我们要看是不是经过了详细检查，这一点取决于是否进行了细致的问诊和仔细的体格检查。本案例对于全科医生的重点提示是运用比较宽广的知识基础和整体性临床思维，通过全面细致的问诊为制订针对性诊断计划提供线索和依据。例如，我们完善了个人史部分病史采集，了解到患者有加工生鲜羊肉的病史，再结合该患者发热的热型、伴随症状等临床表现，就不难考虑到初步诊断布鲁氏菌病的可能，从而提示应该补充免疫学相关检查，进而确定诊断。

发热患者的病因复杂，需要加以仔细地综合判断。新的传染病不断出现，原有传染病又可能复燃。目前人口流动频繁，物流和旅游业兴起，增加了传播的风险，对于传染病要有警惕及具备相应的知识储备。接诊发热患者时，了解传染病的流行病学史对于疾病的诊断具有不可替代的作用。

【知识拓展】

不明原因发热（fever of unknow origin，FUO）目前尚无公认的定义。1961 年 Petersdorf 和 Beeson 提出不明原因发热定义：发热超过 3 周，体温 >38.3℃（肛温）并且经过住院 1 周进行详细检查仍没有找到发热的原因。

随着医疗水平的提高，有学者提出可将住院检查时间缩短为 3 天或者门诊 3 次就诊仍不能确诊的情况考虑为 FUO。随着免疫力低下，宿主不断增加，又有学者提出可将 FUO 分为：经典型 FUO、住院患者 FUO、HIV 相关 FUO 和中性粒细胞缺乏患者 FUO。经典 FUO 的病因种类繁多，超过 200 种，主要包括感染性疾病、肿瘤、结缔组织病和其他四大类。其中，感染性疾病占第一位，但随着热程的延长，感染性疾病的可能性逐渐降低。尽管医学技术不断发展，FUO 仍然是一个具有挑战性的疾病。各医院的统计数据并不相同，目前仍有 10%~20% 的 FUO 患者虽经过详细检查，但始终不能最终确定发热原因。

（王　爽）

笔　记

思考题

1. 发热的病因有哪些?
2. 布鲁氏菌病的治疗方案有哪些?

案例 ❸
头 痛

【案例简介】

患者，张某某，18 岁，高三学生。因"反复头痛 3 个月余"前来就诊。

患者 3 个多月来反复出现头痛，位于前额部，常在学校发生，被要求家长接回、就医。先后辗转于本市多家大型三甲医院就诊，先后查"头颅磁共振血管成像（MRA、MRV）"等均无异常发现，服"天麻胶囊"治疗亦无明显好转，严重影响学习。无外伤和手术史，无重大脏器疾病史，无传染病、家族性肿瘤史和遗传病史。

自发病以来，胃纳可，大小便无特殊，睡眠欠佳，体重无明显改变。

查体：R 15 次 / 分，HR 90 次 / 分，T 36.6℃，BP 110/72 mmHg，神清，对答切题，头部无压痛，唇不绀，皮肤无黄染，双侧瞳孔等大等圆，直接、间接对光反射均灵敏。心肺听诊无特殊，腹平软，无压痛，双下肢不肿，四肢肌力 V 级，肌张力无增高或减低，双膝反射（++），Babinski 征阴性。

辅助检查：2 个月前查生化全套、血常规均在正常范围；心脏超声：未发现心脏结构功能异常；头颅 MRA：未见明显异常；头颅 MRV：未见明显异常。

请思考以下问题：

一、头痛的病因有哪些？

二、如何构建整体性临床思维？

三、最可能的诊断是什么？需要完善哪些辅助检查？

四、诊断和诊断依据是什么？

五、转诊指征有哪些？

六、治疗方案是什么？

七、对该患者如何管理？

八、该案例给我们的启示是什么？

一、头痛的病因有哪些？

头痛（headache）是指眼眶耳孔基线以上部位的疼痛，通常局限于头颅的上半部，包括眉弓、耳轮上缘、枕外隆突连线以上。头痛是一种常见症状，主要分原发

笔记

性头痛、继发性头痛和痛性脑神经病，原发性头痛病因复杂，主要有偏头痛、紧张性头痛、丛集性头痛等。继发性头痛的病因或相关因素见表 2-3-1。

表 2-3-1　继发性头痛的病因或相关因素

病因		疾病或相关因素
颅脑病变	感染	脑炎、脑膜炎、颅内脓肿、颅内寄生虫病等
	血管病变	脑出血、脑梗死、蛛网膜下腔出血、血栓闭塞性脉管炎等
	肿瘤	颅脑肿瘤、恶性肿瘤颅内转移等
	外伤	脑挫伤、脑震荡、硬膜下（外）血肿、脑外伤后遗症等
	其他	腰麻后头痛、低颅压头痛等
颅外病变	颅骨来源	颅骨肿瘤、颅底凹陷症等
	颈部来源	颈椎病
	神经来源	三叉神经痛、枕神经痛等
	邻近器官来源	中耳炎、青光眼等耳鼻咽眼口腔疾病引起的头痛
全身性疾病	感染	急性上呼吸道感染、肺部感染等出现发热时常同时出现头痛
	心血管疾病	先天性心脏病（右向左分流）、高血压等
	药物及毒物	扩血管药物，有机磷农药、酒精、铅中毒等
	其他	肺性脑病，热射病等
精神心理疾患		焦虑症、抑郁症、过度紧张等

二、如何构建整体性临床思维?

（一）临床 3 问和鉴别思维

头痛是全科医生经常面对的病症，几乎所有的人都经历过头痛。临床上最多见的是感染性疾病（如呼吸道感染）伴随头痛，故常常造成全科医生对其不重视，但有些急危重症如不及时发现，常会引起较为严重的后果，如头痛伴喷射样呕吐，吐后头痛不减轻，常提示颅内压增高、颅内病变；头痛伴眩晕常见于小脑病变；慢性进行性加重的头痛应排除颅内肿瘤的可能；突发头痛伴肢体活动障碍应考虑卒中可能；头痛伴颈项强直、颈抵抗者，需考虑脑膜炎或蛛网膜下腔出血；头痛伴肢体抽搐者应考虑颅内肿瘤或癫痫可能；头痛伴视野缺损应考虑颅内肿瘤等。下面我们用临床安全诊断策略——临床 3 问进行分析和鉴别（图 2-3-1，图 2-3-2）。

（二）以人为中心的问诊——RICE 问诊

头痛患者如果起病急、重，伴意识障碍、定位症状（肢体偏瘫、局部感觉异常）或生命体征不平稳者，应及时向上级医院转诊，有些患者伴明显恶心、呕吐、高热等症状也应积极排查原发疾病。在排除头痛的继发原因，考虑原发性头痛时，我们采取以患者为中心的问诊方法，常会揭示出患者的心理、社会因素等深层次原因。下面用 RICE 问诊法了解患者。

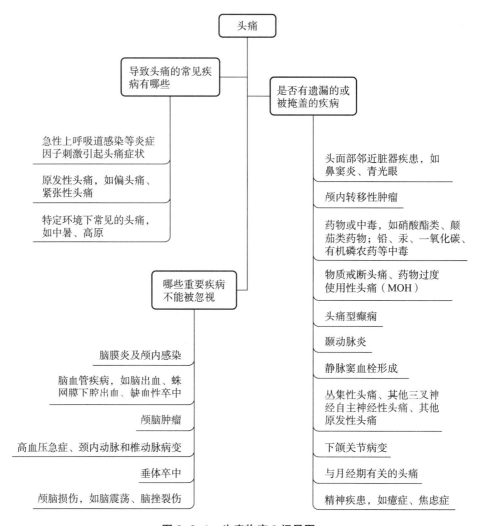

图 2-3-1 头痛临床 3 问导图

R（reason）——患者就诊的原因

全科医生：小张同学，有什么可以帮你的吗？（亲切的称呼，拉近与患者的关系，采用开放式问诊方式）

患者妈妈：她头痛已经有 3 个多月了。前面反反复复，几乎没有停过，市里几家大医院几乎都跑遍了，做了各种检查，都没发现什么问题，但头痛就是好不了。有时时间短、有时时间长，记得有几次连着痛了 3~4 天。其实吧，我看她好像不是很痛，还能继续看 ipad，但跟我说看书看不进去，学也上不了，整天待在家里。

（不等患者开口，患者的妈妈就开始回答。患者玩手里的水杯，一言不发。）

全科医生：除了头痛外，还有别的不舒服吗？（了解伴随症状，有助于鉴别诊断）

患者妈妈：好像睡觉、胃口没以前好，可能与活动少有关系吧？以前还经常去找同学打羽毛球，最近几个月一直没出去玩过，整个人好像没以前那么有活力了，话都比以前少了很多。（患者妈妈又抢着回答）

笔记

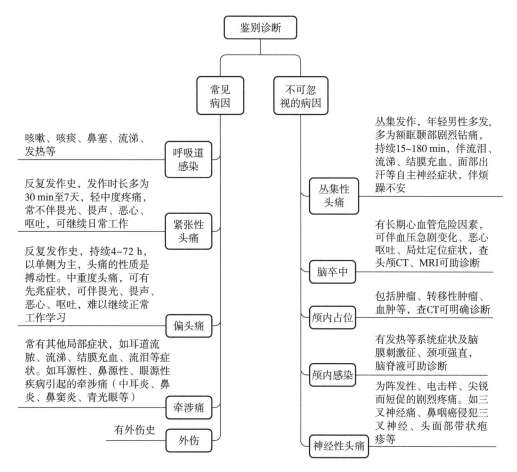

图 2-3-2　头痛鉴别思维导图

全科医生：头痛发生前有没有什么先兆？（对原发性头痛的鉴别）

患者妈妈：先兆？有吗？（朝向患者）

患者低声地说：没有。

全科医生请患者父母到诊室外等候，单独与患者交谈。

全科医生：小张同学，现在就我们两个人了，能否告诉我头痛的感受？比如头痛发生前有没有眼前闪光、一块地方看不到或手脚麻木等。（用通俗易懂的语言沟通，逐渐与患者建立起良好的关系，和蔼地面对患者）

患者：都没有。

全科医生：头痛是怎样的痛？（了解头痛的性质）

患者：就像头上戴了顶帽子，箍牢一样，前额部紧紧的感觉。

全科医生：有没有发热、恶心、呕吐、耳鸣、视物旋转？（鉴别感染因素和眩晕）

患者：没有。

全科医生：头痛一般什么时候发生？一般会痛多久？（了解头痛的诱因和时间）

患者：不固定，在家休息时也会发生，一般早晨较多，可持续半天到一周。

全科医生：头痛严重吗？会影响你学习吗？（了解头痛对患者的意义）

患者：头痛轻中度。看书学习效率比之前低。

I（idea）——**患者对自己健康问题的看法**

全科医生：小张同学，你觉得自己是什么问题呢？（了解患者对自身问题的看法）

患者母亲：会不会生什么怪病？查了半天都查不出原因。（患者母亲不知道何时又进入诊室抢着回答）

全科医生：小张妈妈，您在外面等着，让我和她单独聊聊，好吗？（患者母亲退出诊室）

全科医生：小张同学，你觉得自己是什么问题呢？（了解患者有没有隐藏的想要表达的话）

患者：医生，我脑子里会不会长什么东西？

全科医生：不会，我看了你的头颅磁共振，没有发现什么异常，你自己也看过报告了吧？"无异常发现"，对吧？（肯定地回复，会让患者安心）

患者：嗯。

全科医生：你睡眠怎么样？

患者：不好。

全科医生：是入睡困难呢？还是醒得早呢？（鉴别焦虑还是抑郁）

患者：入睡困难，翻来覆去 1～2 h 才会睡着。

C（concern）——**患者的担心**

全科医生：你睡不着确实是很辛苦的，是不是有什么担忧？（同理心）

患者：看不好头痛，怕影响我的学习。

全科医生：看得出来，你对自己的学业很重视呀！（同理心，让患者感觉医生理解她）

患者：是的。妈妈对我要求太高，这个学期没有达到她的要求，我很着急。

全科医生：那我们一块儿努力，想办法把头痛治好，这样就可以提高学习效率，取得好成绩，好吗？（同理心，肯定患者，让患者参与诊治，共同决策）

患者：好！

E（expectation）——**患者的期望**

患者：医生，我还能回学校上学吗？（患者的期望）

全科医生：能。我先给你做一下评估量表，看看你还有没有其他方面问题存在，好吗？（征得患者及其父母同意，签署知情同意书后进行自评）

焦虑自评量表（self-rating anxiety scale，SAS）得分 46 分（SAS 标准分的界值为 50 分，其中 50～59 分为轻度焦虑，60～69 分为中度焦虑，70 分以上为重度焦虑）；抑郁自评量表（self-rating depression scale，SDS）得分 50 分（标准分界值为 53 分，53～62 为轻度抑郁，63～72 为中度抑郁，72 分以上为重度抑郁）。

把患者父母叫进诊室。

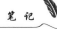

全科医生：小张妈妈，根据刚才我和您女儿的交流，小张同学存在一些焦虑情绪。

患者妈妈：嗯，我也感觉她很焦虑。

全科医生：你们家族中有精神疾患的患者吗？（了解家族史）

患者妈妈：没有。

全科医生：根据自评结果，小张同学焦虑、抑郁量表结果都在正常范围，目前我们初步诊断"紧张性头痛"，当然很多"紧张性头痛"与焦虑、抑郁的情绪有关，要注意调节自身的心态，可以求助心理医生给予心理辅导，好吗？（告知患者父母初步诊断、自评结果，共同决策）

患者妈妈：好。

全科医生：只要积极配合治疗，头痛的症状一定会慢慢控制住的。（增强患者信心）

患者妈妈：谢谢医生，我们平时要注意什么吗？

全科医生：头痛的诱因很多，希望家长不要给孩子太多的压力，毕竟重点高中的学生都是经过层层选拔出来的，学习的竞争本来就大。如果你不给女儿解压，会对她的心理造成很大的影响，也会导致"紧张性头痛"的发生。你们知道怎样预防头痛的发生吗？（了解患者对头痛治疗的认识）

患者妈妈：就是生活要规律，不能熬夜，加强锻炼。

全科医生：说得对。要给你女儿适当解压，增加一些户外活动，平时避免饮用浓咖啡、浓茶等刺激性饮料、食物。另外我建议小张同学记一下"头痛日记"，便于今后我帮她调整治疗方案。这是头痛日记的记录注意事项，您先看看，如果有不清楚的地方，可以打电话给我，这是我的电话号码。（健康宣教，建立联系）

患者：好的，谢谢医生！

通过 RICE 问诊，全科医生了解到：患者初中阶段是民办中学，初中的老师管得比较多，成绩名列班级前茅。目前在省级重点中学上高三，高中老师鼓励自主学习，患者不太适应，学习成绩处于班级中下游。爸爸是公司中层，平时工作很忙，主要是妈妈管她的学习，妈妈对她的学习要求很高。

三、最可能的诊断是什么？需要完善哪些辅助检查？

1. 最可能的诊断：原发性头痛？

2. 需要完善的辅助检查：患者已在其他医院查"血尿便常规、血生化、头颅磁共振等"，故予"互认"，进一步完善：发泡试验。

3. 评估：征得患者及其父母同意，签署知情同意书后进行"焦虑自评量表（SAS）"和"抑郁自评量表（SDS）"评估。

结果：发泡试验无异常发现；SAS 得分：46 分；SDS 得分：50 分（均处于正常范围）。

四、诊断和诊断依据是什么？

1. 诊断：紧张性头痛（tension-type headache）。

2. 诊断依据：① 18 岁女性学生。②反复发作史，无先兆症状，头痛程度不剧，无畏光畏声，无恶心呕吐，活动不加剧头痛，头痛持续时间在 30 min 至 1 周。③睡眠差，入睡困难。焦虑自评量表 46 分，抑郁自评量表 50 分。④查体：无神经定位体征。⑤辅助检查：血尿便常规、生化、头颅 MRA/MRV、心脏彩超、发泡试验未发现异常。

五、转诊指征有哪些？

1. 在问诊及查体的过程中，发现生命体征（血压、心率、呼吸、意识、氧饱和度等）不平稳。

2. 起病急，伴有呕吐、颈抵抗、肢体活动障碍、感觉障碍、语言功能障碍等。

3. 问诊及查体时发现重要脏器功能异常，如呼吸衰竭、心力衰竭、心律失常、高血压急症、肝肾功能异常等。

4. 颅脑外伤后出现的头痛。

5. 伴随发热、流脓涕、结膜充血、视物模糊、眼痛、耳道流液等，需转相应专科诊治。

6. 头痛伴明显的焦虑、抑郁等情况，需转心理专科治疗。

7. 诊断不明确或治疗效果欠佳者。

六、治疗方案是什么？

1. 建议到精神卫生科进一步诊治，给予心理疏导，必要时给予药物治疗。

2. 非药物治疗：辅导音乐松弛治疗，并建议针灸治疗。

3. 交代患者父母多关心照顾患者、多沟通，化解患者的担忧与顾虑。

4. 患者教育：养成固定的睡眠习惯，夜间不要喝茶，电子产品不要放在卧室，不要过度担忧睡眠不足，影响学习效率。

5. 备用对乙酰氨基酚片，缓解患者惧怕头痛再发的恐惧。嘱咐患者 1 周后复诊。

七、对该患者如何管理？

建议患者记录"头痛日记"，将头痛发生的频率、疼痛的程度、是否能耐受、药物治疗、持续时间等情况做好记录，以便于复诊时全科医生评估初步诊断的正确性和进行治疗方案的调整。对于症状不严重的患者，可先采取针灸、理疗、生物反馈治疗等方法，必要时可选用抗抑郁药治疗。

第 2 次就诊

1 周后患者在父母陪同下来复诊，患者已经去看了一次心理医生，诊断为"紧张性头痛"，给予心理辅导和助眠药物治疗（唑吡坦片）。患者情绪明显好转，睡眠

笔记

改善。交代患者父母多关心患者、多沟通。

第 3 次就诊

3 周后患者再次来复诊，又看了一次心理医生，给予心理辅导，停用助眠药物。2 周内无头痛发作，患者情绪明显好转，入睡无困难，已正常上学。继续与患者深入交流，给予患者心理疏导。

八、该案例给我们的启示是什么？

临床 3 问思维法中"哪些重要疾病不能被忽视"是全科门诊的工作重点，要警惕可以找到原因的"头痛"，防止漏诊"红旗征"，例如，遇到头痛剧烈、发热、脑膜刺激征、神经定位症状、脑灌注不足、青光眼、颞动脉炎、老年人新发头痛伴认知功能下降等均需急诊处理。

"有什么容易被遗漏的病因"要求全科医生全面细致地询问病史，包括既往健康、疾病状况，有无相关药物"头痛"治疗的经过，用药史（包括镇痛药物使用的频率、剂量等）、外伤史、可能接触的化学毒物等。关注伴随症状，头痛的性状、发生、演变的过程，了解头面部及其他器官脏器的情况，通过专科体检，获取更多的信息，帮助我们做出正确的诊断。在医患沟通时要善于观察患者及其陪同家属的肢体语言的表达，要认真细致做体格检查。要执行"以人为中心"的问诊原则，避免"以疾病为中心"，重视患者的身心变化及对患病背景原因的了解。

"常见原因导致的头痛"是全科医生日常处理最多的工作，在甄别急危重症后，根据患者的病史、体检及辅助检查结果做出初步诊断，遵循全科"连续性健康照顾"的基本原则，帮助我们不断评价疗效、修正诊断。"原发性头痛"是一个排他性诊断，也是全科门诊遇到最多的情况，根据患者的症状特点，原发性头痛又分为偏头痛、紧张性头痛、丛集性头痛、其他。偏头痛特点为：可有先兆症状，程度较剧，发作时间多为 4 ~ 72 h，伴"恶心、畏光、影响日常活动"三者中两个以上症状，应考虑"偏头痛"的可能。紧张性头痛的特点为：头痛轻度至中度，多为双侧弥漫性压迫或紧箍样钝痛，发作时间不定，可长至 1 周，不伴畏光畏声，不因活动而恶化。丛集性头痛的特点：好发于青年男性，多为单侧眼眶部剧烈刀割样疼痛，可伴流延、出汗等自主神经症状，发作时间多为 15 min ~ 3 h，常因程度剧烈而坐立不安。

该案例诊断是"紧张性头痛"，治疗一般多采用综合措施。治疗前应对患者的病情进行全面评估，特别需要对患者的心理状态有初步了解，必要时请精神卫生科医生评估诊断。

【知识拓展】

头痛是一种常见症状，程度可为剧烈或者轻微，头痛的程度与病变的轻重不一定成正比。头痛发病机制颇为复杂，根据病因可以分为 3 类：①原发性头痛，即功能性头痛，没有结构改变，不是由其他疾病引起的头痛，如偏头痛、紧张性头痛、三叉神经自主神经性头痛、其他原发性头痛等；②继发性头痛，如头部外伤、头颈部血管疾病、颅内肿瘤、颅内感染、眼耳鼻喉疾病、精神疾病引起的头痛；③三叉神经痛及其他头痛。

头部的痛敏结构主要包括颅内和颅外两类，前者包括静脉窦、脑膜动脉、颅底硬脑膜、三叉神经、舌咽迷走神经、颈内动脉、丘脑，后者包括颅骨骨膜、头皮皮下组织、头颈部肌肉、颅外动脉、眼、耳、牙齿、鼻窦等。上述组织受到刺激（如扩张、牵扯、挤压及炎症等）可引起头痛。

发泡试验：偏头痛的发病机制尚未明确，但有研究发现，约 40% 的偏头痛患者存在卵圆孔未闭，其造成头痛的机制可能为：在屏气或做 Valsalva 动作时，右心房压力增高，部分血液经未闭的卵圆孔右向左分流，造成来自体循环的微小血栓及 5– 羟色胺等血管活性物质未能经过肺循环的过滤，直接进入动脉系统，造成大脑微小血栓栓塞或血管活性物质作用于颅内血管而导致头痛。发泡试验是利用两个注射器反复抽吸混有微小气泡的生理盐水、血液混悬液，缓慢注入肘静脉，同时嘱患者做 Valsalva 动作，利用脑血管多普勒或经食管 / 经胸超声等设备探测是否有微小气泡通过未闭的卵圆孔进入左心系统，从而确定是否存在卵圆孔未闭。

（柴栖晨　王　静）

思考题

1. 简述常见原发性头痛临床特点的鉴别要点。
2. 头痛的转诊指征是什么？
3. 该案例体现了全科医学哪几项基本原则？

笔记

案例 ❹

眩　晕

【案例简介】

患者，王女士，56 岁，经商，离异。因"反复眩晕 1 周"前来就诊。

患者 1 周前起床时突发眩晕，伴视物旋转、恶心，被迫平躺，静止不动约 1 min 后缓解，类似情况每天发生 2～3 次，发作时无呕吐，无口齿不清，无肢体活动障碍，无耳鸣，无听力下降，无头痛。5 年前有类似情况，根据既往经验，患者自服"倍他司汀片"治疗，无明显好转，故来院诊治。

自发病以来，二便无特殊，胃纳一般，睡眠可，体重无明显改变。

既往无外伤和手术史，无重大脏器疾病史，无传染病、家族性肿瘤史和遗传病史。否认高血压、冠心病、糖尿病、慢性肝病、肾病等病史，无烟酒嗜好。

25 岁结婚，育有 1 子，10 年前离婚。母亲及哥哥患有"高血压、糖尿病"，母亲 2 年前发生"脑梗死"，现左侧肢体偏瘫，生活不能自理。

查体：T 36.2℃，P 72 次 / 分，BP 108/78 mmHg，R 18 次 / 分，HR 72 次 / 分，律齐，双肺未闻及干、湿啰音，腹平软，无明显压痛，肝脾未触及肿大，未触及包块。双肾区无叩击痛，双下肢不肿，双侧瞳孔等大等圆，对光反射敏感，双足背动脉搏动存在，四肢肌力 V 级，双侧 Babinski 征阴性。

请思考以下问题：

一、眩晕 / 头晕 / 晕厥的定义？眩晕的病因有哪些？

二、如何构建整体性临床思维？

三、最可能的诊断是什么？需要完善哪些辅助检查？

四、诊断和诊断依据是什么？

五、转诊指征有哪些？

六、治疗方案是什么？

七、对该患者如何管理？

八、该案例给我们的启示是什么？

一、眩晕 / 头晕 / 晕厥的定义？眩晕的病因有哪些？

（一）眩晕 / 头晕 / 晕厥的定义

眩晕（vertigo）是在静止时感到自身运动或在头部做某种运动时感受到异常的自身运动，是人体对自我空间定位发生障碍的一种症状，是一种运动性或位置性的错觉。患者常表述为自身并未运动但出现运动的错觉，或虽有运动但出现了与自身运动不符的错误的运动感，表现为视物旋转或自身旋转感。《国际前庭疾患分类1（ICVD-I）》对头晕（dizzy）的定义是：指空间定向能力受损或障碍的感觉，没有运动的虚假或扭曲的感觉，通常患者表述为自身不稳定的感受。眩晕经常与头晕相混淆，两者可以同时或先后出现，有时患者容易混淆两者的表述，故要求全科医生仔细甄别。此外，晕厥（syncope）是由于各种原因引起的快速、短暂、能自行恢复的全脑血流灌注不足而引起的一过性意识丧失，也需与眩晕相鉴别。根据患者的主诉，该患者属于眩晕。

（二）眩晕的病因有哪些？

眩晕（vertigo）是全科门诊中经常遇到的主诉。眩晕的病因主要分为周围性眩晕（前庭核以下的病变）、中枢性眩晕（前庭核以上通路病变）、全身疾病引起的眩晕、视源性眩晕及心理疾患引起的眩晕五大类，具体见表 2-4-1。

表 2-4-1　眩晕的病因及相关因素

病因	疾病或相关因素
周围性眩晕	良性阵发性位置性眩晕、梅尼埃病、前庭神经炎、迷路炎、突发性聋伴眩晕
中枢性眩晕	脑干和小脑梗死、出血、肿瘤、感染、变性、外伤等
全身疾病引起的眩晕	贫血、出血、心血管系统疾病（低血压、高血压、心律失常、心力衰竭、心肌梗死）、内分泌系统疾病（低血糖、甲状腺功能减退或亢进）、药物或中毒（降压药、抗癫痫药、抗精神病药、氨基糖苷类抗生素、部分抗肿瘤药及砷、汞、铅中毒）、严重肝肾功能不全等
视源性眩晕	眼肌麻痹、屈光不正等
心理疾患引起的眩晕	惊恐障碍、焦虑症、抑郁症等

二、如何构建整体性临床思维？

（一）临床 3 问和鉴别思维

从引起眩晕的原因占比来看，虽然大部分是周围性病变，但需要对中枢性眩晕进行有效识别，因为一旦漏诊，往往会危及患者生命，风险巨大。当患者出现顽固的恶心、呕吐（一般的止吐治疗无效）、突发的肢体活动障碍、深浅感觉障碍、吞咽困难、饮水呛咳、共济失调、脑神经麻痹、视野缺损、认知功能障碍，甚至意识障碍时，应考虑中枢性眩晕可能，需要进一步检查（如 CT、MRI 等），发现病

笔记

变部位，及时处理。下面我们用临床安全诊断策略——临床 3 问进行分析和鉴别（图 2-4-1，图 2-4-2 ）。

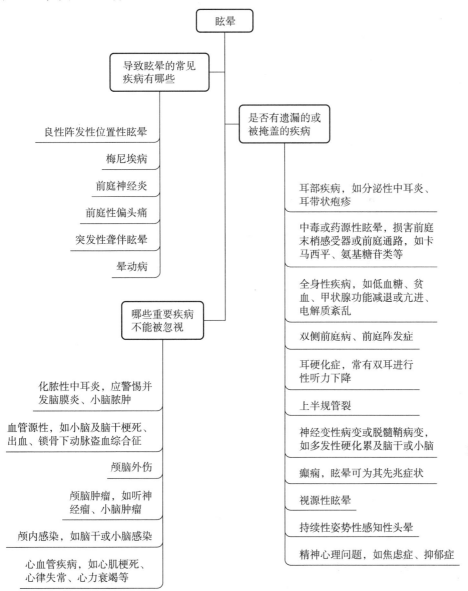

图 2-4-1　眩晕临床 3 问导图

（二）以人为中心的问诊——RICE 问诊

在全科医生接诊眩晕患者时，能明显感受到患者的担忧，要弄清患者系"全身性疾病""周围性""中枢性"抑或是"心理疾患"引起的眩晕，就需要通过良好的医患沟通，获取可靠的病例资料。RICE 问诊法贯穿了全科医学的人文关怀，从生理、心理、家庭、社会等多个层面全面地评价患者的健康问题，更好地了解患者就诊的需求。患者经商，近期工作压力大，自觉较劳累，而离异造成家庭支持相对不足，以下是 RICE 问诊法概要内容。

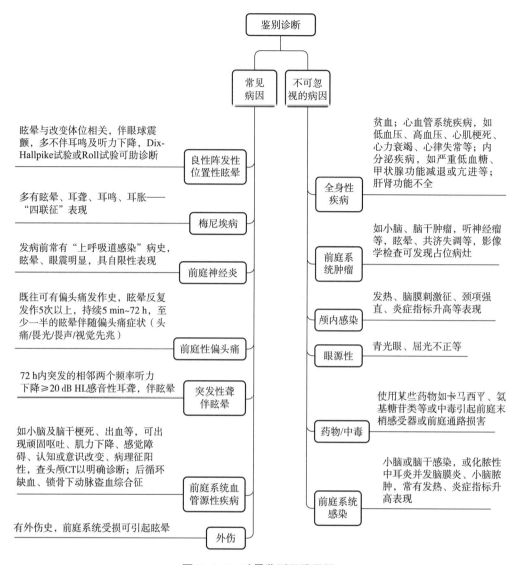

图 2-4-2　眩晕鉴别思维导图

R（reason）——**患者就诊的原因**

反复眩晕 1 周，伴视物旋转、恶心，平躺休息可自行缓解，持续约 1 min，无肢体活动障碍，无耳鸣，无听力下降，无头痛、晕厥，无外伤、服药史。5 年前有类似发作，近日服"倍他司汀片"治疗效果欠佳。

I（idea）——**患者对自己健康问题的看法**

母亲和哥哥患有"高血压、糖尿病"，担心和他们一样患这些病，这次发病可能是"动脉粥样硬化"引起的眩晕。

C（concern）——**患者的担心**

母亲 2 年前发生"偏瘫"后一直由患者照顾，最近生意较忙，自觉非常累。此外，母亲患病后心情低落、郁郁寡欢的状态对患者的影响也非常大。自述其儿子在外地工作，家中的事"指望不上"。患者非常担心自己这次"眩晕"是不是"小中

笔记

风"的前兆，如果过几天真的发生"脑梗死"，以后谁来照顾自己。

E（expectation）——患者的期望

患者希望眩晕能快点好起来，还想明确是否患有"高血压病、糖尿病"，另外还希望全科医生能指导她如何预防"脑梗死"。

三、最可能的诊断是什么？需要完善哪些辅助检查？

1. 最可能的诊断：周围性眩晕？

2. 辅助检查：查血尿便常规、生化全套、糖化血红蛋白、甲状腺功能、24 h 动态血压、颈动脉彩超、头颅磁共振，变位性眼震试验（dix–hallpike test）。

3. 评估：焦虑自评量表（SAS），抑郁自评量表（SSDS）。

结果：血尿便常规、血生化未见明显异常，HbA1c：5.12%，动态血压：24 h 血压动态波动，基本处于正常范围。颈动脉彩超：颈动脉中内膜轻度增厚，未见明显斑块。头颅 MRI：未见明显异常。SAS 及 SDS 均在正常范围。右侧变位性眼震试验阳性。

四、诊断和诊断依据是什么？

1. 诊断：良性阵发性位置性眩晕（benign paroxysmal positional vertigo，BPPV）。

2. 诊断依据：眩晕与改变体位相关，静止后能自行缓解，无耳鸣、听力下降，无神经病变定位症状，故首先考虑"周围性眩晕"，结合右侧变位性眼震试验阳性，诊断：良性阵发性位置性眩晕（右后半规管耳石症）。

另一方面，本次查血常规、大便隐血试验未发现"贫血、消化道出血"；查动态血压、心电图、生化中的心肌酶谱等均未发现心血管系统疾病；查空腹血糖（生化全套中包含）、甲状腺功能亦未发现内分泌系统异常；患者既往基本体健，无长期服用药物，故可排除药物及严重肝肾功能不全等情况，发病前既无感染征象又无外伤病史，故"全身疾病引起的眩晕"可排除。患者无神经定位症状，查头颅 MRI 未见异常，故"中枢性眩晕"不考虑。当然治疗眩晕症状好转后，尚需观察患者有无头晕症状残留，以排除是否合并中枢病变。

五、转诊指征有哪些？

1. 在问诊及查体的过程中，发现生命体征（血压、心率、呼吸、意识、氧饱和度等）不平稳。

2. 有肢体活动障碍、偏身感觉障碍、构音障碍、共济失调等考虑"中枢性眩晕"的。

3. 查体时发现有心律失常、肺部广泛啰音或哮鸣音、下肢水肿明显，辅助检查示贫血、肝肾功能及甲状腺功能异常等全身性疾病引起的眩晕可能的，需转上级医院专科治疗。

4. 发现有眼肌麻痹、屈光不正、耳道流脓等情况。

5. 头颅影像学检查异常或病情复杂，考虑为器质性病变时。

6. 心理评估异常，出现自杀、自伤倾向者，需转心理专科治疗。

7. 颅脑外伤及高热感染等情况。

全科医生是连续性医疗服务的提供者和医疗资源的有效协调者，故在转诊的过程中应与上级医院的专科医生做好交接工作，动态了解患者的治疗经过，以便后续治疗的跟进。

六、治疗方案是什么?

1. 心理疏导，安慰患者，告知良性病程，让患者平和心态，积极配合治疗。

2. 签署知情同意书后，采用 Epley 手法或 Semont 手法复位，依靠重力作用使半规管中耳石复位，患者眩晕症状立刻消失，也佐证了良性阵发性位置性眩晕（BPPV）。

3. 监测头晕症状是否残留，告知如出现听力下降、步态异常、恶心呕吐等症状，及时随诊。

4. 调整生活方式，注意休息，养成规律的生活节律，保持良好情绪，改善睡眠，低脂低盐饮食，戒烟限酒（该患者无此问题），避免浓茶、过量咖啡及辛辣食物摄入，监测血压、血糖，适当运动。

5. 基于复发的风险，对患者进行防跌倒宣教。

6. 如频繁复发或复发后有眩晕残余，可考虑使用前庭抑制剂如倍他司汀（片、注射液）治疗。

七、对该患者如何管理?

1 周时复诊，对是否合并其他前庭问题（如梅尼埃病、前庭神经炎等）或中枢神经系统病变进行再评估，以防掩盖重要疾病。

因患者有"高血压、糖尿病"家族史，属于高危人群，故应随访患者的血压、血糖，定期复查血脂、颈动脉彩超等，必要时予以干预治疗。

对于反复眩晕发作的患者，前庭康复训练可提高前庭功能，减轻或减少症状发作。

八、该案例给我们的启示是什么?

接诊眩晕患者时，初步判断眩晕的病因，特别是"非良性眩晕"（即中枢性或全身性眩晕）应及时识别，以便行进一步检查（如影像学检查）并转专科救治。可根据表 2-4-2 的要点初步判断是周围性还是中枢性眩晕。

在"周围性眩晕"中，以"良性阵发性位置性眩晕"多见，占 17% ~ 30%，俗称"耳石症"，而"耳石"又以"后半规管耳石"最为多见，占 80% ~ 90%，治疗首选 Epley 手法复位。大型综合性医院多引进了"良性阵发性位置性眩晕诊疗系统（耳石症诊疗仪）"，该设备不仅能迅速准确诊断 BPPV，同时大大提高了复位的成功率，特别适合行动不便、体弱患者的治疗，如耳石复位成功，效果立竿见影。

全科医生在诊治眩晕的症状时，应重视"机会性预防"的应用，做好重点人群

笔记

表 2-4-2 周围性眩晕与中枢性眩晕的鉴别

临床表现	周围性眩晕	中枢性眩晕
发病时间	突发性，程度较剧烈	呈慢性过程
耳部症状	常伴有耳胀、耳鸣、耳聋	多不伴
前庭反应	协调（姿势调节、眼震、自主神经功能）	不协调
头位或体位变动	相关性较强	相关性不强
意识障碍	一般不伴	伴有
中枢神经症状	不伴	伴有，如肢体活动障碍、感觉障碍、构音障碍、共济失调等
诱发性眼震	常呈水平或与眩晕方向一致	眼震粗大，多垂直或斜行、方向多变
冷热试验	反应正常	无反应或反应减弱
是否能自行缓解	有自限性，可自行缓解	不能

的筛查，积极健康宣教，努力调整患者可能存在的不良生活方式，防止心脑血管疾病的发生。

【知识拓展】

良性阵发性位置性眩晕（BPPV）是最常见的周围性眩晕，好发于中老年人，其发病机制可能与迷路退行性变、颅脑损伤、耳部疾患及动脉硬化导致内耳血供不足有关，引起耳石脱落进入半规管，故俗称"管石症、耳石症"。后半规管耳石症（PC-BPPV）占 80%～90%，水平半规管耳石症（HC-BPPV）占 5%～30%，前半规管耳石症（AC-BPPV）占 1%～2%，在这三个半规管中还可能发生耳石黏附于半规管壶腹嵴帽处，称为"嵴帽结石症"，其发生相对较少。BPPV 常见诱因有劳累、情绪波动、心理压力、脑力劳动、内耳疾病、感染等全身疾病影响等。BPPV 临床表现：阵发的视物旋转或自身旋转，头部或身体位置改变可诱发，大部分在眩晕发作时同步出现眼球震颤。BPPV 诊断：临床表现加"Dix-Hallpike test"可用于诊断后半规管和前半规管耳石，"Head-Roll test"可用于诊断水平半规管耳石。

BPPV 的治疗首选手法复位耳石，后半规管耳石可采用 Epley 手法或 Semont 手法，水平半规管常采用 Barbecue 手法和 Gufoni 手法。常用的 Epley 手法简介：①患者取坐位于检查床上，迅速取仰卧头悬位（头超出床沿并下垂 30°），向患侧扭转 45°；②头部转正，向健侧转动 45°；③将患者头部连同身体向健侧翻转，使其侧卧于治疗台，头部偏离仰卧位 135°；④坐起，头前倾 20°。完成上述 4 个步骤为 1 个治疗循环，每个步骤保持 0.5～60 min，待症状减轻，眼震消失。

需要指出的是 BPPV 有一定的复发概率（约 50% 患者可能复发），临床上应积极治疗相关疾病，如控制血压，稳定血糖（糖尿病患者），规律生活，注意劳逸结

笔记

合。存在明显心理因素者应注意压力管理、放松心情，如合并精神疾患，应给予积极的治疗，如抗焦虑、抗抑郁治疗。

（柴栖晨 王 静）

思考题

1. 简述周围性与中枢性眩晕的主要鉴别点。
2. 眩晕的转诊指征是什么？
3. 眩晕的病因有哪些？

笔记

案例 ❺

腹　泻

📠【案例简介】

患者，董某，女，27岁，未婚，小学教师。因"反复腹泻伴消瘦2个月余"前来就诊。

患者2个月余无明显诱因下出现腹泻，黄色稀溏便，无黏液、脓血，每天3～5次，便前腹痛，便后缓解。无恶心、呕吐，无反酸、嗳气。无胸闷、胸痛，无心悸、气促。曾服用肠道益生菌及黄连素等治疗，腹泻无好转。胃纳较好，小便无特殊，睡眠欠佳，近2个月体重减轻3 kg。既往无外伤和手术史，无重大脏器疾病史，无传染病、家族性肿瘤史和遗传病史。否认高血压、糖尿病等病史，无烟酒嗜好。

查体：T 36.8 ℃，P 108次/分，BP 120/70 mmHg，R 20次/分，HR 108次/分，律齐，双肺未闻及干、湿啰音，腹平软，无明显压痛，肝脾未触及肿大，未触及包块。双肾区无叩击痛，双下肢不肿。

请思考以下问题：

一、腹泻的病因有哪些？

二、如何构建整体性临床思维？

三、最可能的诊断是什么？需要完善哪些辅助检查？

四、诊断和诊断依据是什么？

五、转诊指征有哪些？

六、治疗方案是什么？

七、对该患者如何管理？

八、该案例给我们的启示是什么？

一、腹泻的病因有哪些？

腹泻（diarrhea）是大便次数增多，性状变稀不成形，每日多于3次，可有黏液脓血或未消化食物。一般认为大便总量超过200 g，含水量超过80%，可认定为腹泻。反复腹泻超过8周者考虑慢性腹泻。腹泻可由消化系统疾病或全身性疾病引起。腹泻的病因或相关因素见表2-5-1。

笔记

表 2-5-1 腹泻的病因或相关因素

病程	病因	疾病或相关因素
急性腹泻	急性肠道感染	细菌感染、病毒感染、寄生虫感染
	炎症性肠病急性发作	Crohn 病、溃疡性结肠炎的急性发作
	中毒	化学物质（硫酸镁、砷、铅、汞等）、河豚、桐油、毒菇、有机磷等
	全身感染	败血症、伤寒副伤寒、钩端螺旋体病等
	内分泌疾病	肾上腺皮质功能减退危象、甲亢危象
	药物	通便药、胃肠动力药、抗生素
慢性腹泻	胃部疾病	慢性胃炎、胃大部切除术后
	肠道感染（慢性）	肠结核、慢性细菌性痢疾、慢性阿米巴痢疾、血吸虫病、钩虫病、绦虫病
	肠道非感染性疾病	Crohn 病、溃疡性结肠炎、肠息肉、吸收不良综合征
	肿瘤	肠道肿瘤
	胰肝胆疾病	慢性胰腺炎、胰腺肿瘤、胰腺切除术后、肝硬化、胆汁淤积性肝炎、胆囊炎等
	内分泌疾病	肾上腺皮质功能减退、甲状腺功能亢进症（简称甲亢）、糖尿病自主神经病变、胃泌素瘤、类癌综合征、血管活性肠肽瘤
	神经功能紊乱	肠易激综合征
	其他全身性疾病	系统性红斑狼疮、硬皮病、慢性肾功能不全终末期、放射性肠炎

二、如何构建整体性临床思维?

（一）临床 3 问和鉴别思维

腹泻是基层医疗中较常见的症状，除了肠道感染会引起腹泻外，很多非感染性疾病及全身性疾病也会出现腹泻症状。在接诊腹泻患者时，我们要警惕警报征象：大便带血、症状唤醒、非意愿体重下降、胃肠道恶性肿瘤家族史或发病年龄大于50 岁。此外，海外旅行易发生霍乱、伤寒、副伤寒、贾第鞭毛虫、阿米巴、HIV感染，应注意排查。当然，上述任何一个警报症状的正确预测值均低于 10%，故仅可作为医生警惕的依据，而不必让患者过分担忧，因为很多良性病变和功能性疾病同样会出现上述症状（例如本案例患者），让我们依据病史资料，用临床安全诊断策略——临床 3 问对腹泻进行分析和鉴别（图 2-5-1，图 2-5-2）。

（二）以人为中心的问诊——RICE 问诊

腹泻病因复杂，当患者症状不典型，合并多种其他症状或治疗效果不佳时，作为全科医生应考虑更加全面，除了消化系统疾病外，还要具有缜密的临床思维，在与患者的沟通中善于发现蛛丝马迹，找出疾病的真凶。RICE 问诊法常常可以帮助我们发现问题，同时不仅仅关注于症状本身，还关注可能的发病原因、家庭背景、社会背景、工作生活影响及患者的健康观，把患者看作一个整体，真正做到"以人

笔记

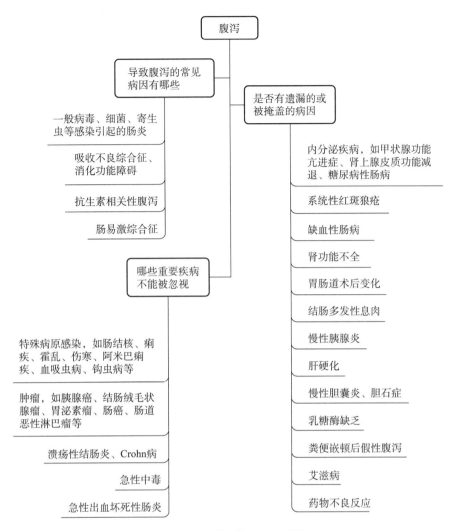

图 2-5-1　腹泻临床 3 问导图

为中心"，发扬全科"知人性，明人理"的人文关爱的精神，走进患者的内心世界，进行综合性医疗照顾服务，更有利于患者身心全面健康。

　　R（reason）——**患者就诊的原因**

　　全科医生：您好！董老师，今天需要解决什么问题？（提前了解患者职业，拉近医患距离，以"开放式问诊"开始）

　　患者：医生，最近 2 个月，我反反复复拉肚子，人也瘦了 6 斤，去附近大医院看了好几次，效果都不太好。

　　全科医生：大便性状怎样？有腹痛、恶心、呕吐吗？（鉴别食物中毒和胃肠道感染）

　　患者：大便每天 3~5 次，黄色稀便，不成形，别的没有。

　　全科医生：大便有混杂黏液、脓血吗？（适当封闭式问诊，鉴别肠道病变）

　　患者：没有。

　　全科医生：胃口好吗？（了解食欲与消瘦的关系）

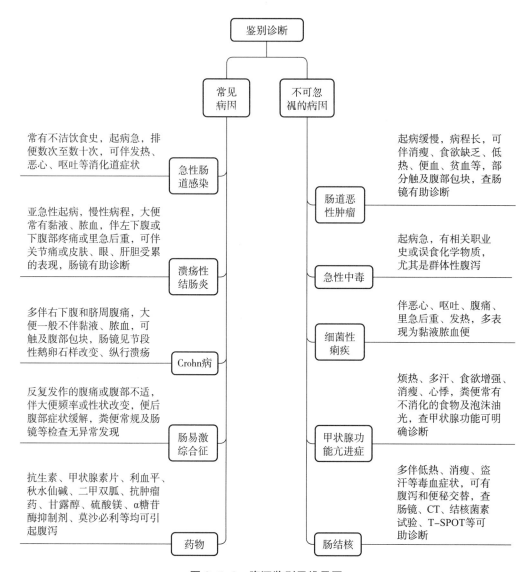

图 2-5-2　腹泻鉴别思维导图

患者：很好。

全科医生：睡眠呢？（了解睡眠与消瘦的关系）

患者：还可以。

全科医生：在当地医院做过哪些检查？（了解就医史）

患者：给我查了无痛胃肠镜，没发现什么问题。

I（idea）——患者对自己健康问题的看法

全科医生：董老师，你考虑过自己的腹泻是什么原因引起的吗？（了解患者对自身问题的看法）

患者：一开始出现腹泻，我以为东西吃坏了，但服了医生之前开的益生菌及黄连素，老是不好，而且越来越严重，体重都轻了好几斤。

全科医生：很多疾病都会出现腹泻、消瘦。我给您进一步排查一下。

C（concern）——**患者的担心**

患者：医生，听说人消瘦是肿瘤的表现，我会不会是肠癌？

全科医生：您做过胃肠镜，肿瘤的可能性不大。董老师，经常腹泻的感觉十分难受。（开始进入同理心）

患者：是呀，腹泻说来就来，有时候在课堂上突然想……，哎，真是烦死了。我是老师，生病了落下的课还得自己上，学生的作业还得自己批改，请假看病还不一定请得出来。

全科医生：腹泻对于您的职业来说是比较麻烦的事。（认同患者的感受）

患者：是的，因下半年备孕，想营养好一些，特意多吃一点，但非但没胖，还越来越瘦……弄得我心情越来越差，三天两头和我老公吵架。（语速快，紧锁眉头，额头少量细汗。注意视诊及患者的非文字语言）

全科医生：您家庭关系怎样？（进一步了解有无不良生活事件）

患者：丈夫是个非常体贴的人，他一直让着我，但我就是控制不了自己的情绪，老是想和他吵架。我担心再这样下去，家庭都要破裂了。

E（expectation）——**患者的期望**

全科医生：您希望我怎样帮你？

患者：医生，我下决心了，这次我想住院，您一定给我安排个床位。

全科医生：董老师，先不要着急，我给您体检一下。（安慰）

体检及评估：眼征、颈部甲状腺Ⅰ度肿大，心率108次/分，律齐，心尖区第一心音亢进，双肺未闻及干、湿啰音，腹平软，无明显压痛，双下肢无水肿，双手轻微震颤。焦虑自评量表（SAS）：55分。

全科医生：根据刚才的评估，腹泻引发了你一些"焦虑"情绪，不过别着急，我们先门诊抽血化验一下，住院对你的工作影响相对大些。

患者：门诊能查清楚吗？（患者将信将疑，提高了嗓门）

全科医生：腹泻的原因确实很多，但大部分都是常见病、多发病，门诊可以排查的。下周一下午我有门诊，您再来复诊，好吗？（健康宣教，建立联系）

患者：好，谢谢！

三、最可能的诊断是什么？需要完善哪些辅助检查？

1. 最可能的诊断：Graves病？

2. 需要完善哪些辅助检查：血常规，大便常规加隐血、甲状腺功能、肝功能、甲状腺B超和心电图。

检查结果：甲状腺功能：三碘甲状腺素（TT_3）1.89 ng/mL，总甲状腺素（TT_4）19.70 μg/dL，游离三碘甲状腺原氨酸（FT_3）8.83 pg/mL，游离甲状腺素（FT_4）3.98 ng/dL，促甲状腺素（TSH）0.008 μIU/mL；肝功能：总胆红素8.3 μmol/L，直接胆红素1.61 μmol/L，谷丙转氨酶42 U/L；血常规：白细胞$8.6×10^9$/L，中性粒细胞百分比70.4%，血红蛋白133 g/L，血小板计数$316×10^9$/L；甲状腺B超：双侧甲状腺弥漫性病变，彩色多普勒血流成像（CDFI）示血流较丰富。心电图：窦性心动过速。大便常规：黄色稀便，红细胞 –/HP，白细胞 –/HP，隐血试验（ – ）。

四、诊断和诊断依据是什么？

1. 诊断：（1）Graves 病（Graves disease）。

（2）窦性心动过速（sinus tachycardia）。

2. 诊断依据：①青年女性患者。②反复腹泻伴消瘦 2 个月余，易出汗，胃纳较好，脾气急躁。③查体：眼裂增宽（Darymple 征），甲状腺Ⅰ度肿大，质软，心率 108 次 / 分，律齐，心尖区第一心音亢进，双肺（ – ），腹平软，无压痛。双下肢无水肿，双手震颤。④辅助检查：甲状腺功能：TT_3 1.89 ng/mL，TT_4 19.70 μg/dL，FT_3 8.83 pg/mL，FT_4 3.98 ng/dL，TSH 0.008 μIU/mL；甲状腺 B 超：双侧甲状腺实质回声改变，CDFI：甲状腺内血供丰富；心电图：窦性心动过速。

五、转诊指征有哪些？

1. 腹泻呈急性病程，基层初步诊治无好转或伴高热、腹痛等症状。

2. 有脱水、休克、生命体征不平稳的危急重症情况。

3. 慢性病程，诊断不明确的，需进一步行肠镜等检查。

4. 初诊治疗后，腹泻症状无好转的。

5. 伴随严重的心理疾患（如出现自杀、厌世、自伤等倾向），转上级医院专科诊治。

腹泻患者转上级医院时，全科医生应记录患者大便的性状、量、频度等，记录伴随的症状，初步考虑的诊断和已经给予的处理，特别是对于出入量的情况、已有的检验检查项目应完整告知，便于上级医院进一步处理。

六、治疗方案是什么？对该患者如何管理？

1. 非药物治疗：忌碘饮食，注意蛋白质、维生素摄入，注意休息。

2. 药物治疗：①赛治片 30 mg，每日 1 次；②维生素 B_4 片 10 mg，每日 1 次；③护肝片 2 片，每日 3 次；④普萘洛尔片 10 mg，每日 1 次。

3. 用药宣教：定期复查血常规、肝功能（初期：每周复查血常规，每月复查肝功能），如出现咽痛、发热等情况及时来院就诊。

观察腹泻症状的变化，如治疗后仍无改善，应做进一步检查，排除消化道器质性病变。

七、该案例给我们的启示是什么？

1. 在接诊腹泻患者时，除一般专科问诊外，还应重视对患者其他系统症状及心理、社会背景情况的了解，有利于对未分化疾病的诊治及整体性照护实施。在专科问诊时，如了解到患者大便混杂黏液、脓血，应考虑溃疡性结肠炎；如出现黑便，应考虑上消化道出血；如转移性右下腹疼痛，应排除急性阑尾炎。对于其他系统的症状了解，往往能使我们开拓思路，做出正确诊断。如患者除腹泻外还出现发

笔记

热、恶心呕吐，血象升高，应考虑感染性疾病；如出现消瘦、贫血、恶病质，应考虑肿瘤；如出现消瘦、怕热易汗、脾气急躁等情况，应考虑甲状腺功能亢进症；如出现低热、盗汗、午后面色潮红等，应排除结核；如有多饮、多食、多尿、消瘦伴腹泻，应考虑糖尿病。有些内分泌、神经系统疾病常会对人的情绪、认知、心理状态发生较大影响（如甲状腺功能亢进症、脑卒中等），了解患者的心理、家庭、社会因素，不仅有助于心因性疾病的诊断，还对完善处理患者的病情有较大帮助。

2. 体检时不仅要仔细检查腹部体征，也应重视全身体征的辨识。

（1）腹部视诊：如发现腹壁静脉曲张，应注意排查肝硬化、门静脉高压；如发现蛙状腹，应进一步查移动性浊音排除腹水，肿瘤腹腔转移、结核性腹膜炎、肝硬化等均可引起腹水。

（2）腹部听诊：应注意肠鸣音变化。肠鸣音亢进，气过水音，应考虑机械性肠梗阻；肠鸣音减弱或消失，应考虑麻痹性肠梗阻；腹部如出现异常的血管杂音，应注意排查腹主动脉夹层、动脉瘤、血管严重狭窄等。

（3）腹部叩诊：了解肝浊音界、有无肠管胀气。移动性浊音则提示腹水。

（4）腹部触诊：检查有无腹部压痛、腹部包块，压痛部位往往能提示可能的病变。如回盲部压痛应排除 Crohn 病、溃疡性结肠炎；育龄期妇女出现盆腔压痛则应配合妇科检查，排除妇产科疾病，如异位妊娠；如有包块则应进一步了解包块的大小、质地、边界、活动度、压痛等情况，有助于良、恶性疾病的鉴别。

（5）全身体征：意识状态、生命体征（心率、血压、脉搏、呼吸等）的观察，对危急重症识别有重要意义，同时对非消化系统疾病引起的腹泻，常有重要提示作用。如发现患者心率快、突眼、颈部增粗，应排查有无 Graves 病；如发现患者消瘦貌、结膜苍白，应排查恶性肿瘤；如发现面部蝶形红斑、关节肿胀等，应注意排查红斑狼疮；如发现全身水肿，应注意肾功能检查。要牢记腹泻并不都是消化系统疾病引起，发现腹部外有意义的特殊体征往往对我们做出正确诊断起到决定性作用。

【知识拓展】

1. Graves 病　即毒性弥漫性甲状腺肿，是自身免疫病。有人认为和遗传及免疫系统，或者与精神受刺激等有关系。主要表现为烦躁易怒、急躁不安及水肿。两手平伸的时候，有细微的颤动，出汗多，食量明显增大、体重下降，心律失常、心率加快等表现。

2. Graves 病引起腹泻的机制　在甲状腺功能亢进时由于基础代谢率增加，消耗营养物质增加，患者易出现饥饿、食欲增强情况，主动摄食量增加，肠道蠕动加快，其肠道排空时间仅为正常人的 40%，食物不能完全消化，易对肠道产生刺激，进一步加快蠕动，引起腹泻。其次，甲亢患者由于总摄食增加，脂肪摄入量亦较一般成人增加，但因肠道蠕动加快，胰腺分泌的脂肪酶与食物中脂肪类物质混合作用时间减少，不能发挥酶的分解作用，影响脂肪的消化吸收，导致脂肪泻的发生。此

笔记

外，肠道基础电节律增加，肠道分泌的黏液等增加，肥大细胞分泌的炎症介质增加，导致局部炎症样反应，均促进了腹泻的发生。尚有少数患者因合并有结肠炎性病变，大便可混有黏液、脓血，如甲亢控制后仍有腹泻，则应考虑该情况存在，必要时通过查肠镜明确诊断。

3. 甲亢的特征性眼征 主要分非浸润性突眼和浸润性突眼两种眼征。非浸润性突眼变化主要在眼的外部，球后组织一般变化不大，是因为甲亢时交感神经张力升高，导致眼外肌收缩。查体时可出现：① Dalrymple 征，睑裂增宽；② Stellwag 征，眨眼减少；③ Mӧbius 征，双眼球内聚不能；④ Von.Graefe 征，下视时，上睑不能跟随向下移动；⑤ Joffroy 征，上视时，不能出现上额纹。浸润性突眼一般突眼度大于 18 mm，两侧可不对称，严重时眼睛不能闭合，由于结膜长期暴露于空气中，可出现结膜充血水肿、眼炎、角膜溃疡。当出现单侧突眼时尚需警惕球后肿瘤及炎症性占位的可能，可进一步查球后 B 超、CT、MRI 等以明确诊断。

（柴栖晨　王　静）

● 思考题 ●

1. 简述甲亢患者出现腹泻的原因。

2. 腹泻的预警信号有哪些？

3. 腹泻的病因有哪些？相关疾病如何鉴别？

笔记

案例 ❻

腹　胀

　　患者，邱先生，49 岁，已婚，厨师。因"反复腹胀 3 年余，加重 2 个月"前来就诊。

　　患者 3 年来反复出现腹胀，脐周及中上腹明显，午餐后至睡前持续发生，伴有早饱、嗳气、肛门排气较多，无明显胸闷、胸痛、心悸，无恶心、呕吐，无反酸、胃灼热，无腹痛，无肩背部不适。小便正常，大便每日 2~3 次，黄色，多半成形，无黑便、便血，无里急后重。曾在当地医院消化内科就诊，诊断为"慢性胃炎，消化不良"，给予口服质子泵抑制剂（PPI）、消化酶制剂及胃肠促动力剂治疗，初始有效，但停药后症状反复。近 2 个月患者自觉腹胀较前加重，影响工作及睡眠，并出现头晕不适，前来就诊。患者无外伤和手术史，无重大脏器疾病史，无传染病、家族性肿瘤病史和遗传病史。否认高血压、冠心病、糖尿病等病史，有烟酒嗜好，吸烟史 30 余年，每日 30 支，饮酒史 30 余年，每日饮白酒约 250 g。

　　自患病以来，精神尚可，胃纳一般，小便无特殊，大便如上述，患者近 2 个月来睡眠质量较差，难以入眠，有早醒且醒后难以再次入眠，体重无明显改变。

　　查体：T 36.8 ℃，P 80 次 / 分，BP 125/70 mmHg，R 20 次 / 分，HR 80 次 / 分，律齐，双肺未闻及干、湿啰音。腹平软，全腹无压痛，肝脾未触及肿大，未触及腹部包块，移动性浊音阴性，双肾区无叩击痛，双下肢无水肿。

请思考以下问题：

一、腹胀的病因有哪些？

二、如何构建整体性临床思维？

三、最可能的诊断是什么？需要完善哪些辅助检查？

四、诊断和诊断依据是什么？

五、转诊指征有哪些？

六、治疗方案是什么？

七、对该患者如何管理？

八、该案例给我们的启示是什么？

笔记

一、腹胀的病因有哪些？

腹胀是一个常见的临床症状，是指患者主观上感觉腹部的一部分或全腹部胀满，也可以是一种客观检查所见，查体发现腹部一部分或全腹部膨隆。腹胀的病因或相关因素见表 2-6-1。

表 2-6-1　腹胀的病因或相关因素

病因		疾病或相关因素
腹腔内容物增加	胃肠胀气	消化不良、糖类吸收不良、肠道菌群失调等
	胃肠腔内内容物淤滞	急性胃扩张、消化性溃疡、幽门梗阻、肠梗阻、肠麻痹、顽固性便秘等
	内脏组织液增多	心力衰竭、腹腔内脏静脉血栓形成
	腹腔内新生物 / 肿物	卵巢囊肿、肾肿瘤、胰腺癌、胰腺假性囊肿、肝癌、胃肠道肿瘤、肠系膜囊肿、肾盂积水、巨脾等
	妊娠子宫	妊娠状态
	腹内游离内含物（腹水）	肝源性腹水（肝硬化门静脉高压、肝癌、酒精性肝炎、急性肝衰竭、门静脉血栓形成、巴德 – 基亚里综合征），心源性腹水（右心衰竭、缩窄性心包炎等），结核性腹膜炎、胰源性腹水、胆源性腹水、腹腔恶性肿瘤、肾病综合征等
腹腔排空障碍	胃肠动力障碍	胃轻瘫、慢性假性肠梗阻、慢性便秘、急性肠梗阻、消化不良、肠易激综合征等
主观感觉异常	认知障碍、腹壁感觉异常、内脏高敏感、精神心理因素	躯体形式障碍、焦虑、抑郁、心因性吞气症等

二、如何构建整体性临床思维？

（一）临床 3 问和鉴别思维

腹胀是一个常见的临床症状，严重程度不同，女性较男性多见。昼夜节律的变更是腹胀的共同特征，大多数患者的腹胀感在日常活动期间进行性发展，而在夜间休息后减轻或消失。腹胀可以是生理性的，如晚期妊娠，也可以是病理性的，如腹水、胃肠道胀气、腹腔内肿物等。消化系统功能性或器质性疾病，如吞气症、糖类吸收不良、便秘、腹泻、肠易激综合征、消化不良、腹腔肿瘤等，以及其他非消化系统疾病均可引发腹胀症状。腹胀的发生和多种因素相关，除了临床疾病以外，还和社会、经济、精神心理等多方面因素相关。下面我们用临床安全诊断策略——临床 3 问进行分析和鉴别（图 2-6-1，图 2-6-2）。

（二）以人为中心的问诊——RICE 问诊

消化道慢性健康问题经常缺乏临床体征，因此对疾病的诊断常常有赖于特征性的症状。而以症状为基础的疾病诊断，了解问题发生的过程尤为重要，即患者症状

笔记

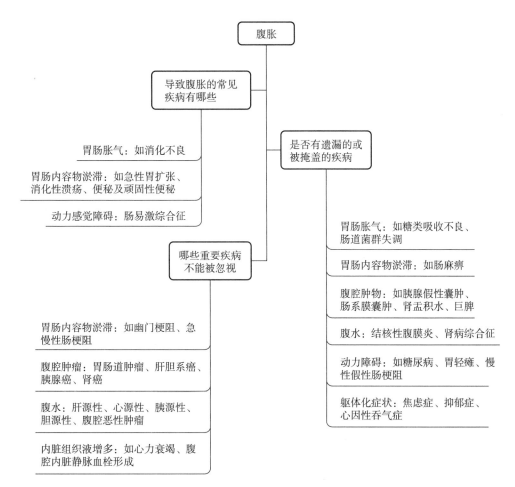

图 2-6-1 腹胀临床 3 问导图

与其他有类似症状疾病之间的关系，包括器质性疾病与功能性疾病。例如，什么时候应该考虑消化性溃疡或消化道肿瘤而不是功能性消化不良。以人为中心的问诊可以很好地帮助全科医生从症状入手，充分了解患者，关注患者的就医背景，用生物－心理－社会医学模式确认现存问题，体现全人照顾。下面我们采用 RICE 问诊，了解患者的就医背景、想法、关注和期望。

R（reason）——患者就诊的原因

全科医生：邱先生，您好！您这次主要是哪里不舒服？（营造轻松舒适的环境，开始"开放式问诊"）

患者：医生，这 3 年总是肚子胀，一吃东西就发胀，好难受，晚上都睡不好觉。

全科医生：每天都会发生吗？什么时间肚子胀明显？一般持续多久？（了解腹胀的规律性）

患者：几乎每天都有，一吃午饭就开始胀，延续到晚上，睡觉前最严重，影响我睡眠。

全科医生：您觉得肚子胀和您吃的食物有关系吗？比如牛奶、肉类？（了解腹

笔记

67

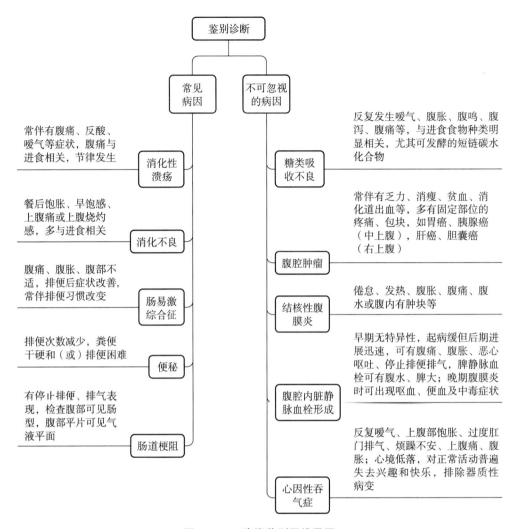

图 2-6-2 腹胀鉴别思维导图

胀与饮食的关系）

患者：感觉没关系。我在餐馆打工，晚上客人走了，肉菜挺多的，会喝点儿酒，从不喝牛奶。

全科医生：喝什么酒？多少量？平时吸烟吗？

患者：半斤多白酒吧，吸烟 30 多年了，一天约 1 包半。

全科医生：有没有肚子痛、反酸烧心、打嗝嗳气?（了解伴随症状，鉴别食管炎、胃炎、肠炎等）

患者：打嗝有的，肚子不痛，没有反酸烧心。

全科医生：有没有发冷发热、睡觉爱出汗?（了解伴随症状，适当使用"封闭式提问"，鉴别感染性疾病、肿瘤等）

患者：没有发冷发热，睡觉不会出汗，倒是白天经常活动，活动就会出挺多汗，觉得自己身体很虚。

全科医生：您大便一天 1 次还是几天 1 次？形状和颜色是什么样的?（鉴别

笔记

腹泻、便秘、吸收不良、消化道出血）

患者：大便每天 2 ~ 3 次，颜色是黄色的，有时候不太成形，糊糊的。

全科医生：除了肚子胀，还有其他不舒服吗？（开放式询问其他伴随症状）

患者：最近感觉头晕晕的，总觉得累，一干活就会出虚汗。

全科医生：头痛吗？看东西会转吗？有没有耳鸣？（鉴别中枢神经系统病变或耳源性眩晕）

患者：没有。就是感觉昏沉沉的，提不起精神来。

全科医生：最近睡眠怎么样？夜里肚子胀吗？（了解夜间症状变化及睡眠质量）

患者：以前睡眠还可以，最近 2 个月要差很多，肚子胀，睡不着，有时候凌晨四五点钟会醒，醒了就睡不着了。睡着了就感觉不到肚子胀了，早上起来肚子不觉得胀。

全科医生：最近 3 年来，体重有没有变化？（了解伴随的症状）

患者：没有变化。

I（idea）——患者对自己健康问题的看法

全科医生：您的生活习惯不利于健康，烟酒过多会影响身体的很多方面，比如心肺功能、血管功能等，如果可以，尽可能戒烟限酒。有时间适当运动一下，健健身。（适时对患者的不良生活习惯做指导）

患者：我也知道这样不好，可是平时工作之余没什么事，朋友在一起少不了烟酒。您说得对，以后我会尽量减少吸烟喝酒的量。

全科医生：邱先生，您觉得是什么原因引起的腹胀呢？（了解患者对自身问题的看法）

患者：可能胃肠道得了什么严重的疾病。

C（concern）——患者的担心

全科医生：您认为得了什么严重疾病？

患者：我担心得胃癌！去年在老家医院找医生看过，当时做了胃镜，还抽了血（患者递上检验报告），说我得了胃炎、消化不良，给我配了奥美拉唑和吗丁啉，可吃了 2 个月的药，没效果。上个月我不但肚子胀，还头昏得厉害，就去医院想再做个胃镜，但医生不给我做，却让我做了腹部 CT 和脑 CT，说我胃肠没得什么病，所以我就到您这里来了。您一定帮我好好看看，是不是有什么病没有查出来？

全科医生：我看得出来，您有担忧？

患者：是的，我一家老小都在老家，全靠我在外打工赚钱养家。平时我不在家，无法照顾家里老小，全靠老婆一个人，很辛苦。我上个月回家一趟，儿子高中毕业了，考不上大学，没事情做，想让他出去打工，可是他又没什么技术，我都愁死了。

全科医生：您曾经有过自杀的想法吗？（鉴别抑郁症）

患者：怎么会，我要是死了，一家人就没法生活了。

E（expectation）——患者的期望

全科医生：我对您的病情基本了解了，希望我怎样帮助您？

患者：医生，您一定给我好好看看，查查我有没有得癌，要不要再做个胃肠镜什么的，我就想着能早一点好起来，肚子这样胀得难受，都快没法上班了。

全科医生：（仔细阅读患者的各项检验检查结论）邱先生，请躺到检查床上，我给您做个查体。

查体注意事项：观察患者腹部是否有膨隆，是否有腹壁静脉曲张；腹部触诊腹肌紧张度，是否有肿块、压痛、反跳痛，注意肝脾触诊；叩诊是否有移动性浊音；听诊肠鸣音活跃度。

查体结果：未见明显阳性体征。

三、最可能的诊断是什么？需要完善哪些辅助检查？

1. 最可能的诊断：功能性腹胀？

2. 已做的辅助检查：血常规、大便常规加隐血、肝肾功能及血清电解质、肿瘤标志物、胃镜、肠镜、腹部 CT。

结果：血常规、大便常规加隐血、肝肾功能及血清电解质、肿瘤标志物均处于正常范围；腹部 CT 未见明显异常；胃镜提示：慢性非萎缩性胃炎，幽门螺杆菌（HP）（　），肠镜未见明显异常。

全科医生：邱先生，您这么长时间腹胀确实非常痛苦，我刚给您做了查体，也看了您以前的检查检验报告，血液常规、生化指标和肿瘤标志物都在正常范围，大便化验正常；胃镜做了还不到 1 年，当时提示是慢性胃炎，肠镜检查大致正常；1 个月前的腹部 CT 也没发现异常的现象，目前没有胃肠道肿瘤的证据。我认为您的腹胀和您的生活习惯、生活压力等有关，比如您每天吸烟较多，会导致吞咽的气体增多，喝酒、吃油腻的食物不好消化，会导致消化吸收不良，这些因素都会导致腹胀。另外，生活压力大，心情不好也会加重腹胀的感觉。我建议您生活上戒烟限酒，低脂饮食，适当运动，尽量舒缓压力。今天我先给您配些药物调节胃肠神经的敏感性并改善您的睡眠，用药治疗 2 周看疗效，如果还是没有好转，我会再帮您安排进一步检查，您看怎么样？

患者：老家的医生也说我胃肠没什么病，可我总是担心，听您这么说，好像也有些道理，那我听您的，先这样试试看。

全科医生：您接下来 2 周里要注意饮食规律，尽可能戒烟，少喝酒，不吃生冷、油腻食物，适当多饮水，保持大便通畅，并按时吃药。如果出现恶心、呕吐、黑便、晕厥、胸闷、胸痛等，要及时就诊，这是我的电话，您可以随时和我联系咨询。

患者：好的，谢谢医生。

全科医生给患者开具药物处方：氟哌噻吨美利曲辛片口服，每次 1 片，每日 2 次（早晨、中午）。

2 周后患者复诊，自觉腹胀症状显著改善，睡眠质量明显提高，精神状态较以前好转。嘱患者继续口服药物，2周后复诊。

四、诊断和诊断依据是什么？

1. 诊断：（1）功能性腹胀（functional abdominal bloating，FAB）。

（2）慢性非萎缩性胃炎（chronic non-atrophic gastritis）。

（3）睡眠障碍（sleep disorder）。

2. 诊断依据：①患者中年男性，反复腹胀3年，加重2个月；②慢性病程，2个月来病情加重，有诱发因素（经济压力大，儿子高考失利，待就业未果），并出现睡眠障碍、头晕等症状；③质子泵抑制剂及胃肠促动力剂疗效不佳；④查体及辅助检查结果无明确的器质性疾病依据（胃镜虽提示非萎缩性胃炎，但无法解释患者腹胀等情况）；⑤不符合肠易激综合征、功能性便秘、功能性腹泻及功能性消化不良的诊断标准。

五、转诊指征有哪些？

1. 在问诊过程中，发现"红旗征"，如贫血、难以解释的体重减轻。

2. 患者进行初步经验性治疗后，腹胀不能缓解，需要进一步做检查（如CT、MRI、胃肠镜、消化道造影等）。

3. 出现消化系统并发症，如出血、梗阻、穿孔、癌变可能者。

4. 患者出现心理、情绪方面较大变化，甚至出现自杀、自伤等倾向时。

患者转上级医院时，全科医生应向专科医生交代患者诊治经过及其个人家庭社会背景资料，便于专科医生更好地开展诊疗。专科诊疗结束来复诊，全科医生应及时了解患者诊疗经过、后续的治疗方案（主要用药）、目前的病情、主要体征及各项主要指标的情况等，以实现连续性医疗服务。

六、治疗方案是什么？

1. 给予患者适当的教育和安慰，帮助患者认识自己的疾病、提高战胜疾病的信心。

2. 调节饮食与生活方式。不易吸收的、高度酵解的食物常与肠道气体的增多和腹胀有关，低可发酵的短链碳水化合物饮食可缓解部分腹胀患者的症状。另外，戒烟、不嚼口香糖、避免过度吞入空气及适度的体育运动均有益于腹胀症状的改善。

3. 药物治疗：对于功能性腹胀的患者，临床上常用的治疗药物主要有以下几种。

（1）消化酶：消化酶制剂可促进食物成分的消化吸收，减少气体产生，从而改善进食相关的腹胀症状。临床上常用的有得每通、复方消化酶胶囊及康彼申等。

（2）减少气体的药物：二甲硅油是一种消泡剂，可促进厚泡沫层破裂和液体流动，能改善频发和严重的胀气和腹部膨胀。

（3）解痉剂：餐前服用解痉剂薄荷油，可以明显减轻腹胀和腹部膨胀。

（4）促动力剂：促胃肠动力药可缓解继发于胃肠动力障碍的腹胀症状，临床常用的有甲氧氯普胺片、多潘立酮、莫沙必利、西尼必利等。

（5）益生菌：研究发现益生菌可总体改善功能性腹胀、腹部膨胀患者的腹胀症状，减小客观测量的腹围。在选择益生菌的最佳菌种、剂量、服药频次和疗程方面，尚无明确的准则。

（6）抗生素：小肠细菌过度生长（small intestinal bacterial overgrowth，SIBO）可使用抗生素进行治疗，非吸收性的、不进入体循环的抗生素，如利福昔明，可改善患者的总体症状与腹胀评分。

（7）抗抑郁药：抗抑郁药联合行为认知治疗可改善中－重度功能性肠病患者的腹胀症状和腹部膨胀。常用的有三环类抗抑郁药，如阿米替林，或5-羟色胺再摄取抑制剂（SSRI），如帕罗西汀等。宜从小剂量开始，注意不良反应。此类药物起效慢，应耐心解释，提高患者依从性，以免患者对药物产生怀疑而影响效果。

回顾病史，患者曾使用过消化酶、促动力剂等多种药物，疗效不佳。结合患者明显的睡眠障碍及焦虑表现，给予该患者抗抑郁药"黛力新"治疗。

4. 其他治疗：行为治疗、认知治疗及心理干预等有益于缓解患者症状并提高患者生活质量。

七、对该患者如何管理？

1. 指导其改善生活方式：超重者需减轻体重，戒烟酒，避免高脂饮食，减少咖啡、茶、巧克力、碳酸饮料、辛辣食物的食用量或停止食用，避免过度疲劳，尽量避免服用非甾体类药物。生活要有规律，保证充足的睡眠，学会调整心态、释放压力，保持情绪平稳。

2. 嘱患者用药后每2周门诊复诊。如果出现腹胀、腹泻加重，或出现黑便等症状，应立即就医。2周后患者复诊，自觉腹胀症状显著改善，睡眠质量明显提高，精神状态较前好转。嘱患者继续口服药物，2周后复诊。

八、该案例给我们的启示是什么？

腹胀是一种复杂的临床表现，源于多种不同的病理生理过程，但最终都表现为相同的症状。全科医生在接诊慢性腹胀患者时，要有发散性思维，广泛寻找腹胀的原因，采集病史时警惕"红旗征"，鉴别、排除器质性病因。同时要关注患者症状的发展演化，探寻病情加重的诱因，对于长病程的患者，尤其注意患者的精神心理状态。本例患者常年离家在外打工，除了经济上的支持，对家人少有直接的照顾，责任的缺位引发患者内疚感，潜在地认为是自己的原因导致儿子不争气，越来越重的生活压力引发患者躯体症状加重。全科医生通过RICE问诊，引出患者腹胀的诱因及某些不良的生活习惯对症状的影响。综合病史，排除器质性疾病后，向患者解释引发症状的原因，获得患者的认同，通过建立良好的医患关系，帮助患者正确认识自己的疾病，消除患者顾虑，调整药物，指导改善生活方式，最终取得满意效果。

笔记

【知识拓展】

1. 功能性腹胀 / 腹部膨胀（functional abdominal bloating/distension，FAB/D）的概念　《功能性胃肠病：脑 – 肠互动异常》（罗马Ⅳ标准）中将功能性腹胀 / 腹部膨胀定义为反复发作的腹部胀满感、压迫感或者气体堵胀感（功能性腹胀）和（或）可观测到的（客观的）腹围增大（功能性腹部膨胀）。诊断功能性腹胀 / 腹部膨胀应不符合其他功能性肠病诊断的标准，尽管本病患者可能与其他功能性肠病共存，但较少发生排便习惯异常（便秘或者腹泻），偶有轻度的腹痛（通常是在腹部膨胀最为严重时发生），但是后面这些症状在频率和程度上均较主要症状轻。诊断本病要求症状出现至少 6 个月，近 3 个月内有主要症状（腹胀或腹部膨胀）。

2. FAB/D 的诊断标准　必须包括下列 2 项。

（1）反复出现的腹胀和（或）腹部膨胀，平均至少每周 1 日；腹胀和（或）腹部膨胀较其他症状突出。

（2）不符合肠易激综合征、功能性便秘、功能性腹泻或者餐后不适综合征的诊断标准，且诊断前症状出现至少 6 个月，近 3 个月符合诊断标准。腹胀可伴有轻度腹痛及轻微的排便异常。FAB/D 的诊断基于以下 3 个方面：临床病史，体格检查，尽量少的 / 有限的诊断性检查。

3. 腹胀的病理生理机制　目前仍未得到很好的阐释，原因是：①腹胀在不同的功能性胃肠病中潜在的病理生理过程有所不同；②即使是在相同的功能性胃肠病（FGID）同一亚型，不同患者之间与腹胀病因相应的病理生理机制也不尽相同；③腹胀是一种复杂的表现，其代表多种不同的病理生理过程但最终都表现为相同的症状。引起功能性腹胀的可能病理生理机制包括内脏高敏感、肠道气体传输异常、经肛门排气减少、食物在结肠内酵解产生不同产物、SIBO、腹部 – 膈肌反射异常、肠道微生态异常。

4. 可发酵的短链碳水化合物（fermentable oligo-，di-，mono-saccharides and polyols，FODMAPs）　主要包括发酵低聚糖（短链果糖 – 果聚糖）、双糖（乳糖）、单糖（果糖、半乳糖）和多元醇（山梨醇、木糖醇）。这类食物在小肠内不易被吸收，其中具有渗透活性的小分子物质可以引起水的分泌，加快传输，为结肠的细菌提供更多的水分和快速发酵的底物，继而产生气体和短链脂肪酸，随之肠腔扩张刺激结肠收缩，在高敏感性的个体会引发腹胀、腹痛和排便频率增加。FODMAPs 进入机体后还可导致细菌移位及肠道菌群失衡，最后导致过度免疫应答并引起一系列炎症反应，予以规避后可减少症状发作。另外，国外有多项随机临床研究发现，低FODMAPs 饮食可以有效控制肠易激综合征（irritable bowel syndrome，IBS）的腹痛症状，改善生活质量。

（丛衍群　王　静）

思考题

1. 简述可能引起腹胀的病理生理机制。
2. 如何指导功能性腹胀的患者调节饮食与生活方式?
3. 腹胀的病因有哪些? 相关疾病如何鉴别?

笔记

案例 ❼

腹 痛

【案例简介】

患者，陈女士，50岁，已婚，退休。因"反复腹痛1年半，加重1个月"前来就诊。

患者1年半前出现腹痛，部位不定，程度轻，阵发性，自觉与进食无关，一般持续0.5~2h，可自行缓解，1周发生3~4次。不伴腹泻、无黑便，无恶心、呕吐，无反酸、嗳气，无胸闷、胸痛，无心悸、气促。曾两次入住当地医院消化内科，诊断为"肠易激综合征"，但治疗效果欠佳。近1个月大便较干，故服"乳果糖液"治疗，但服药后腹痛加重，小便无特殊，体重无明显改变。末次月经是在半个月前，量和颜色正常，干净1周，无痛经。无外伤和手术史，无重大脏器疾病史，无传染病、家族性肿瘤史和遗传病史。否认高血压、冠心病、糖尿病等病史，无烟酒嗜好。

自发病以来，患者精神尚可，胃纳一般，大小便无特殊，睡眠可，体重无明显改变。

查体：T 36.8℃，P 80次/分，BP 120/70 mmHg，R 20次/分，HR 80次/分，律齐，双肺未闻及干、湿啰音，腹平软，无明显压痛，肝脾未触及肿大，未触及包块。双肾区无叩击痛，双下肢不肿。

请思考以下问题：

一、慢性腹痛的病因有哪些？

二、如何构建整体性临床思维？

三、最可能的诊断是什么？需要完善哪些辅助检查？

四、诊断和诊断依据是什么？

五、转诊指征有哪些？

六、治疗方案是什么？

七、对该患者如何管理？

八、该案例给我们的启示是什么？

笔记

一、慢性腹痛的病因有哪些?

腹痛（abdominal pain）一般按病程长短，以6个月为界，分为急性腹痛和慢性腹痛。慢性腹痛的病因或相关因素见表2-7-1。

表2-7-1 慢性腹痛的病因和相关因素

病因	疾病或相关因素
慢性炎症	慢性胃炎、十二指肠炎、慢性胆囊炎、胰腺炎、溃疡性结肠炎、克罗恩病等
脏器运动障碍或梗阻	慢性肠梗阻、肠扭转
脏器肿大牵拉包膜	各种原因造成脏器肿大，如心力衰竭造成肝淤血肿大、肝炎、肝脓肿、癌肿增大等
肿瘤	腹腔各脏器肿瘤
中毒或代谢产物堆积	铅中毒、肾衰竭
心理疾患及功能性疾患	躯体形式障碍、焦虑、抑郁、肠易激综合征、中枢介导的腹痛综合征、功能性消化不良

二、如何构建整体性临床思维?

（一）临床3问和鉴别思维

腹痛是由于腹腔内组织或脏器受到强烈刺激后引起的一种表现在腹部的主观不适感觉。临床上除了腹腔的脏器病变会引起腹痛外，胸腔脏器及全身疾患均可能引起腹痛。对于急性腹痛，特别是病程在1周之内的，应重视"红旗征"的识别；1周到6个月之间的亚急性腹痛和6个月以上慢性腹痛，应注意不能忽视的原因及隐藏的疾病。在排除器质性病变后，还应考虑功能性疾患，如功能性消化不良、肠易激综合征等。下面我们用临床安全诊断策略——临床3问进行分析和鉴别（图2-7-1，图2-7-2）。

（二）以人为中心的问诊——RICE问诊

对于疾病的诊断，患者提供的信息是最为重要的，其次是体格检查，再次是做相应的辅助检查。临床上有一句古老的名言：听患者说，患者会告诉你诊断。全科医生接诊不明原因腹痛患者时，耐心倾听患者的诉说，也许能帮助发现患者腹痛的深层次原因。该患者腹痛1年半，加重1个月，大便较干，查体发现腹胀，是什么原因导致患者腹痛不能缓解？是"功能性疾患"还是"器质性疾病"？患者是不是还有话没有说呢？通过RICE问诊就会得知。

R（reason）——患者就诊的原因

全科医生：您好！我想对您的病史再核实一下，能具体描述一下您的感受吗？（亲切地称呼，营造轻松舒适的环境，开始"开放式问诊"）

患者：医生，我腹痛已经有1年半了，隐隐地胀痛，位置不太固定，几乎每天

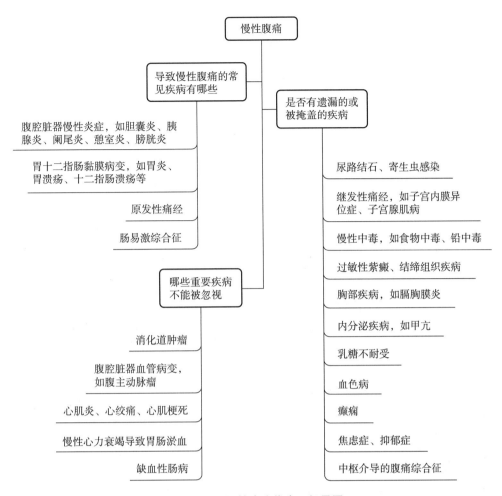

图 2-7-1　慢性腹痛临床 3 问导图

都会痛。

全科医生：疼痛严重吗？比如 0 分无痛，10 分最痛，你的腹痛大概有几分？（NRS 数字评分法，了解患者疼痛严重程度）

患者：1~2 分。

全科医生：除了腹痛，还有什么不舒服吗？比如有发热、反酸、嗳气、腹泻、体重下降吗？（了解伴随症状，适当使用"封闭式提问"，与全身感染性疾病、胃炎、肠炎、肿瘤等鉴别）

患者：没有。

全科医生：您大便怎么样？有没有发黑？（鉴别消化道出血）

患者：最近 1 个月大便较干，现在服用"乳果糖液"通大便，但腹痛次数比之前更多了。大便颜色是黄的。

全科医生：腹痛与吃饭、排便有关系吗？（了解腹痛的规律性）

患者：感觉没什么关系。

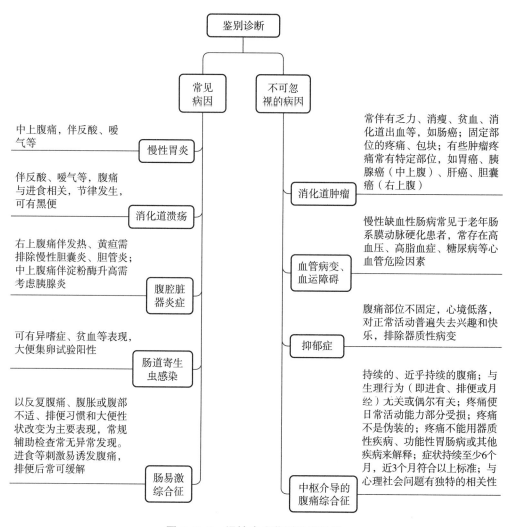

图 2-7-2　慢性腹痛鉴别思维导图

I（idea）——**患者对自己健康问题的看法**

全科医生：您觉得是什么原因引起的腹痛呢？（了解患者对自身问题的看法）

患者：老是腹痛，会不会长了肿瘤？

全科医生：您认为得肿瘤的依据是什么？

患者：我邻居去年因为"结肠癌"去世了，现在我老是腹痛，会不会也长了肿瘤？

全科医生：您的想法有自己的道理，但您做过腹部 CT 和胃肠镜，并没有发现异常。（移情、安慰表达）

C（concern）——**患者的担心**

患者：CT 真的什么都能看到吗？

全科医生：我看得出来，您有担忧？

患者：怎么说呢？我还想问一下，金属的东西会不会致癌？

全科医生：我很好奇，您怎么会有这样的想法？

笔记

患者：1年半前，我修眼镜时，将镜脚上那颗很小很小的金属螺丝含在嘴里，一不小心咽了下去，吓得我不知道怎么办。自从吞下这颗小螺丝后，我就一直感觉腹痛。（患者流露出不好意思的表情）

全科医生：原来是这样。您做过腹部CT的，如果还没有排出体外，金属的东西会发现的。胃肠镜也能看清楚肠子里的问题。

患者：是吗？如果那颗小螺丝真的排出了，我也放心了。

全科医生：我可以问你几个比较隐私的问题吗？

患者：可以。

全科医生：您睡眠怎样？（了解患者生活方式）

患者：以前睡眠好，自从得了腹痛，睡眠质量比较差，常常会凌晨4、5点左右就醒了。

全科医生：您跟家人的关系如何？（了解家庭生活背景）

患者：以前挺好的，最近这几年不太好。我老公是个民间黄梅戏班子里面拉二胡的，我是"旦角"，以前我和他经常一起排练、演出，我唱戏，他拉琴，挺开心的。1年前，戏班子里来了一个年轻的女孩子，现在排练都不叫我。我觉得他变了，儿子还在读大学没工作呢。唉！现在经常和我吵架，我肚子痛了，会来管我一下，我稍微好一点，人又没影了，完全把家当旅馆。医生，您知道吗？我和他青梅竹马，风风雨雨过了那么多年，之前他非常关心我体贴我的，现在却变了。我非常担心自己得"肠癌"，要是我得了重病，谁来管这个家？（患者的眼泪在眼眶里转）

全科医生：我非常理解您，别难过，总会找到解决问题的方法的。您老公知道您的想法吗？（医生递上纸巾）

患者：他总是说我疑神疑鬼的，不搭理我。

全科医生：您曾经有过自杀的想法吗？（鉴别抑郁症）

患者：没有。

E（expectation）——患者的期望

全科医生：我对您的病情基本了解了，希望我怎样帮助您？

患者：医生，老是待在家里实在太没意思。我就想着腹痛能早一点好起来，这样也可以出去唱唱黄梅戏。

全科医生：您这么长时间腹痛确实非常痛苦，我会帮您调整治疗方案，我相信您一定会好起来的！（肯定患者感受、移情、鼓励患者）

患者：如果能治好，真是太好了！我平时要注意什么吗？

全科医生：腹痛的诱因很多，您要注意饮食规律，不吃生冷食物，适当多饮水，保持大便通畅，如果出现突然疼痛加重，恶心、呕吐、黑便、头晕、晕厥、胸闷等，及时就诊，这是我的电话，您可以随时和我联系咨询。另外，为了更好地了解您目前的状态，我们想让您做一下焦虑、抑郁自评量表，您愿意吗？（健康宣教，建立联系）

患者：好，谢谢！（签署书面同意书）

结果：患者焦虑自评量表（self-rating anxiety scale，SAS）：标准分48分（50～59

笔记

分为轻度焦虑，60～69 分为中度焦虑，70 分以上为重度焦虑），抑郁自评量表（self-rating depression scale，SDS）：标准分 49 分（53～62 为轻度抑郁，63～72 为中度抑郁，72 分以上为重度抑郁）。

三、最可能的诊断是什么？需要完善哪些辅助检查？

1. 最可能的诊断：中枢介导的腹痛综合征。

2. 辅助检查：生化全套、肿瘤标志物、大便隐血、心脏彩超、冠状动脉 CTA、心电图、肠系膜动脉 CTA、阴道 B 超、胃镜、肠镜。

结果：生化全套、肿瘤标志物均处于正常范围；大便隐血阴性；心脏彩超、冠状动脉 CTA、心电图未发现心脏结构、功能、供血方面异常；肠系膜动脉 CTA 提示：右肾小囊肿；阴道 B 超：子宫及附件正常，盆腔无积液；胃镜提示：慢性非萎缩性胃炎，HP（–），肠镜未见明显异常。

四、诊断和诊断依据是什么？

1. 诊断：（1）中枢介导的腹痛综合征（centrally mediated abdominal pain syndrome，CAPS）。

（2）慢性非萎缩性胃炎（chronic non-atrophic gastritis）。

（3）右肾囊肿（right rcnal cyst）。

2. 诊断依据：患者以腹痛为主，伴失眠等症状；反复检查，没有找到明确的器质性疾病依据（胃镜虽提示非萎缩性胃炎，但无法解释患者腹痛部位不定等情况）；症状持续 1 年余，按"肠易激综合征"治疗，疗效不佳；反复就诊，有诱发因素（误吞金属异物、丈夫外出），有目的性（丈夫关心）等特点；腹痛与进食或排便无关，符合中枢介导的腹痛综合征的诊断标准。经过量表自评，基本可以排除抑郁症、焦虑症等疾病。肠系膜动脉 CTA 提示：右肾小囊肿。

五、转诊指征有哪些？

1. 在问诊过程中，发现"红旗征"。

2. 无"红旗征"的患者进行初步经验性治疗后，腹痛不能缓解，需要进一步做检查（如 CT、MRI、胃肠镜、造影、核素扫描等）。

3. 查体时发现患者面色苍白、大汗淋漓、口唇发绀、生命体征不平稳、腹部可见蠕动波或肠型；有心律失常，肺部广泛啰音、哮鸣音，腹部有金属音、血管杂音；有移动性浊音、双肾区叩击痛；腹部有明显压痛、反跳痛、肿块等情况；肛指或妇科检查发现异常情况。

4. 在辅助检查中发现中重度贫血（或明显较前降低）、炎症指标升高、淀粉酶异常、心肌酶谱异常、D- 二聚体升高、血尿、膈下游离气体、结石影像、异常心电图、B 超发现脏器异常占位及腹腔积血、积液等情况。

5. 病情复杂，考虑为器质性病变时。

6. 慢性腹痛需要进一步评估（如心理评估、老年综合评估等）。

7. 患者出现心理、情绪方面较大变化，甚至出现自杀、自伤等倾向时。

患者转上级医院时，全科医生应向专科医生交代患者诊治经过及其个人家庭社会背景资料，便于专科医生更好地开展诊疗。专科诊疗结束来复诊，全科医生应及时了解患者的诊疗经过、后续的治疗方案（主要用药）、目前的病情、主要体征及各项主要指标的情况等，以实现连续性医疗服务。

六、治疗方案是什么?

1. 建立良好的医患关系，同时开展心理治疗。

2. 告知"乳果糖液"可能导致腹胀加重，建议停服，改用"双歧杆菌三联活菌胶囊"，随访评估腹痛、腹胀症状变化。

3. 适当运动，改变饮食习惯，适当增加开水、蔬菜纤维素摄入。

4. 必要时行针灸、理疗等治疗方法。

七、对该患者如何管理?

建议患者下次复诊时，请其丈夫陪同前来，并将既往 CT 片、胃肠镜报告等带来。

第 2 次就诊

3 天后患者复诊，全科医生单独与其丈夫进行了沟通，希望其多关心患者，尽量带妻子一同前往剧团，建议排演一些有"母亲"角色的戏段，满足患者的愿望。另一方面，和患者一同仔细阅读并讲解了 CT 片和胃肠镜报告，让患者确信小螺丝已经排出体外，解除了患者的心理顾虑。患者停服"乳果糖"后，腹部胀痛有所好转。

第 3 次就诊

1 个月后患者笑容满面地来见全科医生，表示现在"肚子一点也不痛了，人也比以前轻松多了，又跟丈夫去剧社唱戏了"。

随访半年腹痛未再发生。

八、该案例给我们的启示是什么?

中枢介导的腹痛综合征曾被称为慢性特发性腹痛、功能性腹痛综合征，持续腹痛是其突出表现。本病临床并不少见，诊疗有一定的难度。其发病机制与中枢性疼痛调节障碍密切相关，常合并焦虑、抑郁等心理疾患。全科医生接诊慢性腹痛患者时，要从腹痛的机制入手，用发散性思维，结合病史和体格检查给予针对性评估，避免过度检查。良好的医患关系是成功诊治本病的基础，充分的医患沟通对诊断有重要的提示意义。基于多学科协作的药物治疗、认知行为治疗及心理治疗对本病有效。

全科医学的核心是遵循生物 – 心理 – 社会医学模式，不但要关注腹痛，广泛地寻找腹痛的原因，务必排除"红旗征"，更要关注经受腹痛煎熬的"人"。本案例中的患者担心误吞服的金属小螺丝没有排出体外会致癌，也担心丈夫有外遇会抛弃家

笔记

庭。全科医生通过 RICE 问诊，分析了引起患者腹痛的心理原因及某些药物导致的不良反应。综合病史，排除器质性疾病后，找出了该患者腹痛的病因。

CAPS 患者常有心理因素的影响，对于这一类慢性腹痛患者，全科医生要用平等、尊重的态度，通过认真倾听、理解患者的病痛并分析产生病痛的原因，用"移情"获取患者的信任，通过建立良好的医患关系，引导患者解开心结，帮助患者正确认识自己的疾病，消除患者顾虑。同时，全科医生要善于运用家庭、社会资源，增加患者的支持，提高患者应对各种生活压力事件的能力。当然，对于伴有焦虑、抑郁情况明显的患者，在心理治疗、认知行为治疗、针灸、理疗等方法的基础上，可选用三环类抗抑郁药或选择性 5– 羟色胺去甲肾上腺素再摄取抑制剂进行综合治疗，往往能取得意想不到的效果。

【知识拓展】

以前我们常将经过反复检查未发现器质性病变的腹痛称为功能性腹痛综合征（functional abdominal pain syndrome），随着对其发病机制的深入研究，发现肠 – 脑互动异常是造成这类疾病的核心原因，故《功能性胃肠病》（罗马Ⅳ标准）将"功能性腹痛综合征"的诊断更改为"中枢介导的腹痛综合征（centrally mediated abdominal pain syndrome，CAPS）"。

1. CAPS 是一种持续性的、频发（近乎持续）的腹痛，严重程度足以影响生活和工作，与消化功能是否正常无关，不能用现行的检查手段发现能够解释腹痛的结构和代谢异常。

2. 肠易激综合征（irritable bowel syndrome，IBS） 是一种功能性肠病，以腹痛或腹部不适为主要症状，排便后症状多改善，常伴有排便习惯及大便性状改变，但无器质性病变，常规辅助检查常无异常发现。可表现为腹泻型 IBS、便秘型 IBS、混合型 IBS，大便可混有黏液，一般无脓血，查体亦常无明显异常发现。但对于伴有"红旗征"的患者，不能轻易诊断为"IBS"，应警惕器质性病变，需仔细检查后方能考虑该诊断。肠易激综合征多发生于中青年，女性多见，病程较长，主要通过药物治疗改善，症状易反复但预后一般较好。

3. CAPS 与 IBS 的区别

（1）CAPS 患者的腹痛往往是持续性的，大多与进食、排便无关；而 IBS 更多的是阵发，多与进食、排便有关。

（2）CAPS 的腹痛往往与心理 – 社会因素的关系更密切，心理因素是发病的主要原因；而 IBS 对生理刺激（如进食）表现为高反应性，易诱发腹痛，排便后常可缓解。

（3）"脑肠互动异常"参与了 CAPS 患者腹痛的发病，中枢对肠道信号的处理异常是其发病的主因，主要是中枢敏化；而 IBS 主要是外周敏化，会因肠道内轻微的刺激就引起腹痛的发生。

（4）常用于治疗 IBS 的胃肠动力紊乱药物对 CAPS 患者效果不佳。

4. "红旗征" 包括生命体征不平稳（心律、心率、脉搏、呼吸、血压、血氧饱和度等）、年龄≥40岁、大便隐血阳性、吞咽障碍、中重度贫血、发热、腹部肿块、浆膜腔积液、消瘦、既往肿瘤病史、早发的肿瘤家族史等。日常生理活动包括进食、睡眠、大小便、月经等。常规检查项目包括血尿便常规加大便隐血试验、血生化全套、肿瘤标志物、凝血功能、甲状腺功能、心电图、心脏彩超、腹腔主要脏器 B 超、降钙素原（PCT）等炎症指标，必要时查肠系膜 CTA 等。

（柴栖晨　王　静）

思考题

1. 简述中枢介导的腹痛综合征的特点。
2. 腹痛的转诊指征有哪些？
3. 该案例体现了全科医学哪几项基本原则？
4. 慢性腹痛的病因有哪些？相关疾病如何鉴别？

案例 ❽

呕 吐

📠【案例简介】

患者，王女士，41 岁，离异，设计师。因"反复呕吐 3 年，加重半年"前来就诊。

患者 3 年来反复出现呕吐，每周发作 2~5 次，均发生于餐后尤其是饱餐后，呕吐前无明显恶心，会有上腹胀痛不适，呕吐物为进食食物，非喷射性。无呕血，无头痛、头晕、眩晕、耳鸣、意识障碍，无胸闷、胸痛、心悸，无腹泻、黑便，无畏寒发热。呕吐后腹部胀痛不适等逐渐好转，呕吐症状发作间期无明显不适。曾就诊于消化内科，使用胃肠促动力药和消化酶制剂无明显效果。近半年来，患者自觉大量进食后上腹胀痛不适等症状于呕吐后迅速改善，有时会于饱餐后自行催吐。1 天前再发呕吐时发现呕吐物含少量淡红色血性液体，并伴有胸痛、胃灼热感，故前来就诊。患者无外伤和手术史，无传染病、家族性肿瘤史和遗传病史。否认高血压、冠心病、糖尿病等病史，无烟酒嗜好。

自发病以来，患者精神稍差，食欲缺乏，小便无特殊。患者 10 余年来一直有便秘，大便每周 1~3 次，干硬，排便费时费力，无黑便、便血。平素睡眠质量不佳，难以入眠且有早醒。体重 3 年来略有增加。

查体：T 36.5℃，P 85 次/分，BP 125/80 mmHg，R 18 次/分，HR 85 次/分，律齐，双肺未闻及干、湿啰音，腹平软，全腹无压痛、反跳痛，肝脾未触及肿大，未触及包块。移动性浊音阴性，双肾区无叩击痛，双下肢无水肿。

请思考以下问题：

一、呕吐的病因有哪些？

二、如何构建整体性临床思维？

三、最可能的诊断是什么？需要完善哪些辅助检查？

四、诊断和诊断依据是什么？

五、转诊指征有哪些？

六、治疗方案是什么？

七、对该患者如何管理？

八、该案例给我们的启示是什么？

笔记

一、呕吐的病因有哪些?

呕吐(vomiting)是一个临床常见的症状,是用力将胃或肠内容物经食管从口腔排出体外的半自主过程。呕吐过程是需要中枢神经参与的复杂的反射动作,其过程基本上可分为三个阶段:恶心、干呕、呕吐。呕吐中枢位于延髓,包括两个功能不同的结构,一是神经反射中枢,接受外周传入冲动,直接支配呕吐的动作;二是化学感受器触发带,接受各种外来的化学物质或药物与内生代谢产物的刺激,并由此引发神经冲动,传至呕吐中枢再引起呕吐。引起呕吐的病因或相关因素见表 2-8-1。

表 2-8-1 呕吐的病因或相关因素

	病因	疾病或相关因素
反射性呕吐	咽部受到刺激	吸烟,剧烈咳嗽,鼻咽部炎症或溢脓
	胃十二指肠疾病	急慢性胃肠炎、溃疡,急性胃扩张或幽门梗阻,十二指肠壅滞
	肠道疾病	急性阑尾炎,肠梗阻,急性出血坏死性肠炎,腹型过敏性紫癜
	肝胆胰腺疾病	急性肝炎、肝硬化,急性胆囊炎,胆囊结石,急慢性胰腺炎,胰腺肿瘤
	腹膜及肠系膜疾病	急性腹膜炎,腹膜肿瘤,肠系膜血管病变,肠系膜上动脉综合征
	其他疾病	肾结石,输尿管结石,急性肾盂肾炎,急性盆腔炎,异位妊娠破裂,卵巢囊肿扭转,心肌梗死,心力衰竭,内耳迷路病变(如晕动症、迷路炎、梅尼埃病等),青光眼,屈光不正等
中枢性呕吐	颅内感染	各种脑炎,脑膜炎
	脑血管疾病	脑卒中,高血压脑病,偏头痛,颅内肿瘤
	颅脑损伤	脑挫裂伤,颅内血肿,脑积水
	癫痫	特别是持续状态
	全身性疾病	尿毒症,肝昏迷,糖尿病酮症酸中毒,甲状腺功能亢进症,肾上腺皮质功能不全,低血糖,低钠血症
	妊娠因素	早孕、妊娠剧吐、妊娠期急性脂肪肝
	中毒	乙醇,重金属,一氧化碳,有机磷,鼠药
	药物	抗生素,抗癌药,洋地黄,吗啡等中枢兴奋剂
	精神因素	胃肠神经症、癔症、神经性呕吐、神经性厌食/非典型神经性厌食、神经性贪食/非典型神经性贪食

二、如何构建整体性临床思维?

(一)临床 3 问和鉴别思维

呕吐是一个常见的临床症状,病因较多,严重程度不同。常见的病因中,直接刺激呕吐中枢所致的呕吐常发生在清晨或空腹时,呕吐物为黏液样物质或胃液,如

笔记

妊娠、药物、毒物（包括酒精）或代谢性疾病（糖尿病、尿毒症）引起的呕吐通常是这一类型。餐后近期出现呕吐，如骤起而集体发病，首先应考虑食物中毒。幽门部溃疡也常出现餐后呕吐。精神性呕吐多在餐后即刻发生。餐后较久或积数餐后出现呕吐，多考虑消化性溃疡、胃癌、十二指肠淤滞或肠系膜上动脉压迫引起的幽门梗阻。幽门梗阻的呕吐物可含隔日宿食，有腐臭气味，一般不含胆汁；含多量胆汁，多见于频繁剧烈呕吐、十二指肠乳头以下的梗阻、胃空肠吻合术后；呕吐物含粪便成分，则要考虑小肠低位梗阻和麻痹性肠梗阻。各种急腹症在引起相应部位急性疼痛的同时可伴随恶心、呕吐，急性心肌梗死可引发顽固的恶心、呕吐。呕吐伴有头痛时除考虑颅内疾病外，还应想到偏头痛、青光眼、屈光不正等。颅内病变或颅内高压引发的呕吐多无恶心、干呕等前驱症状，突然发作，多呈喷射状。偏头痛患者多先有视觉改变、嗜睡等，有一侧剧烈头痛，可伴有面色苍白、出冷汗等，呈周期性发作。前庭或小脑疾病及晕动症相关的恶心、呕吐多发于青壮年，可伴有眩晕、耳鸣、耳聋、眼球震颤；椎基底动脉供血不足所致呕吐可伴有眩晕、视力障碍、共济失调、头痛、意识障碍，多发生于老年人。

呕吐的发生和多种因素相关，不同病因所致的呕吐临床特点不同，病史采集时应详细询问症状发生的时间、缓急，呕吐前是否有恶心，呕吐的持续时间、严重程度、与饮食的关系，呕吐的方式，呕吐物的量、性质、气味，相关伴随症状，以往有无肝炎、肾病、糖尿病、心脏病、腹部手术、用药史等，育龄妇女应询问月经史。下面，我们用临床安全诊断策略——临床3问进行分析和鉴别（图2-8-1，图2-8-2）。

（二）以患者为中心的问诊——RICE问诊

消化道慢性疾病经常缺乏临床体征，对这些疾病的诊断常常有赖于特征性症状。以症状为基础的疾病诊断，需要了解患者的临床背景，即患者症状与其他有类似症状疾病之间的关系，包括器质性疾病与功能性疾病。这种临床背景的了解对于全科医生识别和诊断一种疾病或综合征尤其重要。RICE问诊的流程可以很好地帮助全科医生从症状推导到诊断，下面我们采用RICE问诊，了解患者的背景，包括想法、关注和期望。

R（reason）——患者就诊的原因

约3年来反复出现饱餐后呕吐，呕吐有上腹胀痛不适，无恶心、眩晕等其他明显不适，呕吐物为刚进食食物，无呕血，呕吐后腹部胀痛不适好转，每周发作2~5次，呕吐症状发作间期无不适。曾就诊于消化内科，使用胃肠促动力药和消化酶制剂无明显效果。近半年来，会于饱餐后自行催吐。1天前再发呕吐时，发现呕吐物含少量淡红色血性液体，并有胸痛、胃灼热感。

I（idea）——患者对自己健康问题的看法

患者清晰地认识到自己反复呕吐是因为吃得太多，一天的进食量约等于周围朋友的两三倍，几乎每次都要吃到"实在吃不下去了"，而且一天里总会吃很多零食，甚至别人当做正餐的食物，她也会当成零食吃。自己清楚这样爱吃、能吃肯定不正常。进一步交流中发现，患者不但喜欢进食，而且喜欢自己做美食，觉得每天脑海

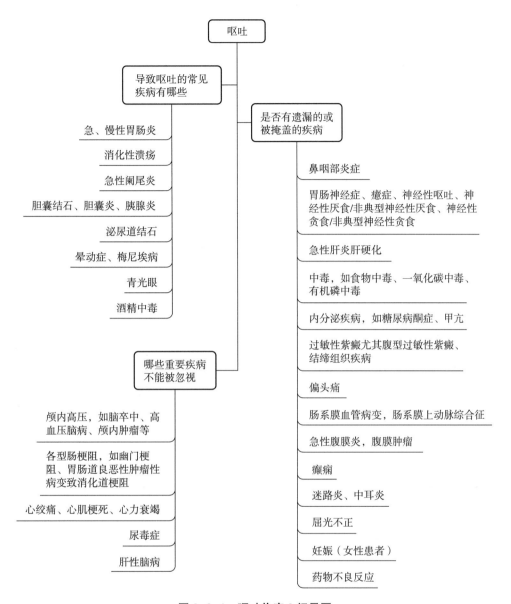

图 2-8-1 呕吐临床 3 问导图

里都会有一个声音在催促其进食，一旦进食根本停不下来，直到自觉饱胀得难受。

患者离异后，儿子送国外读书，大多数时间都是一个人在家做饭吃。患者强调自己从观念上反对浪费，面对一桌子好吃的，就一定要全部吃光。此外，这几年工作压力较大，患者崇尚完美主义，设计图纸经常要反复修改，力争完美，导致经常熬夜赶工，施工时又需要现场指导，而施工人员的问题多数很琐碎，很让她烦躁，并且经常出现愤怒、冲动等表现，这样的繁忙与烦躁经常会持续 1 个月以上，那时候就会更加想吃美食，并觉得"只有吃好的、吃饱了才能让我放松一些，愉快一些"。很多时候患者也会感觉内疚，怕吃过多会长胖，影响外表美观，但又缺乏自控力。除了呕吐能缓解自己的内疚感外，每次吃多了会主动运动，如跑步、健身、跳舞等，以求消耗过多的营养物质，"抵消"饮食过多导致的发胖效应，而使自己

笔记

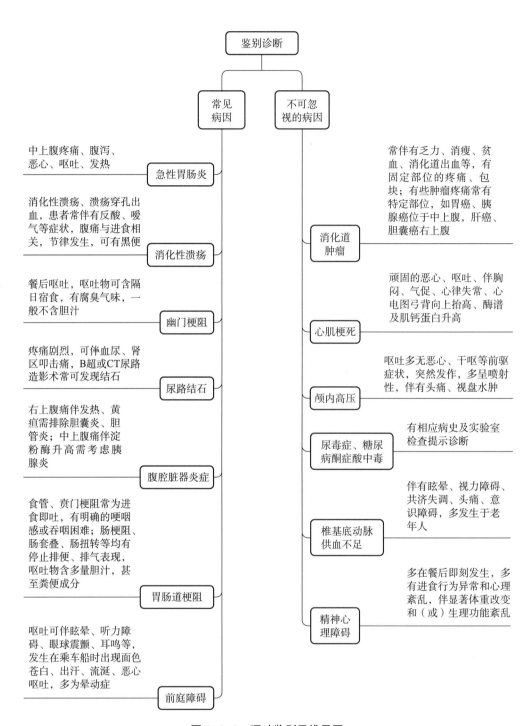

图 2-8-2 呕吐鉴别思维导图

"心安"。

C（concern）——患者的担心

这次呕吐后发现呕出来不仅仅是食物，还有血，以为是食管或胃出血了，是不是得了胃癌啊？

E（expectation）——患者的期望

想让医生看看出血的原因是什么，做个胃镜检查，确认是否得了胃癌？

三、最可能的诊断是什么？需要完善哪些辅助检查？

1. 最可能的诊断：神经性贪食？消化道出血？

2. 辅助检查：查血尿常规、肝肾功能、电解质全套、甲状腺功能、甲状旁腺激素水平、肿瘤标志物、大便隐血、胃镜、心理测评。

结果：患者血尿常规、肝肾功能、电解质全套、肿瘤标志物均在正常范围；大便隐血阴性；甲状腺及甲状旁腺功能化验正常；胃镜提示：贲门黏膜长约 1 cm 线形糜烂，慢性非萎缩性胃炎，食管裂孔疝。心理测评显示：情绪不稳定，贪食。90 项症状自评量表（SCL）提示：重度躯体化，中度强迫状态、人际关系敏感、抑郁、焦虑、敌对、偏执及精神病性，轻度恐怖；艾森克个性测验：精神质 4、内外向 6、神经质 24、掩饰程度 9；抑郁自评量表：71 分；焦虑自评量表：65 分；进食障碍调查量表：279 分；轻躁狂检测清单（HCL）17 分。

四、诊断和诊断依据是什么？

1. 诊断：（1）非典型神经性贪食（bulimia nervosa，BA）。
　　　　　（2）反流性食管炎（reflux esophagitis，RE）。
　　　　　（3）慢性非萎缩性胃炎（chronic non-atrophic gastritis）。
　　　　　（4）食管裂孔疝（hiatal hernia，HH）。

2. 诊断依据：①患者中年女性，反复饱餐后呕吐 3 年。②发作性，发作间期无明显症状。③存在持续进食的先占观念，对食物有种不可抗拒的欲望，常在短时间内吃进大量食物。④试图以呕吐、自行催吐、餐后运动等手段抵消食物的发胖效应。⑤无肥胖的病态恐惧表现。⑥心理测评显示：情绪不稳定，贪食。90 项症状自评量表（SCL）提示：重度躯体化，中度强迫状态、人际关系敏感、抑郁、焦虑、敌对、偏执及精神病性，轻度恐怖；艾森克个性测验：精神质 4、内外向 6、神经质 24、掩饰程度 9；抑郁自评量表：71 分；焦虑自评量表：65 分；进食障碍调查量表：279 分；轻躁狂检测清单（HCL）17 分。人格方面具有完美主义、情感不稳定、冲动控制能力差、内疚等表现。⑦体格检查未见重要异常，胃镜提示贲门黏膜长约 1 cm 线形糜烂，考虑为 1 天前较剧烈呕吐所致；慢性非萎缩性胃炎，食管裂孔疝，在一定程度上加重了患者的病情，解剖学异常使得患者更易于出现呕吐，但非本例患者的主要病因。

五、转诊指征有哪些?

1. 呕吐伴呕血。

2. 任何原因所致的消化道机械性梗阻。

3. 呕吐伴腹部剧烈疼痛。

4. 呕吐伴全身症状。

患者转上级医院时,全科医生应向专科医生交代患者诊治经过及其个人家庭社会背景资料,便于专科医生更好地开展诊疗。专科诊疗结束来复诊,全科医生应及时了解患者诊疗经过、后续的治疗方案(主要用药)、目前的病情、主要体征及各项主要指标的情况等,以实现连续性医疗服务。

六、治疗方案是什么?

1. 消化系统对症治疗:富马酸伏诺拉生片 20 mg,口服,每日 1 次;替普瑞酮片 50 mg,口服,每日 3 次。

2. 精神心理治疗:采用药物治疗与心理治疗相结合,控制超量进食行为,打破饱餐 – 清除的恶性循环链,同时关注患者的精神心理状态,注重激发和维持患者的治疗动机。给予氟西汀 20 mg,口服,每日 1 次,并请精神卫生科医师给予认知行为治疗。

七、对该患者如何管理?

1. 指导其改善生活方式:低盐、低脂清淡饮食,多吃新鲜蔬菜和水果,少吃辛辣、煎炸、油腻食品。生活有规律,保证充足的睡眠,调整心态、释放压力,保持情绪平稳。

2. 给予患者适当的教育和安慰,患者对呕吐物带血顾虑较重,结合目前的病情及内镜检查结果,指出出血为呕吐时胃食管反流使食管下段黏膜糜烂损伤所致,可通过药物来抑酸、修复黏膜,帮助患者认识、理解病情,提高患者应对疾病及治愈的信心和能力。

3. 嘱患者按时服用药物,2 周复诊,期间若有症状再发,及时复诊。

八、该案例给我们的启示是什么?

呕吐是一个常见的主观症状,病因复杂,患者首诊一般根据自己的症状选择消化科。但是,"专科患者不一定患专科疾病(diseases do not read textbooks)"。医生若不注重整体观念,鉴别诊断仅仅从本学科角度出发,则可能造成误诊。本案例中的患者反复发作呕吐 3 年,加重半年,呕吐物带血 1 天就诊,既往曾就诊于消化内科,使用胃肠促动力药和消化酶制剂无明显效果,未能及时给患者确诊病因。本次就诊中全科医生通过 RICE 问诊,尤其是从患者对自身健康问题的看法中循循善诱,发现其人格特质,最终发现患者呕吐的诱因。患者虽然表现为进食行为异常,但本质是心理障碍。本案例提示我们,全科医生在接诊患者时,需要耐心细致,采用共

笔记

情法，获取患者信任，同时要突破思维定式，扩大知识面，才能提高诊断水平。

【知识拓展】

1. 神经性贪食（bulimia nervosa，BN）　是以反复发作性暴食及强烈控制体重的先占观念为特征的一类进食障碍性疾病，患者常采取极端措施以削弱进食过量食物的"发胖"效应。本病以年轻女性多见，多起病于青春期和成年初期，主要表现为反复发作、冲动性暴食，伴有进食时的失控感，常在有限时间内（如 2 h 内）进食量为平时进食量的 2~3 倍或以上，继之采取防止增重的不适当补偿行为，如禁食、过度运动、诱导呕吐或滥用泻药、食欲抑制剂、促代谢药物等，这些行为与其对自身体重和体形的过度关注和不客观评价有关。

本病患者对进食、体重和体形有着先占观念，关注自身形象，在意别人的看法，关注自身的性吸引力。与神经性厌食患者相比，更具有性吸引力，较少受约束，更能体察自身的感受，更可能表现为内省，感觉清晰，对贪食行为表现出羞耻或内疚。患者共病心境障碍、焦虑障碍、物质滥用特别是酒精和兴奋剂滥用的比例较高。

患者常有恶心、腹痛、腹胀、消化不良和体重增加等与暴食相关的躯体症状，反复呕吐常因胃食管反流导致食管与咽部损伤，甚至牙蚀症、腮腺和唾液腺肿胀、电解质紊乱等。

本病的确诊需具备以下 3 条：①持续存在进食的先占观念，对食物有一种不可抗拒的欲望；难以克制的发作性暴食，在短时间内摄入大量食物。②试图以下列一种或多种手段抵消食物的"发胖"作用：自我引吐、滥用泻药、间断禁食、使用某些药物，如食欲抑制剂、甲状腺素制剂或利尿剂。③精神病理包括对肥胖的病态恐惧，患者为自己制订严格的体重限度且该限度远低于病前合宜的或医生认可的健康的体重标准。患者或有神经性厌食发作的既往史，两者间隔数月至数年不等。既往厌食症可表现得很充分，也可能为轻症，如中度体重下降和（或）短暂停经史。

2. 非典型神经性贪食　指缺乏 BN 的一个或多个关键特征，但却表现出相当典型的临床特征的患者。非典型 BN 最常用于描述那些体重正常甚至超重，却伴有暴食后呕吐或导泻的典型周期的患者。

3. 呕吐的病理生理机制　呕吐过程是需要中枢神经参与的复杂的反射动作。呕吐中枢位于延髓的外侧网状结构的背部，迷走神经核附近。接受来自包括皮质、脑干和前庭系统等中枢神经系统传入的冲动，以及来自心脏、消化系统、泌尿系统等内脏神经末梢的传入冲动。后者在孤束核中转后到达呕吐中枢，完成呕吐反射。呕吐中枢也接受来自呕吐触发区（vomiting trigger zone，VTZ）冲动。VTZ 也称化学感受器触发区（chemoreceptor trigger zone，CTZ），位于第四脑室底部的后极区，感受血液循环中的某些药物、化学或代谢物质信号，激活呕吐中枢。

4. 进食障碍调查量表（eating disorder inventory，EDI）　EDI 可作为效标工具对测试者的认知行为、心理、厌食或贪食行为进行多方面评定。该量表由 Garner 于

1983 年编制，并由香港中文大学李城教授翻译为中文。

EDI 共有 64 个问题条目，可分为 8 个分量表，分别是：瘦身倾向、不满体型、贪食、完美主义、人际关系不信任、恐惧成熟、内感受意识、无效感（表 2-8-2）。

表 2-8-2　进食障碍调查量表

题号	问题描述	您的情况
1	我会因怕胖而避免吃高糖分或高淀粉类食物	
2	我认为我的肚子太大	
3	我希望可以重获童年的安全感	
4	我心烦时便会进食	
5	我常吃得太饱	
6	我希望可以年轻一点儿	
7	我考虑节食	
8	当我的情绪太强烈时，我会感到害怕	
9	我认为我的大腿太粗	
10	我觉得自己是一个无能力的人	
11	吃得太多之后，我会极度内疚	
12	我认为我的腰围恰到好处	
13	在我家里，只有极为突出的表现才算是好的表现	
14	童年是人生中最快乐的时期	
15	我能坦率地表达自己的感受	
16	我极度害怕增加体重	
17	我信任别人	
18	我感到孤独	
19	我对自己的体形感到满意	
20	我觉得自己大致上能把握生活中遇到的事情	
21	我弄不清自己的感受	
22	我宁愿做一个成人也不做小孩	
23	我很容易与别人沟通	
24	我希望我是另一个人	
25	我夸大了体重的重要性	
26	我清楚地知道自己的感受	
27	我觉得自己是个不中用的人	
28	我曾暴食到欲罢不能的感觉	

笔记

续表

题号	问题描述	您的情况
29	小时候，我尽力避免使父母和老师失望	
30	我有要好的知己朋友	
31	我喜欢我臀部（屁股）的线条	
32	我常想再瘦一点儿	
33	我不清楚自己内心的感受	
34	我很难向别人表达自己的感受	
35	成年人要负的责任实在太大	
36	我会因不能把事情做到最好而感到很不高兴	
37	我感到有安全感	
38	我想暴食（一次吃很多东西）	
39	我高兴自己不再是小孩	
40	我搞不清楚自己到底是不是肚子饿	
41	我对自己的评价很低	
42	我觉得我能达到自己的标准	
43	父母期望我有优秀的表现	
44	我担心我不能控制自己的感受	
45	我认为我的坐围太大	
46	在别人面前，我会适量地进食；当他们不在时，我便会尽情大吃	
47	吃普通分量的食物后我也会感到饱胀	
48	我觉得人在童年时期是最快乐的	
49	如果我的体重增加 1 斤，我便会担心自己的体重会不停地增加下去	
50	我觉得自己是个有价值的人	
51	心烦的时候，我分不清自己是悲哀、害怕还是愤怒	
52	我觉得我做事一定要做到十全十美，否则便不做	
53	我想过用手扣喉咙呕吐的方法去减轻体重	
54	我需要跟别人保持一段距离（若有人太接近我，我便会感到不安）	
55	我认为我的大腿不粗不细，恰到好处	
56	我内心感到空虚	
57	我可以与别人谈及我个人的想法和感受	
58	一生中最好的岁月是在你成为成年人以后	
59	我认为我的臀部（屁股）太大	
60	我有些感觉是难以形容的	

续表

题号	问题描述	您的情况
61	我会偷偷地进食	
62	我认为我的坐围尺码恰到好处	
63	我有极高的目标	
64	当我心情烦乱时，我担心自己会开始进食	

采用1（从不）～6（总是）六点计分。条目的得分总和即为总分，总分越高表示越有可能患上进食障碍。有文献比较过饮食障碍患者和健康人群的 EDI 量表得分情况，饮食障碍患者的 EDI 总分（222.62）远高于健康人群（169.33）。

（丛衍群　王　静）

思考题

1. 对以呕吐为主要症状就诊的患者，病史采集需注意收集的信息有哪些？

2. 呕吐的转诊指征有哪些？

3. 呕吐的病因有哪些？相关疾病如何鉴别？

笔记

案例 ❾

便　秘

【案例简介】

患者，谈女士，37岁，已婚，中学教师。因"排便困难9年余"前来就诊。

患者9年前出现排便困难，排便次数减少，排便费时费力，大便干硬。平均每周排便2次，以小而硬的球形便为主，有排便不尽感，常需手法辅助排便。无明显腹痛、腹胀。曾多次就诊，诊断为"功能性便秘"，使用"乳果糖液""莫沙必利片"等，效果不明显。当患者多日无便意时，会使用"开塞露"辅助。无其他药物长期应用史。患者无外伤和腹部手术史，无重大脏器疾病史，无传染病史，无便秘、消化道肿瘤或其他胃肠道疾病家族史。否认高血压、冠心病、糖尿病等病史；无烟酒嗜好；月经量中等，持续4~5天；育有2个孩子，均为自然分娩。否认抑郁，有活跃的社交生活。

自患病以来，患者精神可，胃纳如常，小便无特殊，大便如上述，夜眠佳，体重无明显改变。

查体：T 36.5℃，P 84次/分，BP 122/73 mmHg，R 18次/分，HR 84次/分，律齐，双肺未闻及干、湿啰音，腹平软，全腹无明显压痛，肝脾未触及肿大，未触及包块。移动性浊音阴性，双肾区无叩击痛，双下肢无水肿。直肠指检未触及新生物，肛门括约肌张力正常，模拟排便动作未引出耻骨直肠肌松弛及正常的会阴下降。

请思考以下问题：

一、什么是便秘？便秘的病因有哪些？

二、如何构建整体性临床思维？

三、最可能的诊断是什么？需要完善哪些辅助检查？

四、诊断和诊断依据是什么？

五、转诊指征有哪些？

六、治疗方案是什么？

七、对该患者如何管理？

八、该案例给我们的启示是什么？

笔记

一、什么是便秘？便秘的病因有哪些？

便秘（constipation）表现为排便次数减少，粪便干硬和（或）排便困难。排便次数减少指每周排便少于 3 次。排便困难包括排便费力、排出困难、排便不尽感、排便费时及需要手法辅助排便。慢性便秘的病程至少为 6 个月。慢性便秘可由多种疾病引起，包括功能性疾病和器质性疾病，很多药物也可引发便秘。便秘的病因或相关因素见表 2-9-1。

表 2-9-1　便秘的病因或相关因素

病因		疾病或相关因素
器质性疾病	肠道疾病	结肠肿瘤、憩室，肠腔狭窄或梗阻、巨结肠、结直肠术后、肠扭转、直肠膨出、直肠脱垂、痔、肛裂、肛周脓肿或瘘管、肛提肌综合征、痉挛性肛门直肠痛
	内分泌和代谢疾病	严重脱水、糖尿病、甲状腺功能减退症、甲状旁腺功能亢进症、多发内分泌腺瘤、重金属中毒、高钙血症、高或低镁血症、低钾血症、卟啉病、慢性肾病、尿毒症
	神经系统疾病	自主神经病变、脑血管疾病、认知障碍或痴呆、多发性硬化、帕金森病、脊髓损伤
	肌肉疾病	淀粉样变性、皮肌炎、硬皮病、系统性硬化
功能性疾病	功能性便秘、功能性排便障碍、肠易激综合征便秘型	
药物因素	抗抑郁药、抗癫痫药、抗组胺药、抗震颤麻痹药、抗精神病药、解痉药、钙离子拮抗剂、利尿剂、单胺氧化酶抑制剂、阿片类药、拟交感神经药、含铝或钙的抗酸剂、钙剂、铁剂、止泻药、非甾体抗炎药	

二、如何构建整体性临床思维？

（一）临床 3 问和鉴别思维

随着饮食结构改变、生活节奏加快和心理社会因素影响，慢性便秘患病率有上升趋势，且随年龄增长而升高，女性多于男性。低纤维素饮食、液体摄入减少及滥用泻药等可加重便秘。便秘的病理生理机制与结肠运动的形式、神经控制及排便动作的形成有关。正常结肠运动以节段性和推进性蠕动收缩活动为特征，由交感神经和副交感神经系统支配。直肠一般是没有粪便的，当粪便推进至直肠时，对直肠肠壁的机械感受器产生刺激，当充胀压力达到一定程度时，冲动经由骨盆神经和下腹神经的传入纤维传至腰部脊髓的初级排便中枢，造成直肠、腹肌收缩和肛门内括约肌松弛，完成排便动作。任何可能影响结肠运动、神经控制及排便机制的因素均可导致便秘。临床大多数慢性便秘患者为功能性便秘，但是全科医生接诊患者时要重视鉴别器质性便秘和药物性便秘，要警惕潜在"红旗征"的患者。重要的"红旗征"包括最近出现的排便习惯改变、非人为的体重减轻（3 个月内 >10%）、结肠癌家族史、非痔或肛裂引起的便血、发热及年龄 >50 岁。下面我们用临床安全诊断策略——临床 3 问进行分析和鉴别（图 2-9-1，图 2-9-2）。

（二）以人为中心的问诊——RICE 问诊

病史的采集可以获得患者排便模式的细节描述，比如排便的频率、大便的性状，排便耗时、施力，另外，有无排便不尽感及是否存在需手法辅助排便的情况对诊断有重要价值。腹痛不是诊断慢性便秘的必需表现，但如果存在，应考虑肠易激综合征便秘型的诊断。详尽的病史还应包含症状的始动因素，如任何新药物的（包括治疗便秘的药物）应用、运动方式或生活习惯的改变等。病史采集时要警惕潜在"红旗征"的患者。下面我们采用 RICE 问诊，进行深入访谈，全面了解患者的诉求、关注和期望。

R（reason）——患者就诊的原因

全科医生：谈女士，您好！有什么可以帮到您的吗？（营造轻松舒适的环境，开始"开放式问诊"）

患者：医生好，我便秘好多年了，一直没有好转，想配点儿开塞露。

全科医生：您可以和我详细说一下患病的经历吗？比如您平均 1 周能排便几

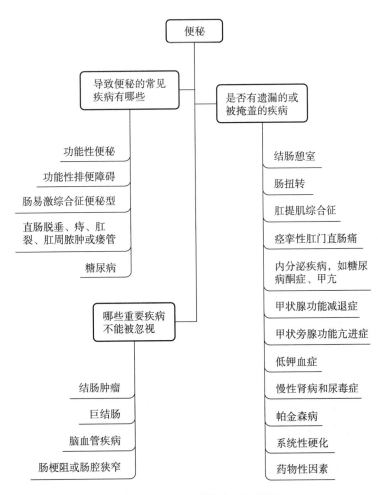

图 2-9-1　便秘的临床 3 问导图

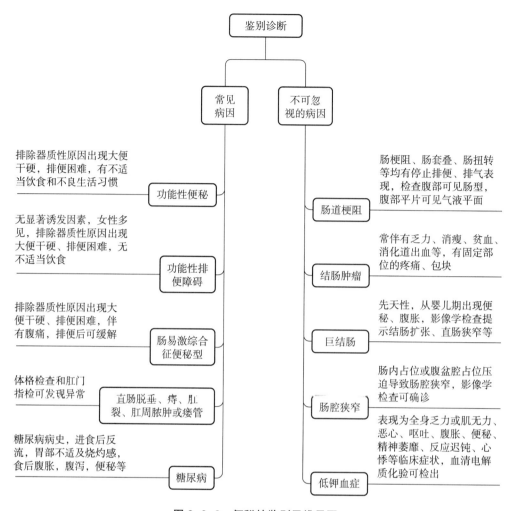

图 2-9-2 便秘的鉴别思维导图

次?（了解排便的频率）

患者：平均起来看，1 周有时 1 次，有时 2 次。

全科医生：您排出的大便一般是什么样子的呢？您看，我这张图上的哪些形状比较符合您的大便样子？（出示 Bristol 粪便性状量表彩图，参见图 2-9-3，了解患者大便的性状）

患者：大多数是第 1 排的样子，有时候也会有第 2 排的。

全科医生：有没有大便带血或带黏液？（了解大便出血的情况）

患者：没有。

全科医生：每次排便大约要花多长时间？会很费力气吗？（询问排便细节）

患者：每次排便都要花很长时间，有时候要半小时；挺费力也解不多，解出来经常是一颗颗的。

全科医生：会不会感觉排不干净，有时甚至要用手辅助呢？（了解细节）

患者：是的，有时候觉得大便就在肛门口了，就是排不出，我就会戴上手套帮

笔记

忙……这个事情以前从没对人讲过……（患者感到不好意思）

全科医生：大便前有没有觉得腹胀或疼痛呢？（鉴别肠易激综合征）

患者：没有，有时候1周不大便都没有什么感觉。我担心影响健康，就用开塞露，用开塞露就能解出来。

全科医生：谈女士，我基本了解了您目前排便的情况，我想知道，您这种情况有多久了呢？（询问病程）

患者：应该有9年了。

全科医生：9年了？我很好奇，您为什么记得是9年呢？

患者：唉，我的便秘似乎和我大儿子同岁的，他今年9岁了。

全科医生：您有几个孩子？是顺产还是剖宫产？（探寻可能的始动因素）

患者：两个儿子，大的9岁，小的今年5岁，都是顺产的。

全科医生：9年来，您觉得便秘的情况是越来越严重了，还是变化不大？

患者：应该是越来越严重了。生小儿子之前，虽然大便干，但没觉得有多大影响。最近几年觉得比以前要严重，用手帮助排便的次数多了。

全科医生：您是做什么工作的呢？平时忙不忙？运动多吗？（便秘相关生活习惯）

患者：我是老师，有些忙的，讲课、备课、批作业等，运动不多。

全科医生：平时饮食蔬菜水果多还是荤菜多？喝水多吗？（便秘相关生活习惯）

患者：我吃的比较清淡。喝水不多，每天给学生上课，怕上厕所。

全科医生：您平时工作、生活上压力大不大？有没有经常不开心？（了解便秘与压力、情绪的关系）

患者：压力有一些的，没有不开心，周末也经常和朋友一起玩。

全科医生：平时睡眠还好吗？

患者：睡眠还好的，偶尔半夜会醒，然后就睡不着，但是很少。

全科医生：体重有没有变化？（了解"红旗征"）

患者：没有变化，这几年保持的还好。

全科医生：您家里父母或兄弟姐妹，有没有类似的情况或者有没有得胃肠道肿瘤的？

患者：没有。

全科医生：除了便秘，您还有其他什么不舒服的吗？有没有什么一直在吃的药物？（排除药物致便秘的因素）

患者：没有。

I（idea）——患者对自己健康问题的看法

全科医生：谈女士，您觉得是什么原因引起的便秘呢？（了解患者对自身问题的看法）

患者：会不会是我生孩子后坐月子的时候吃得太好，活动又少，那时候大便就少，然后就落下了病根？

全科医生：我赞同您的想法。您的便秘在生宝宝之前是没有的，生了宝宝之后才出现，而且小儿子出生后您的便秘也较之前更严重了。但是否真的存在因果关系，我们还需要进一步检查来判断。（对患者的认知表示认同，"共情"，增加医患信任）

患者：医生，需要做什么检查？

全科医生：我先要给您做一下查体，请您躺到检查床上，好吗？

查体注意事项：腹部检查要明确有无腹部膨胀、结肠可触及的硬结粪便、炎症或肿瘤形成的肿块等。直肠检查对评估便秘患者非常重要（注意保护患者隐私），可以排除肛周疼痛和直肠黏膜病变，同时评估排便功能，在静息状态和模拟排便时观察会阴部的情况。直肠指检可发现是否有粪便嵌顿、狭窄和直肠肿物的存在，对评估耻骨直肠肌和肛门括约肌的收缩也非常重要。

C（concern）——患者的担心

全科医生：谈女士，通过刚才的查体，发现您在模拟排便的过程中直肠和肛门括约肌的运动不是很协调，这个的确和您生孩子的过程中有可能出现的产道损伤有关系。这么多年了，您因为便秘的原因去医院看过吗？

患者：看过很多次！医生说我是慢性便秘，功能性的，给我开过"乳果糖"和"莫沙必利"，我也吃过一两个月，不但没解决问题，反而肚子胀得难受，就没有继续吃。还不如用"开塞露"来的直接……

全科医生：医生有没有给您做过什么检查？（了解就医史）

患者：有的。去年担心得肠癌，医生让我化验了大便，还做了一个腹部CT，我手机上有检查报告。

全科医生：我看看。

9个月前当地医院查大便隐血阴性；腹部CT提示结肠多发积气积粪，乙状结肠冗长。

全科医生：从目前的情况看，您还年轻，没有肿瘤的家族史，虽然便秘9年了，大便干，但没有大便带血，腹部CT也没有发现肿瘤迹象，所以这个不用太担心。其他您还有什么顾虑的吗？

患者：那我究竟得了什么病呢？我周围的同事也有便秘，可没有像我这样的，吃什么药都不管用。说真的，我现在每次上厕所解大便前都很恐惧，好多天不去，又担心"毒素"排不出影响美容。

全科医生：根据您的症状和目前的检查，我也考虑功能性排便障碍可能性大，不过您这种情况的确比较少，应该属于难治性便秘了。

E（expectation）——患者的期望

患者：那还能不能治好啊？

全科医生：我先请您配合做一些进一步的检查，找找病因，有些检查需要到我们上级医院去做，我会帮您预约好检查时间。您放心，现在治疗便秘的措施有很多，相信您一定会好起来的。

患者：好的，医生，谢谢您。听您这样说，我也感觉有希望了。我一定配

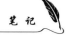

笔记

合检查。

三、最可能的诊断是什么？需要完善哪些辅助检查？

1. 最可能的诊断：功能性排便障碍？

2. 辅助检查：查血常规、大便隐血、肿瘤标志物、甲状腺功能、血清电解质检验，并进行肠镜、肛门直肠测压和磁共振排粪造影检查。

结果：血常规、肿瘤标志物、甲状腺功能化验及血钙水平正常；大便隐血试验阴性；肠镜未见明显异常；肛门直肠测压提示不协调性排便Ⅲ型（用力排便时直肠内压力增高，而肛门括约肌松弛不充分）；磁共振排便造影提示存在直肠前突3 cm，直肠排空能力下降。

1周后患者复诊。

全科医生：谈女士，根据您的病史和上次的查体，以及目前的检查检验结果，考虑您患的是功能性排便障碍。从您的病史看，很可能是您在分娩时直肠阴道隔有损伤未能及时修复，导致直肠前突从而引起不协调性排便，造成您排便感觉费力、排便不尽感和肛门堵塞感；排便周期的延长加重了这些表现并出现了结肠传输的障碍以及结肠冗长等，所以您以前使用通便的药物效果不理想。不过您也不要担心，您的直肠前突还是中度，通过生活方式尤其是饮食和排便习惯的调整，加上生物反馈的训练，您的便秘情况很大概率会得到改善。

患者：生活方式调整要怎么做？

全科医生：饮食上适当增加纤维含量高的水果和蔬菜，平时注意多饮水；适当增加运动量，快步走就是一种很好的运动方式；结肠的运动存在明显的昼夜节律，觉醒时和餐后最为活跃，所以无论是否有便意，尽可能每日定时在这样的时机去排便，慢慢培养排便的习惯。另外就是不能"憋"大便，因为故意抑制排便会反馈性诱发并加重便秘的症状。最后，要放松心情，尤其是排便前，一定要有信心，相信经过一段时间的治疗，您的便秘一定会好转。

患者：好的，医生，谢谢您的指导，我一定按照您说的去做。

全科医生协助患者转诊至上级医院进行生物反馈治疗，每周1次，每次30 min。3个月后患者复诊，便秘情况得到显著改善，解大便较之前顺畅很多，每周有2~3次排便，且排便时间多在10 min内，继续给予鼓励和支持，嘱咐继续保持良好的饮食与排便习惯，每次排便都按照生物反馈训练时的用力方式等。继续随访。

四、诊断和诊断依据是什么？

1. 诊断：（1）功能性排便障碍（functional defecation disorders）。

（2）不协调性排便（dyssynergic defecation）。

（3）直肠前突（rectocele）（中度）。

2. 诊断依据：①患者为青年女性，排便困难9年，有2次自然分娩史，分别为9年前及5年前。②症状符合功能性便秘的诊断标准。③常规泻药疗效不佳。

笔记

④查体腹平软，全腹无压痛，未及包块；直肠指检未触及新生物，肛门括约肌张力正常，模拟排便动作未引出耻骨直肠肌松弛及正常的会阴下降；⑤血清化验无异常，肛门直肠测压提示不协调性排便Ⅲ型；磁共振排便造影提示存在直肠前突 3 cm，直肠排空能力下降。

五、转诊指征有哪些?

1. 在问诊过程中，发现"红旗征"，如最近出现的排便习惯改变、非人为的体重减轻（3 个月内 > 10%）、结肠癌家族史、非痔或肛裂引起的便血、发热及年龄 > 50 岁（需要进行结肠镜筛查）。

2. 患者进行初步经验性治疗后，便秘不能缓解，需要进一步做病理生理学特殊检查（如肛门直肠测压、球囊逼出试验、结肠传输时间测定、排粪造影等）和治疗（如生物反馈训练或手术治疗）。

3. 出现消化系统并发症，如出血、梗阻、穿孔、癌变可能者。

4. 患者出现心理、情绪方面较大变化，甚至出现自杀、自伤等倾向时。

六、治疗方案是什么?

1. 调节饮食与生活方式　饮食上适当增加纤维含量高的水果和蔬菜，注意多饮水；适当增加运动量；培养良好的排便习惯，每日定时、及时排便，结肠的运动存在明显的昼夜节律，觉醒时和餐后最为活跃，所以建议在晨起或餐后 2 h 内尝试排便，及时排便是为了避免因主观抑制排便导致反馈性地诱发并加重便秘的症状。放松心情，舒缓压力。

2. 通便药物辅助治疗

（1）容积性泻剂：代表药物为小麦纤维素颗粒，主要用于轻度便秘，能增加排便频率。

（2）渗透性泻剂：代表药物为聚乙二醇 4000 散、乳果糖。迄今为止被认为是相对安全的导泻剂，通过在肠内形成高渗状态，吸收水分，增加体积，刺激蠕动。可用于轻中度便秘患者。但可能出现剂量依赖的绞痛和腹痛。

（3）刺激性泻剂：代表药物为蒽醌类中药、酚酞片等。主要作用于肠神经系统，增强肠道动力和刺激肠道分泌。此类药物短期按需服用是安全有效的，长期使用可能导致不可逆的肠神经损害及结肠黑变病，后者与结肠肿瘤关系存在争议。

（4）促分泌剂（氯离子通道激活剂）：代表药物为利那洛肽，属于环磷酸鸟苷（cGMP）调节肽家族的一员。可激活肠道黏膜表面的鸟苷酸环化酶 C（GC–C）受体，使肠上皮细胞中 cGMP 水平上升，从而激活 cGMP 依赖的蛋白激酶，经过一系列信号分子的磷酸化过程，开放氯离子通道，调节氯化物和水迁移至结肠。此外，鲁比前列酮可以选择性激活肠上皮细胞的 2 型氯离子通道，提高肠液分泌，软化粪便，促进排便；普鲁卡必利用于轻泻剂治疗不佳的慢性便秘患者，可改善慢性便秘的症状，包括排便频率、粪便的性状和排便费力。

3. 生物反馈训练 是一种新兴的治疗模式，结合松弛疗法与生物反馈技术，广泛应用于功能性结直肠病中。通过看、听、说，建立合理的生物反馈，提高大脑神经支配的结肠活动，协调排便时腹肌、盆底肌及肛门括约肌的运动。特别适用于盆底肌功能障碍所致的便秘，混合型便秘可优先选择。前 3 个月每周 1 次，每次 30 min。治疗无效时加用泻剂。

七、对该患者如何管理?

1. 解释便秘的原因，给予鼓励和支持，指导患者改善生活方式，帮助患者认识自己的疾病，提高战胜疾病的信心。

2. 对患者做定期随访。口服聚乙二醇 4000 散辅助通便。

3. 全科医生协助患者转诊至上级医院进行生物反馈治疗，每周 1 次，每次 30 min。

3 个月后患者复诊，便秘情况得到显著改善，解大便较之前顺畅很多，每周有 2～3 次排便且排便时间多在 10 min 内，继续给予鼓励和支持，嘱咐继续保持良好的饮食与排便习惯，每次排便都按照生物反馈训练时的用力方式等。继续随访中。

八、该案例给我们的启示是什么?

便秘是一般人群中最常见的消化道主诉之一，患者性别、年龄、经济状况、文化程度、生活方式、饮食习惯和精神心理因素等均是慢性便秘的危险因素。引起便秘的原因很多，全科医生在接诊便秘患者时，要从便秘的病理生理机制入手，运用"全人"理念、以"人"为中心和全科医学扩散思维，寻找"红旗征"，全面排除器质性疾病。

本例患者长期便秘，常规泻药治疗效果不佳，全科医生接诊时通过 RICE 问诊，发现患者便秘的表现更可能源于出口梗阻，且患者便秘的病程与患者分娩的时间相关。查体中肛门指检进一步证实患者存在出口功能障碍。在除外代谢性因素等之后，安排患者进行病理生理学诊断试验，通过肛门直肠测压和磁共振排便造影，揭开了引起患者便秘的病因。

全科医生通过建立良好的医患关系，帮助患者正确认识自己的疾病，消除顾虑，转诊患者到上级医院进行生物反馈治疗，最终取得满意效果。本病例提示我们，在接诊慢性便秘患者时，患者排便细节的沟通及体检中的肛门指检不可忽视。

【知识拓展】

1. 直肠前突 是女性常见病，多见于已婚产后妇女，偶见未婚女性。女性的直肠阴道隔一般厚度为 0.5 cm，由盆内筋膜构成，主要是由肛提肌、耻骨直肠肌的前中线交叉纤维及会阴体与盆内筋膜相融合而成。直肠前突多见于女性便秘

笔记

者，尤其是中老年女性，少数男性患者也存在直肠前突的情况，严重者可明显影响患者的生活质量。

根据排便造影检查结果，直肠前突可分为 3 度：轻度（前突深度为 0.6 ~ 1.5 cm）、中度（前突深度为 1.6 ~ 3 cm）和重度（前突深度 > 3.1 cm）。直肠前突主要是由于直肠前壁薄弱，排便过程中粪便对直肠前壁的过度挤压所致。由于直肠阴道隔发育不良、分娩期直肠阴道隔损伤未及时修复，还有诸多因素导致的慢性长期便秘造成直肠受压迫所致。直肠前突发生后，由于排便压力作用方向改变且被部分耗散，直肠后壁受压减少，造成排便困难，最终导致便秘、排便不尽感、排便间隔时间长、肛门下坠感、阻塞感甚至便血等不适。详细的问诊、直肠指检、排便造影及肛门直肠测压等是诊断直肠前突的主要方法。

治疗包括保守治疗和手术治疗，生物反馈训练应作为中重度直肠前突伴排便障碍患者的首选治疗方法。经保守治疗无效的患者，或者有手术意愿的患者建议手术治疗，但是手术治疗只能改善临床症状，缓解不适感，极有可能会复发。

2. 生物反馈训练　是通过生物反馈仪把肌电或压力感受器置于肛门内或其附近进行监测，为患者提供横纹肌活动的反馈信息，以视觉或听觉信号的形式反馈给人体，然后人再通过训练和意念来主动控制这些生理信号的变化以达到治疗的目的。主要包括以下步骤。

（1）患者教育：当患者用力排便时肛门不自主地缩紧或不能松弛时，向患者解释这样会导致粪便滞留在直肠。

（2）用力排便训练：教会患者有效地用力，适当增加腹内压力。通过直肠球囊压力的反馈，让患者学习收紧腹壁肌肉，降低膈肌，并将球囊排出。

（3）训练患者用力排便时放松盆底肌肉：对于用力排便时盆底肌肉不能放松的患者，教会他们如何放松这些肌肉。给患者提供肛管压力的视觉反馈，使患者学会这一技巧。

（4）模拟排便训练：让患者练习排出润滑充盈的球囊，治疗师同时缓慢牵拉导管辅助患者最终自行排出球囊。

3. Bristol 粪便性状量表（图 2-9-3）

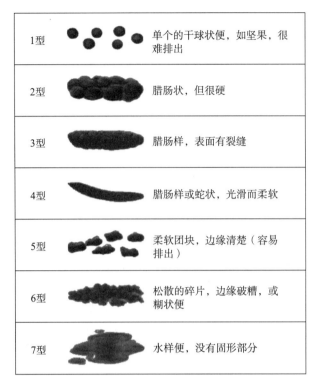

1型	单个的干球状便，如坚果，很难排出
2型	腊肠状，但很硬
3型	腊肠样，表面有裂缝
4型	腊肠样或蛇状，光滑而柔软
5型	柔软团块，边缘清楚（容易排出）
6型	松散的碎片，边缘破糟，或糊状便
7型	水样便，没有固形部分

图 2-9-3 Bristol 粪便性状量表

（丛衍群 王 静）

思考题

1. 慢性便秘的病理生理及临床分型是什么？
2. 慢性便秘特定的报警征象有哪些？
3. 慢性便秘的病因有哪些？相关疾病如何鉴别？

案例 ⓾

水 肿

【案例简介】

患者，艾女士，女，48岁，已婚，职员，因"眼睑及双下肢水肿1个月"前来就诊。

患者1个月前无明显诱因出现眼睑及双下肢水肿，尿量减少，约为1 000 mL/d，无腰痛及肉眼血尿，无发热，无尿频、尿急、尿痛，无夜尿增多；无咳嗽、咳痰，无胸痛，无呼吸困难，无夜间阵发性呼吸困难；无恶心、呕吐；无脱发、光过敏、口腔溃疡和关节肿痛。无皮肤瘀点、瘀斑。既往健康状况良好，否认家族遗传性疾病史，否认药物过敏史和传染病史，否认手术外伤史和输血史，否认高血压、冠心病及糖尿病病史。

自发病以来，饮食、睡眠欠佳，精神可，大便正常。体重下降约1 kg。

体格检查：T 36.5℃，P 98次/分，R 20次/分，BP 145/75 mmHg。一般状态可，眼睑水肿，结膜无苍白，口唇无发绀。颈部淋巴结未触及肿大，甲状腺无肿大，双肺呼吸音清，HR 98次/分，律齐，各瓣膜听诊区未闻及病理性杂音。腹平软，无压痛、反跳痛及肌紧张，肝脾肋下未触及。双肾区无叩痛，双输尿管走行区无压痛。双下肢对称性凹陷性水肿，指压痕（+）。

请思考以下问题：

一、水肿的病因有哪些？

二、如何构建整体性临床思维？

三、最可能的诊断是什么？需要完善哪些辅助检查？

四、诊断和诊断依据是什么？

五、转诊指征有哪些？

六、治疗方案是什么？

七、对该患者如何管理？

八、该案例给我们的启示是什么？

一、水肿的病因有哪些

水肿（edema）是指人体组织间隙有过多的液体积聚从而使组织肿胀，是全科医生接诊中的常见症状之一。如果液体积聚在胸腔、腹腔、心包等体腔内时称积液，比如胸腔积液、腹腔积液和心包积液等。水肿的分类及病因或相关因素见表 2-10-1。

表 2-10-1　水肿的分类及病因或相关因素

分类	定义	病因	常见疾病
全身性水肿	液体在体内组织间隙呈弥漫性分布，常呈凹陷性	心源性水肿	右心衰竭、窄缩性心包炎、心包积液或积血、心肌或心内膜纤维组织增生、心肌硬化等
		肾源性水肿	各型肾炎和肾病
		肝源性水肿	肝硬化
		内分泌代谢疾病所致水肿	甲状腺功能减退症或亢进症、原发性醛固酮增多症、库欣综合征、腺垂体功能减退症等
		营养不良性水肿	慢性消耗性疾病、蛋白丢失性胃肠病、重度烧伤等
		妊娠性水肿	妊娠
		结缔组织疾病所致水肿	系统性红斑狼疮、硬皮病、皮肌炎等
		变态反应性水肿	
		药物所致水肿	药物过敏、药物性肾损害、药物致内分泌紊乱
		经期前紧张综合征	月经来潮前 7～14 天
		特发性水肿	原因不明
		功能性水肿	高温、肥胖、老年人、久坐等
局部性水肿	液体积聚在局部组织间隙	炎症性水肿	蜂窝织炎、疖肿、痈、丹毒、高温及化学灼伤等
		淋巴回流障碍性水肿	非特异性淋巴管炎、淋巴结切除后、丝虫病等
		静脉回流障碍性水肿	静脉曲张、静脉血栓、血栓性静脉炎、上腔静脉阻塞综合征、下腔静脉阻塞综合征等

二、如何构建整体性临床思维？

（一）临床 3 问和鉴别思维

水肿病因多样，除了常见的心源性水肿、肾源性水肿、肝源性水肿、营养不良性水肿以外，一些内分泌代谢病、结缔组织病的非特异性全身表现之一就是水肿。此外，炎症、淋巴或静脉回流障碍则会引起局部性水肿。水肿虽多见于非急症患者，但有些疾病引起的水肿不容忽视，例如心力衰竭、心包积液或积血、急性肾衰竭、急性肝衰竭、变态反应、静脉血栓形成、上腔或下腔静脉阻塞等。由于肥胖、久坐、高温等因素使体循环功能发生改变而引起功能性水肿需要除外器质性疾病，临床诊断需要慎重，未经周密细致的检查很难诊断。下面我们用临床安全诊断策略——临床 3 问进行分析及鉴别（图 2-10-1，图 2-10-2）。

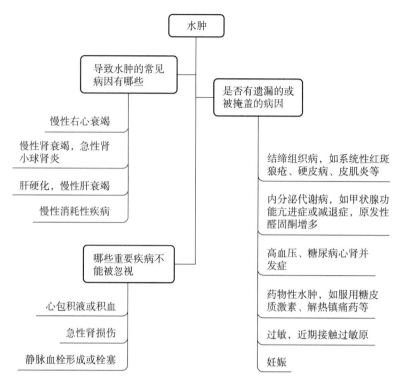

图 2-10-1　水肿的临床 3 问导图

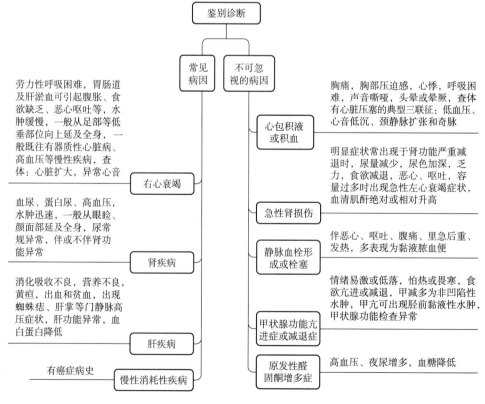

图 2-10-2　水肿的鉴别思维导图

（二）以人为中心的问诊——RICE 问诊

全科诊疗中，采用以人为中心的问诊重点在于从两个视角出发，一方面了解疾病发生、发展、诊治经过，既往健康与患病情况等；另一方面了解患者的就诊原因、对疾病的看法、担忧、期望及对生活带来的影响等。以人为中心的水肿问诊内容包括：①水肿发生的时间；②水肿发生的部位：全身或局部；③水肿发生的诱因：药物、情绪、月经期、感染等；④水肿发生与体位、运动的关系；⑤水肿是经常发生还是偶尔发生；⑥水肿的伴随症状，如呼吸困难、心悸、气短、发热等；⑦既往病史等，如心脏病、肾疾病、肝疾病等；⑧了解患者 RICE 情况，适时提供健康教育，并始终考虑构建良好的医患关系。

R（reason）——患者就诊的原因

全科医生：艾女士，您好！您这次就诊是哪里不舒服呢？（开放式提问）

患者：医生，我最近眼睛、腿总觉得沉，一开始以为是累着了，后面发现眼皮和腿都肿了，现在越来越肿，所以今天来看病。

全科医生：感觉眼睛、腿沉有多久了，是什么时候开始观察到水肿的呢？（了解水肿发生的时间）

患者：大概有 1 个月了，还是同事发现我的眼睛肿了，一开始以为是没睡好，特意早早就睡了，第二天看还是肿，还发现脚也开始肿了。

全科医生：我也看到您眼皮有水肿，腿肿得厉害吗，我看看。（了解患者水肿程度）

患者：腿也肿得厉害，您看一按一个坑。（患者撩起裤腿）

全科医生：白天晚上肿的一样厉害吗？（了解水肿的规律）

患者：白天晚上差不多，都那么肿。

全科医生：除了水肿，还有其他不舒服的地方吗？比如胸闷、胸痛、气短、晚上睡觉憋醒、腹胀、吃不下东西、容易生气或者对任何事都没兴趣、体重下降等。（适当封闭性问诊，与心源性、肝源性、肾源性、慢性消耗性疾病等相鉴别）

患者：没有这些不舒服，就是觉得容易累，没力气，胃口还行，体重还见长呢。

全科医生：您近期服用过药物吗？（排除药物导致的急性肾损害及肝损害）

患者：没有。

全科医生：大小便怎么样，尿量怎么样？（询问二便情况，着重了解尿的情况）

患者：大便正常，尿量比以前少了，一天 1 000 mL 左右。

全科医生：近期有上呼吸道感染病史吗？例如扁桃体发炎、感冒等。（了解近期疾病史）

患者：最近没有上呼吸道感染。

全科医生：您有高血压、糖尿病、冠心病等疾病吗？（了解患者既往病史）

患者：没有。

全科医生：验尿的时候离月经很近吗？（排除月经对尿常规的影响）

患者：我留尿的时候月经已经结束快半个月了。

笔记

I（idea）——患者对自己健康问题的看法

全科医生：艾女士，您觉得水肿是什么原因呢？

患者：我一开始以为是累的，但休息后也不见好，医生，会不会是我的肾出问题了？

全科医生：您认为肾出现问题的理由是什么？（了解患者的想法）

患者：我同事的亲戚得了尿毒症，也是脚肿和眼睛肿，这次是她先发现我眼睛肿了。我之前体检发现尿里面有蛋白，当时我还没当回事。

全科医生：您家中有得肾疾病的亲属吗？（了解患者家族史）

患者：我家里人身体都不错，没有这方面的疾病。

三、最可能的诊断是什么？需要完善哪些辅助检查？

1. 最可能的诊断：肾病综合征？

2. 需要完善的检查：尿常规、（尿）渗透压检查、肝肾功能、凝血、血脂、甲状腺功能、风湿抗体系列、心电图、超声心动图 + 心功能、肝胆脾胰及双肾膀胱 B 超。

检查结果：

（1）尿常规：PRO（+++），BLD（+++），SG 1.029，镜检 RBC 53.71/HP，镜检 WBC 12.60/HP。

（2）（尿）渗透压检查：975 mOsm/（kg·H_2O）。

（3）尿系列：RBC 15 ~ 20/HP，异形红细胞 80%。

（4）24 h 尿蛋白定量：4.0 g/d。

（5）肝功能：TP 36.6 g/L，ALB 17.2 g/L。

（6）肾功能：Urea 3.68 mmol/L，Cr 56 μmol/L，Cys–C 0.80 mg/L。

（7）血离子：Ca 1.87 mmol/L，P 1.30 mmol/L。

（8）凝血功能：PTA 125.0%，INR 0.89，D–D 2.19 μg/mL（FEU）。

（9）血脂：TC 5.81 mmol/L，LDL–C 3.83 mmol/L。

（10）风湿抗体系列：ANA +1 : 100，胞质型，余阴性。

心肌酶、血清肌酸激酶 –MB 同工酶、血清肌钙蛋白 I、血浆 B 型钠尿肽（BNP）、风湿三项未见异常，血细胞分析和甲状腺功能无异常。

心电图：窦性心律，正常范围心电图。经胸超声心动图 + 心功能：心内结构及血流未见异常，静息状态下左心室整体收缩功能正常。肝胆脾胰及双肾膀胱超声：未见明显异常。

C（concern）——患者的担心

全科医生：艾女士，从您的症状和化验结果看，您的水肿原因与肾疾病有关，最可能的诊断是肾病综合征。（告知病情）

患者：医生，这个病很严重吗？

全科医生：肾病综合征分原发和继发两种。另外，肾病综合征分为五种病理类型，我建议您到肾内科详细检查，在专科医生的指导下进一步用药。（适当提出建

笔记

议，缓解患者的担忧）

　　E（expectation）——患者的期望

　　患者：医生，我大致明白了，那肾病综合征能治好吗？

　　全科医生：通过积极治疗，肾病综合征会得到一定控制。如果您积极配合治疗，这个疾病很可能获得临床缓解。（给患者支持与信心）

　　患者：谢谢医生！

四、诊断和诊断依据是什么？

　　1. 诊断：肾病综合征（nephrotic syndrome，NS）。

　　2. 诊断依据：①症状：眼睑及双下肢水肿。②体格检查：双下肢对称性凹陷性水肿。③辅助检查：大量蛋白尿：尿常规 PRO（+++），24 h 尿蛋白定量 4.0 g/d；低白蛋白血症：肝功能 ALB 17.2 g/L；高脂血症：血脂四项 TC 5.81 mmol/L，LDL–C 3.83 mmol/L。

五、转诊指征有哪些？

　　1. 水肿进展迅速，伴生命体征不稳定者。

　　2. 水肿诊断明确，但经规范化治疗后水肿症状无明显好转。

　　3. 不明原因水肿者。

　　4. 全科医生无法确诊或进一步治疗的临床情况。

六、治疗方案是什么？

　　1. 对于水肿而言，首先是病因治疗。本案例水肿原因考虑肾病综合征可能性大，全科医生应转诊至专科，明确病理类型及治疗方案。

　　2. 一般治疗

　　（1）注意休息，预防感染、静脉血栓形成等并发症。

　　（2）给予低盐（< 3 g/d）、低脂、正常量优质蛋白饮食（0.8 ~ 1.0）g/（kg·d）。

　　3. 待专科转回全科后，给予随访监测，帮助患者规范综合治疗。

七、对该患者如何管理？

　　1. 转诊专科后，2 周内全科医生及其团队主动随访。

　　2. 患者教育：主要目的在于提高患者健康素养和自我管理能力。

　　（1）疾病相关知识教育：①了解肾病综合征的病因及临床特征；②了解可能出现的并发症及预防措施；③了解综合治疗的方法；④学会药物服用方法、注意事项，了解可能出现的不良反应等。

　　（2）建立健康生活方式：告知患者注意休息，避免劳累和感染，避免肾毒性药物，监测血压等。

　　3. 定期随访，监测尿蛋白、血清白蛋白、血压、血脂等相关临床指标。

　　4. 定期随访，关注患者预后，建立良好的医患关系。

八、该案例给我们的启示是什么?

水肿由不同病因引起,应及时识别病因,针对病因治疗至关重要。对水肿患者首先应考虑的问题如下。

1. 迅速判断及治疗危及患者生命的严重疾病:如急性肺水肿、急性左心衰竭等。

2. 迅速缓解水肿伴随的症状:如呼吸困难、心悸、气短等。

3. 确定水肿发生的部位:水肿发生于单侧下肢还是双侧下肢;水肿发生于全身,包括下肢、上肢、躯干、会阴部及面部;水肿仅发生于上肢及面部;水肿仅发生于下肢及腰骶部;水肿发生于眼睑及颜面部,以早晨起床时最明显。

4. 水肿程度判断:水肿按严重程度分为轻度、中度、重度。轻度水肿是指仅发生于眼睑、眶下软组织、胫骨前、踝部皮下组织,指压后可出现组织轻度凹陷,平复较快;中度水肿是指全身疏松组织均可见水肿,指压后可出现明显的或较深的组织凹陷,平复缓慢;重度水肿是指全身组织严重水肿,身体低垂部皮肤紧张发亮,可有液体渗出,并伴有积液。

5. 按水肿发生部位判断出相应疾病

(1)水肿发生于单侧下肢:常见于下肢深静脉血栓、静脉闭塞、淋巴管阻塞。一般来讲静脉性血栓或闭塞所致水肿多为凹陷性,不累及足趾;而淋巴管阻塞所致水肿不为凹陷性、质地较硬,累及足趾。

(2)水肿仅限于双侧下肢:常见于神经性水肿、药源性水肿(钙拮抗剂、雌激素、类固醇等)、肥胖、高血压、妊娠、月经期、更年期、老年人、贫血、特发性水肿等。如果水肿仅仅局限于双下肢胫骨下缘,常见于甲状腺功能亢进症。妊娠所致水肿一般来讲,左下肢水肿比右下肢水肿出现早且严重。

(3)水肿仅发生于上肢及面部:常见于上腔静脉阻塞综合征。

(4)水肿发生于眼睑及颜面部,以早晨起床时最明显:见于肾疾病,常见于肾炎。

(5)水肿开始发生于下肢,而后蔓延至全身:常见于心源性水肿、肝源性水肿、肾源性水肿、重度贫血、重度营养不良、黏液性水肿等疾病。

(6)水肿仅发生于下肢及腰骶部:常见于下腔静脉阻塞综合征、截瘫、长期卧床、营养不良等疾病。

6. 对水肿患者进行相应检查

(1)常规检查:对水肿患者进行血常规、尿常规、便常规、血生化全项(肝功能、肾功能、血脂、血浆白蛋白/球蛋白、心肌酶、钾、钠等项)。

(2)怀疑为心源性水肿:应做心电图、超声心动图、胸片、血浆 B 型利钠肽检查。必要时做心肌核素、冠状动脉造影等项检查。在怀疑心源性水肿时有几项简单易行的物理检查方法有助于对疾病的判断。

1)评估颈静脉压:患者取坐位或半坐位,观察并测量颈静脉搏动点与经过胸骨角水平线的距离,通常应小于 3 cm。如果高于 3 cm,表示颈静脉压力高,常见

笔记

于慢性心力衰竭、缩窄性心包炎、渗出性心包炎。

（2）肝颈静脉反流征：按压患者肿大的肝，可见颈静脉充盈明显，称为肝颈静脉反流征阳性，常见于慢性心功能不全、缩窄性心包炎、渗出性心包炎。

（3）奇脉：触摸患者桡动脉，在患者吸气时脉搏明显减弱或消失，而在呼气时脉搏明显增强，称为奇脉，常见于缩窄性心包炎、渗出性心包炎。

（3）怀疑为肾源性水肿：应做尿常规、尿蛋白测定、尿红细胞形态、尿比重、尿管型、内生肌酐清除率、肾 B 超等检查。

（4）怀疑为肝源性水肿：应做乙肝、丙肝、戊肝、凝血功能检查，腹部 B 超检查，必要时做消化道造影及腹部 CT 等。

（5）怀疑为内分泌性水肿：应做腹部肾及肾上腺 B 超、甲状腺 B 超、促肾上腺皮质激素（ACTH）、皮质醇、甲状腺功能、立卧位醛固酮、立位血浆醛固酮 / 血浆肾素活性、血尿儿茶酚胺、立卧位水试验等检查，必要时做肾上腺 CT 及 MRI、脑垂体 CT 及 MRI。

【知识拓展】

1. 肾病综合征的定义　肾病综合征是原发性肾小球疾病的一种临床类型，以大量蛋白尿和低白蛋白血症为主要临床特征，常伴有高脂血症，主要临床症状是水肿。

2. 肾病综合征的诊断标准　大量蛋白尿（> 3.5 g/d），低蛋白血症（血清白蛋白 < 30 g/L），水肿，高脂血症，伴或不伴高血压，前两项为必备诊断条件。

3. 肾病综合征的特点　肾病综合征分为原发性肾病综合征及继发性肾病综合征。原发性肾病综合征有 5 种常见的病理类型：微小病变型肾病、系膜增生性肾小球肾炎、局灶节段性肾小球硬化、膜性肾病和系膜毛细血管性肾病。该病预后取决于患者的病理类型、临床表现及并发症。微小病变型肾病及轻度系膜增生性肾小球肾炎预后较好，大量蛋白尿、严重高血压及肾功能损害者预后较差。积极防治并发症可以提高患者长期预后，其并发症主要包括感染、血栓及栓塞并发症、急性肾损伤、蛋白质及脂肪代谢紊乱。

4. 肾病综合征的治疗　肾病综合征的患者要注意休息，补充充足热量，低盐、低脂及正常量的优质蛋白饮食，避免劳累、感染，避免使用肾毒性药物，定期检测血压。药物方面需要对症治疗及免疫抑制治疗。对症治疗可以选择利尿剂及 ACEI/ARB 改善水肿、减少尿蛋白，应用利尿剂时不宜过猛过快，避免血液高黏滞性诱发血栓、栓塞。免疫抑制剂主要包括糖皮质激素及细胞毒性药物，应用免疫抑制剂原则上需要明确患者的病理类型，可建议患者行肾活检以明确病理类型。

（王　爽　岑梦钗）

思考题

1. 水肿的常见原因有哪些？相关疾病如何鉴别？
2. 水肿转诊标准是什么？

笔记

案例 ⑪

腰 背 痛

📠【案例简介】

患者，宋女士，64 岁，退休，因"腰背部疼痛 2 年，加重 2 个月"就诊。

患者 2 年前无明显诱因出现腰背部疼痛，为隐痛，呈阵发性，无放射，与体位及活动无关，无发热，无皮疹，无其他关节肿痛，无尿频、尿急和尿痛，无腹痛、腹泻，无下肢麻木，未重视、也未就诊。近 2 个月自觉腰背部疼痛加重，伴四肢疼痛，无肢体麻木及感觉异常，偶有夜间痛醒。自行服用"布洛芬"，疼痛缓解不明显，于附近医院就诊，经给予相关检查仍诊断不清，对症治疗后腰背痛略有缓解。

自发病以来，饮食及睡眠可，二便如常，近期体重无明显变化。

既往史：否认家族遗传病史，否认肝炎、结核等传染病史；1 年前走路时不慎跌倒造成右前臂骨折，石膏固定 3 个月，现无畸形，不影响活动。否认高血压、冠心病及糖尿病病史，无烟酒嗜好。

体格检查：T 36.3℃，P 76 次 / 分，R 20 次 / 分，BP 96/63 mmHg，身高 155 cm，体重 47 kg，BMI 19.6 kg/m^2。神志清，一般状态佳，颈部未触及肿大淋巴结。甲状腺无肿大。双肺呼吸音清，心脏听诊无病理性杂音。腹部软，无压痛、反跳痛及肌紧张，肝脾肋下未触及，肝区及双肾区无叩痛。双下肢无水肿。脊柱生理弯曲，无活动受限，脊柱无压痛及叩击痛，下肢肌力 V 级，直腿抬高试验阴性。

请思考以下问题：

一、腰背痛的病因有哪些？

二、如何构建整体性临床思维？

三、最可能的诊断是什么？需要完善哪些辅助检查？

四、诊断和诊断依据是什么？

五、转诊指征有哪些？

六、治疗方案是什么？

七、对该患者如何管理？

八、该案例给我们的启示是什么？

笔记

一、腰背痛的病因有哪些?

腰背部的组织自外向内包括皮肤、皮下组织、筋膜、肌肉、韧带、肋骨、椎骨、椎间盘、硬膜、脊髓和神经、大血管（主动脉和下腔静脉）、腹膜后组织或器官（肾、肾上腺、胰腺和淋巴结）及腹、盆腔器官。上述任何组织、器官的病变均可引起腰背痛。腰背痛一般是指定位于肋缘至臀部皱褶下缘区域的疼痛、肌肉紧张或僵硬，伴或不伴有腿部疼痛（坐骨神经痛），是临床常见的症状之一。以腰局部病变最为多见，腰附近组织器官疾病累及腰部也很常见。引起腰背痛的病因复杂多样，按病因可大致分为 6 大类（表 2-11-1），按解剖部位可分为 4 大类（表 2-11-2）。

表 2-11-1　腰背痛的病因分类

病因		疾病或相关因素
外伤性	急性损伤	因各种直接或间接暴力导致腰椎骨折，脱位或者腰肌软组织损伤
	慢性损伤	因工作、学习、劳动时的体位和姿势不正确及搬运重物等引起腰部慢性累积性损伤，在遇到潮湿寒冷等物理性刺激后可发生腰背痛
炎症性	感染性炎症	可见于结核和非结核分枝杆菌、化脓菌或伤寒杆菌侵犯腰部及软组织而引起局部感染性炎症
	无菌性炎症	寒冷、潮湿、变态反应和重手法推拿按摩等均可引起骨及软组织炎症而出现腰背痛
退行性变		大多数人一般从 20～25 岁开始脊柱发生退变，包括纤维环及髓核组织退变。如腰部过度活动，经常使之处于负重状态则髓核易于脱出，局部韧带、骨膜下出血、机化，进而骨化形成骨刺。髓核突出和骨刺可压迫或刺激神经引起疼痛。近些年来因胸腰椎的退行性改变引起的腰背痛患者呈逐渐增加趋势
先天性疾病		多发于腰骶部，是引起下腰痛比较常见的原因。常见的先天性疾病有隐性脊柱裂、腰骶化或骶椎腰化、发育性椎管狭窄和椎体畸形等。这些患者在年轻时常无临床症状，但在累积性损伤时可出现腰背痛
肿瘤性疾病		原发性或转移性肿瘤对胸腰椎及软组织的侵犯
精神心理性疾病		躯体忧虑障碍、精神紧张症、过度疲劳综合征等

表 2-11-2　腰背痛的解剖分类

解剖部位	疾病或相关因素
脊椎	脊椎骨折、椎间盘突出、退行性脊柱炎、脊柱结核、脊椎肿瘤、先天性畸形等
脊柱旁软组织	腰肌劳损、腰肌纤维组织炎、风湿性多肌炎等
脊神经根	脊髓压迫症、急性脊髓炎、腰骶神经炎等
内脏	泌尿系统疾病，如肾输尿管结石、肾盂肾炎等可引起腰痛；盆腔、直肠、前列腺及子宫附件炎症，均可引起放射性腰背部疼痛

笔记

二、如何构建整体性临床思维？

（一）临床 3 问和鉴别思维

腰背痛是临床上常见的症状之一，由于病因复杂，涉及病变的部位、组织或器官较多，脊柱、脊柱旁组织、脊神经根、内脏及全身疾病均可导致腰背痛，因而鉴别诊断比较困难。引起腰痛的病变可能是轻微外伤、良性退行性变，也可能是恶性肿瘤及转移；可能是急性化脓性感染，也可能是脊柱结核等慢性感染；可能是腰部的局部病变，也可能是腹腔、盆腔邻近器官病变引起。采用以人为中心的诊法，用生物－心理－社会等多维度的问诊，有助于全科医生为腰背痛的诊断和鉴别诊断提供可靠线索。必要时，需要转诊到专科医院进行诊治。全科医生应用临床安全诊断策略——临床 3 问进行分析和鉴别（图 2-11-1，图 2-11-2）。

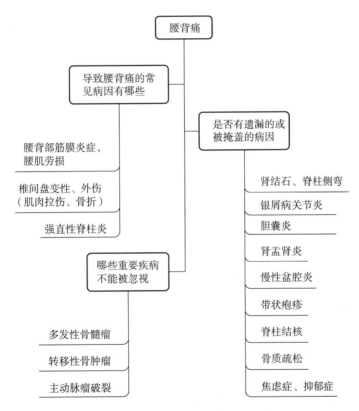

图 2-11-1　腰背痛临床 3 问导图

（二）以人为中心的问诊——RICE 问诊

全科医生接诊以腰背痛为主诉的患者时，应仔细询问疼痛发生时间、起病缓急、疼痛部位、程度和伴随症状、疼痛发作诱因和缓解方式、疼痛的演变过程、职业特点、就诊经过及患者的患病体验等。有关 RICE 问诊示例如下。

R（reason）——**患者就诊的原因**

全科医生：宋阿姨，您好！您是因什么问题来看全科呢？（热情打招呼，创造

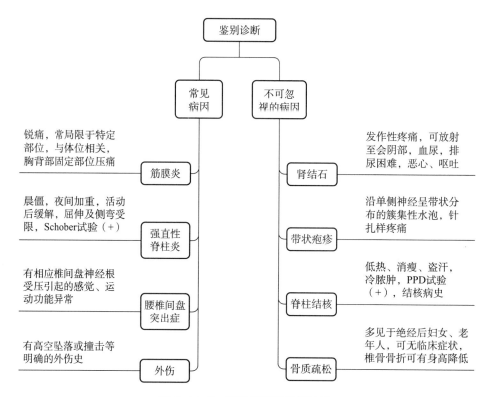

图 2-11-2　腰背痛鉴别思维导图

愉快氛围。开放式提问，询问主要的就诊原因）

患者：医生好，我主要是想让您帮我找找腰背痛的原因。

全科医生：您能说得具体一点吗？

患者：我腰背部疼 2 年多了，开始只是隐隐约约的不舒服，最近 1 个月感觉疼得厉害，甚至胳膊和腿也疼。

全科医生：具体在腰的哪个部位疼？是持续疼还是一阵一阵疼？（了解疼痛的部位和特点）

患者：整个腰都不舒服，说不清楚是哪个部位疼。一阵一阵疼，不是一直疼。

全科医生：疼痛发作前有什么原因吗？（了解疼痛的诱因）

患者：没有什么特别的原因，不一定什么时候就开始疼了。

全科医生：疼痛是如何缓解的呢？（询问疼痛的缓解方式）

患者：开始的时候自己就能好，最近 1 个月需要吃止痛药才能减轻。

全科医生：有发热、腹痛、排尿不适、下肢麻等表现吗？（腰痛的鉴别诊断）

患者：除了腰痛没有其他不舒服的地方。

全科医生：请您告诉我一下绝经的年龄好吗？平时经常户外活动和晒太阳吗？（了解患者的绝经年龄、生活习惯）

患者：50 岁就不来月经了。平时我喜欢安静，活动不多，自从出现腰背痛后，外出活动更少了。

全科医生：关于腰痛您去看过医生吗？（了解诊治经过）

笔记

118

患者：因腰越来越疼，去附近医院做了些检查，医生说我骨质疏松。骨质疏松会像我这样腰痛吗？所以想让您给我再看看。

全科医生：您平时有吃治疗骨质疏松的药吗？（了解用药情况）

患者：没有吃，疼痛时我就贴止痛膏药，会好一些。

I（idea）——患者对自己健康问题的看法

全科医生：宋阿姨，您对腰痛是怎么看的？（了解患者对自己疾病的看法）

患者：会不会是腰脱？我之前经常弯腰干活。

全科医生：我先给您检查一下，再做一些相关化验，寻找病因好吗？

患者：好。

三、最可能的诊断是什么？需要完善哪些辅助检查？

1. 初步诊断：骨质疏松症？

2. 需要完善辅助检查：血、尿常规，血钙、血磷、血钾、红细胞沉降率、空腹血糖、甲状腺功能、肝肾功能、肿瘤标志物、风湿抗体、胸、腰椎 DR 正侧位，腹部肝胆脾胰和双肾膀胱及盆腔超声，骨密度检查。

检查结果：血钙 2.26 mmol/L，血磷 1.20 mmol/L，血钾 4.90 mmol/L；空腹血糖 6.04 mmol/L，血浆糖化血红蛋白 5.70%；血、尿常规正常；肝肾功能正常；甲状腺功能正常；红细胞沉降率正常；肿瘤标志物、风湿抗体阴性。

胸、腰椎 DR 正侧位：腰椎轻度退行性变。

腹部肝胆脾胰和双肾膀胱超声提示肝囊肿及肾囊肿，盆腔无异常。

骨密度检查：腰椎骨质疏松（T 值 -4.2），双髋关节骨量减少（左侧 T 值 -2.3，右侧 T 值 -1.8）。

C（concern）——患者的担心

全科医生：根据您的检查结果，腰椎有轻度的退行性变，没有明确的腰间盘脱出，通常不能引起您这样的疼痛。

患者：有可能是风湿吗？会不会得癌症了？

全科医生：目前未发现您得肿瘤的证据，风湿相关检查也未发现异常。从您的病史及辅助检查结果看，您确实是患了骨质疏松症。而且这个病能解释您的腰痛。

患者：医生，我现在骨质疏松到什么程度了？

全科医生：结合您骨密度等检查，和您之前骨折的病史，可以诊断为重度骨质疏松。

E（expectation）——患者的期望

患者：这么严重了，还能治好吗？

医生：骨质疏松的治疗是一个长期的过程，需要您坚持服药，适当运动。只要您积极配合治疗，还是很有希望缓解的。（增强患者战胜疾病的信心）

患者：谢谢医生，我一定配合治疗。

四、诊断和诊断依据是什么?

1. 诊断:重度骨质疏松症(severe osteoporosis)。

2. 诊断依据:①绝经后女性,平素缺乏运动。②症状以慢性腰背部疼痛为主,近2个月发展为周身疼痛。③有脆性骨折史。④骨密度检查:腰椎骨质疏松(T值 −4.2),双髋关节骨量减少(左侧 T 值 −2.3,右侧 T 值 −1.8)。

五、转诊指征有哪些?

1. 腰背痛病因不明确。

2. 诊断明确,但治疗效果不佳。

3. 有严重的并发症等超出全科医生诊疗范围。

4. 需转诊专科检查、诊疗的临床情况或疾病,如肿瘤等。

六、治疗方案是什么?

骨质疏松症需要采用一般治疗、基础治疗、对症治疗、特殊治疗等综合治疗方案,治疗目标是减轻症状、降低骨折发生率,改善预后。针对本案例,制订初步治疗方案如下。

1. 一般治疗

(1)改善营养:嘱患者摄入富含钙、低盐和适量蛋白质的均衡膳食,避免过量饮用咖啡、碳酸饮料等,戒烟忌酒。

(2)加强运动:充足日照,规律运动,如无禁忌可加强负重锻炼,避免运动损伤。

(3)其他:嘱患者避免使用导致骨质疏松的药物,如氯硝西泮、加巴喷丁等。

2. 基础治疗:补充钙剂和活性维生素 D。

3. 特殊治疗:口服二膦酸盐(bisphosphonates):阿仑膦酸钠 10 mg,口服,每日 1 次。

七、对该患者如何管理?

1. 建立个人健康档案,制订随访监测计划。

2. 适时利用每次随访或就诊机会进行患者教育,提高健康素养水平和自我管理能力等。

3. 监测症状、血钙、药物不良反应等。

4. 如出现治疗效果不佳、严重并发症等全科或基层无法处理情况及时转诊上级医院专科。

八、该案例给我们的启示是什么?

腰背痛原因有很多,全科医生在问诊中要突出一些重点问题,获得有效信息。本案例患者为绝经后女性,平时缺乏运动,没有及时、规范治疗。运用临床 3 问,

笔记

结合辅助检查进行分析，有助于全科医生在基层缺乏高精尖设备条件下避免遗漏一些隐蔽的、容易掩盖的疾病，如溃疡性结肠炎、Crohn 病、肺癌、甲状腺疾病等。全科医生为患者提供以人为中心的整体性服务，不仅关注疾病本身，还关注患者的心理、社会和精神等因素的影响。这种诊疗方法也有助于识别精神心理问题导致的腰背痛，及时转诊专科医生。

【知识拓展】

1. 骨质疏松症的危险因素

（1）不可更改因素：人种（黄种人和白种人风险高于黑种人）、高龄、绝经后女性、母系家族史。

（2）可更改因素：吸烟、过度饮酒、饮过多咖啡、蛋白质摄入过多或不足、高钠饮食、钙和（或）维生素 D 缺乏、缺乏体力活动或制动、低体重、性腺功能低下、影响骨代谢的疾病或药物。

2. 骨质疏松的诊断标准　见表 2-11-3。

表 2-11-3　基于 DXA 测定骨密度分类标准

分类	T- 值
正常	≥-1.0
低骨量	-2.5 ~ -1.0
骨质疏松	≤ -2.5
严重骨质疏松	≤ -2.5+ 脆性骨折

注：T- 值 =（实测值 - 同种族同性别正常青年人峰值骨密度）/同种族同性别正常青年人峰值骨密度的标准差；DXA：双能 X 线吸收检测法。

3. 国际骨质疏松症基金会（IOF）骨质疏松症风险 1 min 测试题　见表 2-11-4。

表 2-11-4　IOF 骨质疏松症风险 1 min 测试题

	编号	问题	回答
不可控因素	1	父母曾被诊断有骨质疏松或曾在轻摔后骨折？	是（ ）否（ ）
	2	父母中一人有驼背？	是（ ）否（ ）
	3	实际年龄超过 40 岁？	是（ ）否（ ）
	4	是否成年后因为轻摔而发生骨折？	是（ ）否（ ）
	5	是否经常摔倒（去年超过 1 次），或因为身体较虚弱而担心摔倒？	是（ ）否（ ）
	6	40 岁后的身高是否减少超过 3 cm？	是（ ）否（ ）
	7	是否体重过轻？（BMI 值 < 19 kg/m²）	是（ ）否（ ）
	8	是否曾服用类固醇激素连续超过 3 个月？	是（ ）否（ ）

笔记

续表

编号	问题	回答
9	是否患有类风湿关节炎？	是（　）否（　）
10	是否被诊断出有甲亢或是甲状旁腺功能亢进症、1 型糖尿病、Crohn 病或乳糜泻等胃肠疾病或营养不良？	是（　）否（　）
11	女士回答：是否在 45 岁或以前就停经？	是（　）否（　）
12	女士回答：除了怀孕、绝经或子宫切除外，是否曾停经超过 12 个月？	是（　）否（　）
13	女士回答：是否在 50 岁前切除卵巢又没有服用雌 / 孕激素补充剂？	是（　）否（　）
14	男性回答：是否出现过阳痿、性欲减退或其他雄激素过低的相关症状？	是（　）否（　）
15	是否经常大量饮酒（每天饮用超过 2 单位的乙醇，相当于啤酒 1 斤、葡萄酒 3 两或烈性酒 1 两）？	是（　）否（　）
16	目前习惯吸烟，或曾经吸烟？	是（　）否（　）
17	每天运动量少于 30 min？（包括做家务、走路和跑步等）	是（　）否（　）
18	是否不能食用乳制品，又没有服用钙片？	是（　）否（　）
19	每天从事户外活动时间是否少于 10 min，又没有服用维生素 D？	是（　）否（　）

（行标题）生活方式（可控因素）对应编号 13～19。

注：以上任意一题回答"是"即为阳性，提示存在骨质疏松症的风险，即建议进行骨密度检查。

4. 亚洲人骨质疏松自我筛查工具（osteoporosis self-assessment tool for Asians，OSTA）主要针对亚洲国家和地区绝经后女性，根据年龄和体重来筛查评估骨质疏松风险。OSTA 指数计算方法是：（体重 – 年龄）× 0.2，结果评定如表 2-11-5 所示。

表 2-11-5　亚洲人骨质疏松自我筛查工具

风险级别	OSTA 指数
低	> –1
中	–4 ～ –1
高	< –4

（王　爽　于溥田）

思考题

1. 腰背痛的病因有哪些？相关疾病如何鉴别？
2. 腰背痛转诊指征是什么？

笔记

案例 ⑫

关 节 痛

患者，男，42岁，职员，研究生学历，以"反复左足跖趾关节肿痛4年，加重2个月"为主诉就诊。

患者4年前饮酒后出现左足第一跖趾关节红肿、疼痛，较剧烈，无发热，无其他关节肿痛，无皮疹，自服布洛芬后症状缓解，未在意。后常于饮酒、受寒或劳累后出现左足第一跖趾关节肿痛，并逐渐出现左踝关节和右足第一跖趾关节肿痛，口服布洛芬等药物可缓解，曾就诊于当地医院，诊断为痛风，予非布司他40 mg每日1次口服降尿酸治疗。近2个月双足关节红肿、疼痛剧烈，口服布洛芬缓解不满意来诊。

自发病以来，一般状况可，无发热，无咳嗽、咳痰，无腹痛、腹泻，无水肿、少尿，无尿频、尿急和尿痛，无盗汗。饮食睡眠无异常，二便如常。体重无明显变化。

既往史：高血压病史3年，最高可达180/120 mmHg，目前口服氨氯地平片5 mg每日1次降压治疗，血压控制在140/90 mmHg左右。父亲有高血压及痛风病史。否认药物过敏史，否认肝炎、结核等传染病史；否认手术外伤史。否认家族遗传病史。否认冠心病及糖尿病病史，不吸烟。

体格检查：T 36.5℃，P 82次/分，R 18次/分，BP 135/90 mmHg，身高172 cm，体重82 kg，BMI 27.7 kg/m²。呼吸平稳，双肺呼吸音清，未闻及干、湿啰音。HR 82次/分，律齐，心脏各瓣膜区未闻及病理性杂音。腹部触诊软，无压痛、反跳痛及肌紧张，肝脾肋下未触及，肝肾区无叩痛。双足第一跖趾关节、左踝关节皮温略升高，触痛阳性，关节活动受限。双下肢无水肿。

请思考以下问题：

一、关节痛的病因有哪些？

二、如何构建整体性临床思维？

三、最可能的诊断是什么？需要完善哪些辅助检查？

四、诊断和诊断依据是什么？

五、转诊指征有哪些？

六、治疗方案是什么？

七、对该患者如何管理？

八、该案例给我们的启示是什么？

一、关节痛的病因有哪些?

关节痛（arthralgia）通常伴有关节炎症，是多个系统疾病的表现，其病因可由关节局部疾病引起，也可因全身性疾病导致。关节痛的病因或相关因素见表 2-12-1。

表 2-12-1 关节痛的病因或相关因素

病因	疾病或相关因素
外伤	急性损伤：关节受到外力碰撞或使其过度伸展扭曲，造成关节骨质、肌肉、韧带等结构损伤引起关节疼痛，常伴有肿胀 慢性损伤：①持续的慢性机械损伤；②急性外伤后破损的关节面出现粗糙瘢痕，使关节面长期摩擦而产生；③长期负重；④关节活动过度；⑤关节扭伤处理不当；⑥骨折愈合不良
感染性	细菌等病原体经外伤或血液途径侵入关节而导致。常见的病原菌包括葡萄球菌、肺炎链球菌、结核分枝杆菌和梅毒螺旋体等
变态反应和自身免疫	变态反应性关节炎：因病原微生物及其产物、药物、异种血清与血液中的抗体形成免疫复合物沉积在关节腔引起，如细菌性痢疾、过敏性紫癜和结核菌感染所致的反应性关节炎 自身免疫性关节炎：在外来抗原或理化因素作用下机体产生自身抗体，引起器官和非器官特异性自身免疫病，如类风湿关节炎、系统性红斑狼疮引起的关节病变
退行性关节病（增生性关节炎、肥大性关节炎）	原发性：多见于肥胖老年人，有家族史，常有多关节受累而无明显局部病因 继发性：多有创伤、感染或先天性畸形等基础病变，并与吸烟、肥胖和重体力劳动有关
代谢性骨病	骨质软化性骨关节病：常因阳光照射不足、消化不良、维生素 D 缺乏和磷摄入不足等原因造成维生素 D 代谢障碍而导致 骨质疏松性关节病：如老年性、失用性等各种病因导致骨质疏松等所致 高脂血症性关节病：脂质代谢障碍所致 痛风：嘌呤代谢障碍所致的 其他：糖尿病骨病、皮质醇增多症性骨病、甲状腺或甲状旁腺疾病引起的骨关节病均可出现关节疼痛
骨关节肿瘤	良性肿瘤：如骨样骨瘤、骨软骨瘤、骨巨细胞瘤和骨纤维异常增殖症 恶性骨肿瘤：如骨肉瘤、软骨肉瘤、骨纤维肉瘤、滑膜肉瘤和转移性骨肿瘤

二、如何构建整体性临床思维?

（一）临床 3 问和鉴别思维

关节痛是临床上常见的症状之一，根据病程不同，可分为急性和慢性关节痛。急性关节痛以关节及周围软组织的炎症性反应为主，慢性关节痛则以关节囊肥厚及

笔记

骨质增生为主。如上所述,关节痛病因复杂,是多个系统疾病的临床表现,既可能是常见病所致,也可以是罕见病引起;既可以表现为单个关节受累,也能是多个关节炎症。所以,全科医生在为关节痛患者进行诊断和鉴别诊断时具有一定的挑战性。全科医生接诊关节痛患者时仔细认真地询问病史对初步判断引起关节痛的病因、缩小检查范围、缩短确诊时间,有非常大的帮助。需要重点考虑的因素有:①性别、年龄;②单关节或多关节受累;③伴随症状;④既往史;⑤用药史;⑥家族史等;⑦是否因全身疾病导致。如甲状旁腺功能亢进患者可因关节痛、骨痛就诊,如询问出患者反复发生结石、化验血钙升高等病史,就可以迅速推断患者可能存在甲状旁腺疾病,通过化验甲状旁腺激素(PTH)及甲状旁腺的影像学检查而确定患者关节痛的病因。下面我们用临床安全诊断策略——临床 3 问进行分析和鉴别(图 2-12-1,图 2-12-2)。

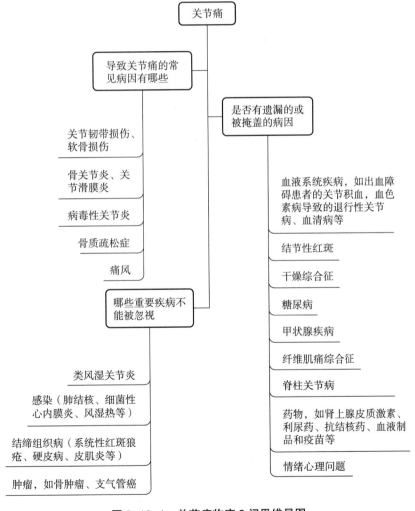

图 2-12-1　关节痛临床 3 问思维导图

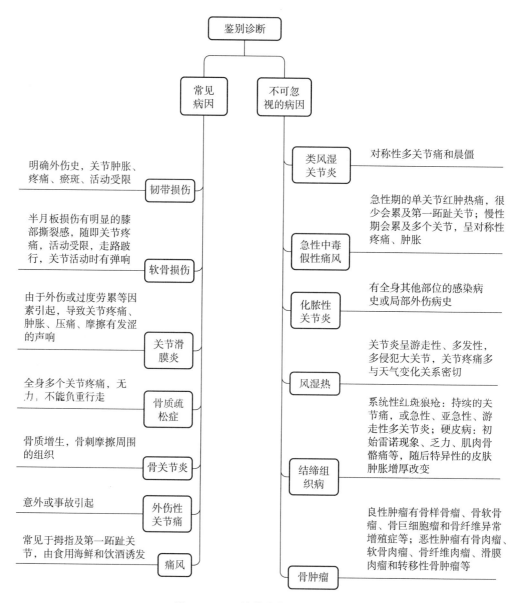

图 2-12-2 关节痛鉴别思维导图

（二）以人为中心的问诊——RICE 问诊

全科医生以人为中心的问诊是两个平行的思维框架的整合，一方面要从生物医学视角了解关节痛的诱因、部位、性质、病程、加重和缓解因素、伴随症状等；另一方面，还要了解患者自己对关节痛的看法、顾虑、期望及病痛对患者生活带来的影响，在积极寻找病因的同时，让患者有良好的就医体验，增进医患关系。下面是采用 RICE 问诊方法了解关节痛患者患病体验的示例。

R（reason）——患者就诊的原因

全科医生：您好！有什么可以帮您的吗？（开放式提问，询问主要的就诊原因）

患者：医生好！我最近痛风又犯了，左踝关节和两脚蹬趾关节疼得厉害。

笔记

全科医生：可以和我详细说说痛风的情况吗？（了解疾病的发生、发展过程）

患者：大约4年前，我在一次饮酒后左脚跛指关节肿痛，我自己吃了"布洛芬"后就缓解了，也没有去医院看病。后来在喝酒或者劳累之后，经常出现这个关节肿痛，后来发展到左踝关节和右脚这个关节也出现肿痛。初期口服布洛芬或双氯芬酸等药物，关节肿痛就能减轻，后来口服镇痛药，效果不佳。我到附近医院就诊，医生化验后发现我尿酸高，诊断为痛风，建议我口服非布司他，我用了一段时间，效果还挺理想。但最近2个月关节痛加重，口服双氯芬酸和非布司他效果不太理想。

全科医生：您每次关节痛发作的时候，有什么原因吗？比如外伤、劳累或饮酒等？（询问可能的诱因）

患者：刚开始主要是饮酒、受凉之后疼痛，后来我注意了，稍微好些，但最近没什么原因就突然关节肿痛起来。

全科医生：有没有发热，身上起皮疹，晨起时关节僵硬及腹泻等症状？（鉴别风湿性关节炎和类风湿关节炎）

患者：我除了关节痛，其他症状都没有。

全科医生：治疗痛风您用的药，都用了多长时间？（了解诊疗经过）

患者：医生给开的降尿酸药物（非布司他），我吃了3个月左右，感觉关节不痛就停药了。最近关节又疼了，非布司他我又用了1个月。

全科医生：您还得过其他病吗？用药吗？（了解用药史）

患者：3年前发现血压高，现在每天吃氨氯地平片。

全科医生：平时工作环境怎么样？经常运动吗？除了饮酒，吸烟吗？饮食上有什么偏好？（了解生活方式）

患者：我主要是坐办公室，平时运动比较少。不吸烟，现在也基本不喝酒了。比较喜欢吃海产品。

全科医生：您家中有人有类似的病吗？（了解家族史）

患者：我父亲患高血压和痛风。

I（idea）——患者对自己健康问题的看法

全科医生：根据您的病情，目前考虑是痛风，急性关节炎期可能性大。您了解痛风吗？

患者：尿酸高会导致痛风。海鲜、啤酒和豆制品等都可以引起尿酸升高，但我最近很注意了，为什么还会加重呢？

全科医生：您说得很对，喝酒、吃海鲜和动物内脏及豆制品等都会导致尿酸升高，但体内尿酸的80%都是内源性的，与嘌呤代谢有关，其余20%和饮食等相关。所以您虽然注意饮食了，但有时痛风也会发作。（肯定患者，适当鼓励，及时宣教）

患者：医生，如果饮食控制都不能预防痛风发作的话，还有什么办法吗？

全科医生：别着急，先做一些检查，看看这次关节痛加重，是否与痛风有关，好吗？

患者：好。

三、最可能的诊断是什么？需要完善哪些辅助检查？

1. 最可能的诊断：痛风？

2. 需要完善的辅助检查：血清尿酸、血脂、血糖、血常规、尿常规、肝肾功能、血钾钠氯、风湿抗体、甲状腺功能，双足跖趾关节、左踝关节 X 线片、双能 CT。

检查结果：血清尿酸：547 μmol/L；高密度脂蛋白胆固醇：0.83 mmol/L，低密度脂蛋白胆固醇：1.74 mmol/L；空腹血糖 5.75 mmol/L，餐后 2 h 血糖 8.24 mmol/L。血尿常规、肝肾功能、血钾钠氯、风湿抗体和甲状腺功能未见明显异常。

左足第一跖趾关节、左踝关节及右足第一跖趾关节 X 线片提示关节软组织肿胀，密度不均匀增高。

双足第一跖趾关节、左踝关节双能 CT 显示有尿酸盐沉积。

C（concern）——**患者的担心**

全科医生：您现在是痛风发作，急性关节炎期。（明确告知病情）

患者：医生，痛风能控制吗？

全科医生：痛风需要综合治疗，长期随访监测，有利于减少关节炎发作，控制病情进展。但您也要了解它是一个终身性疾病，如果控制不好可能会出现关节损伤，甚至影响肾，所以您一定要重视。我们一起商量一个治疗方案好吗？您要改善生活方式，控制饮食，适当锻炼，服用降尿酸药物，应该在一定程度上会减少痛风性关节炎的发作。（适当解释，健康宣教）

E（expectation）——**患者的期望**

患者：我尽量按您说的做，麻烦医生帮我治好痛风。

全科医生：我们一起努力吧。第一，降尿酸的药物可以继续吃，建议您现在口服秋水仙碱来治疗，下面我会详细跟您讲解药物的服用方法及注意事项……，第二，饮食方面，我们一起制订一个适合您的食谱……。第三，适量活动；第四，明天我们再联系一下，看看您用药后的效果如何，以决定下一步的治疗方案。

患者：好的医生，谢谢您。

四、诊断和诊断依据是什么？

1. 诊断：痛风急性关节炎期（gout acute arthritis phase）。

2. 诊断依据：①患者特征：中年男性，有痛风家族史。②临床表现：a. 反复左足第一跖趾关节肿痛 4 年，加重伴踝关节、右足第一跖趾关节肿痛 2 个月；b. 查体可见双侧第一跖趾关节和左踝关节红肿痛；c. 实验室检查：血尿酸升高，547 μmol/L。③影像学特征：双足第一跖趾关节、左踝关节 X 线片提示关节软组织肿胀，密度不均匀增高。双能 CT 有尿酸盐沉积。④伴随疾病：高血压、超重（BMI 27.7 kg/m^2）。

综上所述，根据 2015 年美国风湿病学会和欧洲抗风湿病联盟共同制定的痛风分类标准大于 8 分，排除化脓性关节炎、创伤性关节炎、类风湿关节炎等其他原因

笔记

导致关节炎的可能，即诊断为痛风。

五、转诊指征有哪些?

全科医生在基层接诊痛风患者时，需要根据不同的临床情况考虑选择及时转诊或常规转诊。

1. 及时转诊建议

（1）急性肾衰竭（如尿量急剧减少等）或慢性肾病 4 或 5 期。

（2）疑诊泌尿系结石所致尿路梗阻或肾绞痛（腹痛、腰痛、尿痛、血尿、尿量减少等）。

（3）首次发作关节症状且尚无法明确诊断痛风。

（4）怀疑感染性关节炎。

（5）痛风反复发作、控制不佳。

（6）肝功能明显异常（转氨酶 > 3 倍正常值上限或胆红素水平升高）。

（7）合并妊娠或哺乳或其他无法处理的急症。

2. 常规转诊建议

（1）明确诊断痛风性关节炎患者：①急性发作累及大关节、多关节，或伴有发热等明显全身症状者；②经治疗 24 h 关节症状改善 < 50% 者，为疗效不佳；③明确诊断痛风性关节炎且非急性期的患者，建议由上级医院专科医生选择合适的降尿酸药并启动降尿酸治疗，待方案确定后再由基层医生长期监测、随访。

（2）合并其他慢性病、系统性疾病或因此服用影响尿酸代谢的药物的痛风或高尿酸血症患者：①伴发高血压、糖尿病（也包括乳酸性酸中毒、糖尿病酮症酸中毒等急症）等代谢性疾病和缺血性心脏病等其他慢性病，且危险因素控制不佳；②各类肾病所致的肾功能不全或部分肾小管疾病，存在血液系统疾病（如急慢性白血病、红细胞增多症、多发性骨髓瘤、溶血性贫血、淋巴瘤）、恶性肿瘤或正在接受癌症化疗的患者，基层医生可在进行增加饮水量、适当碱化尿液的初步处理后建议转诊；③正在服用影响尿酸代谢药物的患者，基层医生可尝试在条件允许下调整药物或尽量避免应用，但如尿酸水平增高、痛风关节症状控制不佳，应建议转诊。

（3）特殊类型痛风或高尿酸血症患者：①青少年甚至儿童起病的痛风或高尿酸血症患者；②绝经前女性痛风或高尿酸血症患者；③有明确家族遗传史，高度怀疑遗传性疾病所致痛风或高尿酸血症的患者。

（4）通过基层医疗机构初步评估未发现明确继发因素的单纯无症状高尿酸血症患者，如血尿酸 ≥ 600 μmol/L，应转诊进一步除外继发因素。高龄者建议定期筛查肿瘤、监测肾功能。

六、治疗方案是什么?

痛风治疗的总体目标是通过合理的综合治疗控制症状和高尿酸血症、防止肾功能损害等并发症发生，提高生活质量，改善预后。其中，改善生活方式是综合治疗的核心。

1. 非药物治疗

（1）该患者处于急性关节炎期，建议患者制动休息，局部可冷敷。

（2）保持生活规律和避免诱因：①防止突然受凉或寒冷；②避免劳累或剧烈运动；③避免含糖饮料及高嘌呤饮食；④避免应激；⑤酒精、外伤、手术、腹泻、脱水等也可诱发痛风，应注意避免。

（3）个体化饮食管理

1）饮水量：如果病情允许，建议每日饮水量维持在 2 L 以上，可以饮用水、茶或不加糖的咖啡。避免饮用含果糖饮料或含糖软饮料、果汁和浓汤。

2）饮食嘌呤含量：推荐每日饮食嘌呤含量控制在 200 mg 以下，该患者推荐的饮食处方见知识拓展。

3）规律饮食，增加新鲜蔬菜摄入。

（4）体重管理：该患者超重，BMI 27.7 kg/m^2。推荐的理想体重是 BMI 为 24 kg/m^2 以下，在随访过程中与患者讨论可行的体重控制方案。

2. 药物治疗：经风湿免疫科医师会诊后，确定药物治疗方案如下。

（1）该患者处于急性关节炎期，就诊前已应用非甾体抗炎药和降尿酸药物，嘱患者继续应用。

（2）加用秋水仙碱口服：1.0 mg 口服，1 h 后追加 0.5 mg，12 h 后按照每次 0.5 mg、每日 2 次，口服。24 h 后随访。

（3）并存疾病治疗：继续降压治疗，推荐该患者血压控制目标为 130/80 mmHg。

七、对该患者如何管理?

诊断和治疗方案明确、病情稳定的痛风和高尿酸血症患者主要由全科医生及其团队在基层进行长期连续性管理。对于该患者，基层随访管理方案如下。

1. 个体化健康教育：该患者不吸烟，个体化健康教育主要包括以下内容。

（1）痛风的病因及引起急性发作的诱因。

（2）痛风的临床表现。

（3）痛风及高尿酸血症与肾疾病的相互关系。

（4）痛风及高尿酸血症可能存在的危害。

（5）戒酒、合理饮食、适量运动等生活方式改善的意义。

（6）痛风及高尿酸血症相关药物知识。

（7）定期监测随访、合理就医遵医行为的意义。

2. 随访监测

（1）该患者应用秋水仙碱治疗，24 h 后随访，评估症状改善情况，必要时转诊。

（2）监测指标包括症状、体征、血尿酸等，前 3 个月，每个月随访一次；此后每 3 个月随访一次，根据情况调整，必要时转诊。

（3）监测血压，与患者讨论、评估与控制心血管疾病风险，必要时转诊。

（4）监测药物不良反应、依从性，尽可能避免使用升高尿酸的药物，必要时转诊。

（5）监测体重、腰围，控制体重达标。

（6）运动指导：与患者讨论可行的关节周围肌肉等长收缩运动方案。

（7）给予心理支持，树立防治疾病信心，保持良好医患沟通。

八、该案例给我们的启示是什么?

该案例患者为中年男性，既往痛风反复发作，一直没有规范就医，说明其健康素养不高。初次就医后没有定期随访监测，说明医患沟通不足。从以人为中心的诊疗管理中，我们得到的重要启示有：①加强面向居民的科普宣传和健康教育，使居民了解高尿酸血症和痛风防治的相关知识，提高健康素养。②在全科诊疗的 4 个任务中，在解决现患的同时，与患者充分沟通，认识到适时提供预防性照护、医患共同决策和定期健康随访的重要性。③针对高尿酸血症和痛风患者，全科医生采用以人为中心的方法，了解患者对疾病的认知、担心和期望，给予个体化健康咨询与心理支持，对于患者了解发病诱因、减少痛风发作，正确认识疾病、提高自我预防和自我监测的意识、配合治疗与随访等具有重要意义。④痛风患者常合并高血压等慢性病，慢性病共病的长期综合性管理既给全科医生带来挑战，也是体现全科医疗服务特色、帮助患者改善生活质量的优势。⑤全科与专科协同，与患者和（或）家属充分沟通，制订个体化诊疗方案。

【知识拓展】

痛风反复发作不仅影响患者生活质量，而且可能导致肾功能损害等并发症。预防痛风发作是全科医生及其团队在痛风患者长期管理中应具备的基本知识和能力。结合本案例，为避免痛风反复发作，医患互动要点如下。

1. 传播知识　告知患者可能导致痛风发作的诱因，强调控制尿酸水平的重要意义。

2. 解读证据　赋能患者，帮助患者认识到痛风发作可能与体内尿酸浓度有关，尿酸水平增高会在关节腔等处形成尿酸盐沉积，进而引发急性关节疼痛。与患者达成共识，痛风不仅需要规范的药物治疗，同时需要患者自己改善生活方式，提高自我预防、自我保健的意识和能力，配合治疗和随访。

3. 尊重患者偏好，共同决策　就本案例患者而言，导致病情反复发作的诱因是饮酒、进食海鲜和受凉。因而，全科医生在与患者在充分沟通的基础上达成以下共识。

（1）戒酒。

（2）避免着凉。

（3）饮食指导：提供具体的食谱，帮助患者了解本人喜好食物的嘌呤含量，将知识转化为行动（表 2-12-2）。

笔记

表 2-12-2　高尿酸血症和痛风患者的饮食建议

饮食建议	内容
避免摄入	动物内脏 甲壳类 浓肉汤和肉汁 酒（急性发作期和慢性痛风石者）
限制摄入	红肉 鱼 含果糖和蔗糖的食品 酒（尤其是啤酒和烈性酒），酒精总量男性 < 28 g/d，女性 < 14 g/d（14 g 纯酒精约合 1 个酒精单位）
鼓励摄入	脱脂或低脂奶制品（300 mL/d） 鸡蛋每日 1 个 新鲜蔬菜 500 g/d 低生糖指数谷物（粗粮、豆类） 饮水 > 2 000 mL/d（包括茶和无糖咖啡）

（王　爽　于溥田）

◆ 思考题

1. 关节痛的病因有哪些？相关疾病如何鉴别？

2. 痛风的转诊指征有哪些？

案例 ⑬

心 悸

患者，李女士，71岁，已婚，退休。因"反复心悸6年，加重6个月"就诊于全科医学科门诊。

患者6年前常于劳累或情绪激动后出现心悸和"停跳"感，常伴有胸闷、胸痛、气短、出汗，可耐受，持续数秒至1 min左右，可自行缓解，或服用抗心律失常药物后缓解；偶伴有一过性头晕或黑矇，可自行缓解。无发热、抽搐。曾就诊于当地医院，诊断为"冠心病，高血压，心动过速"，给予硝酸异山梨酯缓释片（40 mg，每日1次）、琥珀酸美托洛尔缓释片（47.5 mg，每日1次）、苯磺酸氨氯地平（5 mg，每日1次）、阿托伐他汀钙（10 mg，每日1次）、参松养心胶囊（4粒，每日3次）、阿司匹林（100 mg，每日1次）等口服治疗，症状略缓解。6个月前，自觉心悸加重，感觉心脏非常难受，琥珀酸美托洛尔缓释片增加至71.25 mg（早47.5 mg，晚23.75 mg），阿托伐他汀钙增加至20 mg每日1次后亦无明显缓解。为进一步诊治来门诊就医。

发病来一般状况可，神志清楚，问话能正确回答，睡眠可，二便无异常，体重无明显变化。

既往史：诊断高血压20年，最高血压158/100 mmHg，目前自测血压波动于110/70～150/90 mmHg。类风湿关节炎17年，来氟米特20 mg、仙灵骨葆胶囊治疗中。否认糖尿病病史。

家族史：父母已故，死因不详；姐姐有高血压、糖尿病、冠心病病史；妹妹有高血压病史。

个人史：已婚，育有一子，健康。无吸烟史、饮酒史。饮食口味中等，喜食炖菜。

查体：T 36.2 ℃，P 86次/分，BP 120/70 mmHg，R 20次/分，HR 86次/分，节律不齐，每分钟听诊可闻及10余次较长的停歇，心尖部听诊第二心音减弱。双肺呼吸音清，未闻及干、湿啰音。腹平软，无压痛、反跳痛、肌紧张，肝脾肋下未触及肿大。双肾区无叩击痛，双下肢无水肿。

请思考以下问题：

一、心悸的病因有哪些？

二、如何构建整体性临床思维？

三、最可能的诊断是什么？需要完善哪些辅助检查？

笔记

四、诊断和诊断依据是什么？

五、转诊指征有哪些？

六、治疗方案是什么？

七、对该患者如何管理？

八、该案例给我们的启示是什么？

一、心悸的病因有哪些？

心悸（palpitation）是一种通常被患者表述为心慌或心脏停搏的不适症状，是一种自觉心脏跳动的不适感。心悸的病因可分为病理性和生理性或功能性，可由心脏病导致，也可因全身性疾病引起。心悸的病因或相关因素见表 2-13-1。

表 2-13-1　心悸的原因或相关因素

病因	疾病或相关因素
心脏搏动增强	生理性：①剧烈运动、精神过度紧张时；②饮酒、浓茶或咖啡后；③应用某些药物引起，如甲状腺素片、氨茶碱、抗抑郁药、抗心律失常药、利尿药、洋地黄、麻黄碱、咖啡因、阿托品、肾上腺素等；④妊娠
	病理性：①心室肥大，高血压心脏病、主动脉瓣关闭不全、二尖瓣关闭不全、动脉导管未闭、室间隔缺损、脚气病；②其他疾病，甲状腺功能亢进症、贫血、发热、低血糖、嗜铬细胞瘤等
心律失常	各种类型的心律失常，无论是心动过速、心动过缓还是其他类型均可出现。注意鉴别是否是心脏病或电解质紊乱导致
心力衰竭	各种原因的心力衰竭
自主神经功能紊乱	以下疾病可能因自主神经功能紊乱而导致患者出现心悸症状：心脏神经症、β 受体亢进综合征、绝经期综合征
精神心理因素	抑郁症、焦虑症、神经症等
其他	大量胸腔积液、高原病、胆心综合征等

二、如何构建整体性临床思维？

（一）临床 3 问和鉴别思维

引起心悸的原因复杂，可能是严重心脏病，如心肌梗死或心搏骤停的前驱症状；也可能是生理性、心理性病因导致。临床上，接诊心悸患者时最常考虑的原因是心律失常，而导致心律失常的疾病不一定都是心脏疾病，最常见的是室性期前收缩。然而，最不能忽视的是因心肌梗死等急性冠脉综合征引起的心悸。所以，全科医生接诊心悸患者时，一定警惕"红旗征"，及时转诊给心血管科医生，进行综合评估、明确诊疗方案后在基层进行随访。下面我们用临床安全诊断策略——临床 3 问进行分析和鉴别（图 2-13-1，图 2-13-2）。

笔记

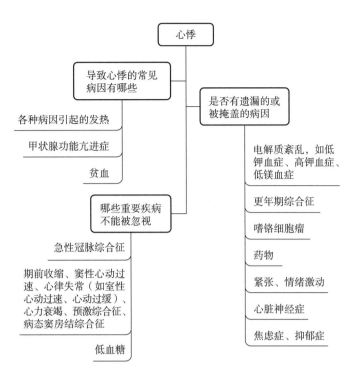

图 2-13-1　心悸临床 3 问思维导图

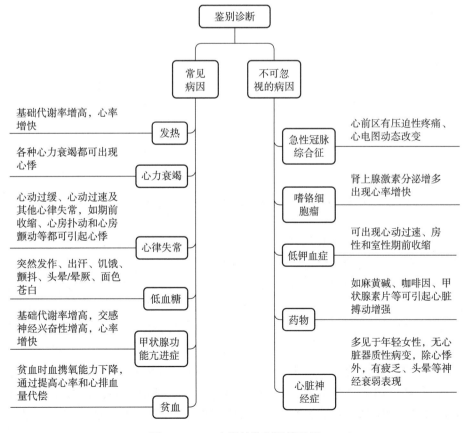

图 2-13-2　心悸的鉴别思维导图

（二）以人为中心的问诊——RICE 问诊

对于心悸患者而言，其感受通常是"心脏乱跳""时跳时不跳""不规律地跳"，甚至有患者描述"心脏像是在身体外面跳"。这种心脏跳动的不适感会使患者感到"太难受了"，甚至带来恐慌或焦虑。因而，作为一名全科医生接诊患者时，要运用以人为中心的临床方法，即在从生物医学视角出发了解心悸发生的诱因、起病情况、性质、持续时间、加重/缓解因素、伴随症状、诊治经过等内容的同时，还要了解患者就诊原因、对疾病的认识、担忧和期望等患者患病体验，并给予适当的关心和安慰。

R（reason）——患者就诊的原因

患者得过冠心病，可能还有心肌梗死，是做心电图得出的诊断，还有心动过速，心率一般都在 80 次/分钟以上，有时 100 多次，有一段时间心脏停搏比较严重，吃琥珀酸美托洛尔和参松养心胶囊后缓解，最近这段时间加重了，心脏非常难受，有时量血压就停 5～6 次，血压计上出现心律不稳的符号，现在琥珀酸美托洛尔 71.25 mg 也不见好转。

患者：医生，您看，我还吃点什么药？是不是心脏病严重了？

I（idea）——患者对自己健康问题的看法

患者认为自己患有冠心病，此次心悸加重是冠心病导致。

C（concern）　　患者的担心

患者曾于 2021 年 7 月去当地医院就诊，行静息心电图检查提示：窦性心律、Ⅲ、V_1 导联异常 Q 波，Ⅱ、Ⅲ、AVF 导联 ST 段下移，Ⅰ和 AVL 导联 T 波低平。结合症状，曾考虑初步诊断"冠心病"。从此，患者一直认为自己患有冠心病，心悸症状加重就是这个病引起的，又不想采用 PCI 介入治疗缓解症状。由于患者期前收缩发作频繁，感觉像是心脏在胸外跳动，非常痛苦，更担心会突然不跳了导致猝死。

E（expectation）——患者的期望

患者希望能通过药物治疗缓解症状，明确诊断。同时，希望能进一步降低甘油三酯。

三、最可能的诊断是什么？需要完善哪些辅助检查？

1. 最可能的诊断：室性期前收缩？

2. 辅助检查：血常规、血离子、血脂、血尿酸、血糖、血红蛋白、肝功能、肾功能、心肌酶谱、甲状腺功能、尿常规、尿 ACR、24 h 动态心电图、超声心动图、冠状动脉 CTA。

结果：血 TG 2.35 mmol/L，其余血、尿相关实验室检查未见明显异常（血 LDL–C 2.59 mmol/L）。

24 h 动态心电图提示：①窦性心律，心率波动于 60～106 次/分，平均心率 78 次/分；②房性期前收缩（49 次单发、6 次成对房性期前收缩、4 次短阵房性心动过速）；③室性期前收缩（12 946 次单发室性期前收缩、1012 次二联律、3 次三联律），占总心搏数 11.6%；④ST–T 改变。

笔记

超声心动图提示：室间隔基底段增厚（12.5 mm）、主动脉瓣反流（轻度）、左室舒张功能减低、心律失常、EF64%。

冠状动脉 CTA 提示：前降支近中段、回旋支近段可见钙化及混合型斑块形成，管腔轻度狭窄；右冠状动脉中段小非钙化斑块形成，管腔轻度狭窄。提示冠状动脉多发轻度硬化。

四、诊断和诊断依据是什么?

1. 诊断：（1）心律失常，室性期前收缩、房性期前收缩。

（2）原发性高血压、高血压 2 级（很高危）。

（3）血脂异常，高甘油三酯血症。

（4）冠状动脉粥样硬化。

（5）类风湿关节炎。

2. 诊断依据　该患者心悸主要原因是室性期前收缩，诊断依据如下。①临床表现：患者自诉有心悸、心跳停搏感、胸闷等。心脏听诊：心律不齐、每分钟听诊可闻及 10 余次较长的停歇，心尖部听诊第二心音减弱。②辅助检查：24 h 动态心电图提示：室性期前收缩（12 946 次单发室性期前收缩、1 012 次二联律、3 次三联律），均为单一形态。同时，该患者既往高血压病史 20 年，血压控制不佳，超声心动图提示室间隔局限性增厚，结合临床表现和其他辅助检查结果，考虑室性期前收缩病因是长期高血压控制不佳导致心肌重构所致可能性大。

五、转诊指征有哪些?

1. 有器质性心脏病，规范化期前收缩药物治疗效果不佳。

2. 24 h 动态心电图提示室性期前收缩 > 10 000 次 /24 h，占总心搏数的 10% 以上。因此，该患者应转诊给心血管科专科医生进一步诊疗。

另外，对于多形性室性期前收缩患者、存在室性期前收缩诱发的室性心动过速或心室颤动等严重心律失常者，或者有导管消融指征者也应转诊给专科医生。

六、治疗方案是什么?

1. 室性期前收缩治疗原则

（1）有器质性心脏病，要首先评估心脏性猝死的风险，符合转诊指征者，及时转诊给专科医生。

（2）有器质性心脏病，如果不诱发其他严重心律失常，首先处理原发病，不建议常规应用抗心律失常药物。若患者不适症状明显，可酌情给予抗心律失常药物改善症状。对于急性冠脉综合征患者，应避免给予 I A 类抗心律失常药物。

（3）有贫血、电解质紊乱、甲状腺功能亢进症等疾病者，无论是否有器质性心脏病，均应积极治疗原发基础疾病，必要时转诊。

（4）对于没有器质性心脏病的室性期前收缩患者，分为无症状或症状轻微与有明显不适症状两种情况。前者通常不需要抗心律失常药物治疗，建议进行精神心理

笔记

评估，必要时转诊精神心理科门诊。后者治疗以改善症状为主。

（5）对于所有室性期前收缩患者均应进行健康教育，告知室性期前收缩的良性特征，减轻心理压力。同时，嘱患者避免饮用浓茶、咖啡等，保证充足睡眠，做好压力和情绪管理。

（6）对于室性期前收缩症状持续存在，或影响心脏再同步化治疗效果，或室性期前收缩负荷高、合并左心室功能不全者，建议给予药物治疗或导管消融治疗。

（7）对有以下情况者可考虑转诊专科医生给予经导管射频消融治疗：①患者症状明显，药物治疗不佳，或不能耐受药物治疗；②没有明显的器质性心脏病。

2. 个体化治疗方案：根据上述治疗原则，本病例个体化治疗方案建议如下。

（1）由于该患者目前不考虑导管射频消融治疗，暂调整抗心律失常药物：停用参松养心胶囊，给予盐酸美西律 150 mg，每日 3 次口服，振源胶囊 2 粒每日 3 次口服。

（2）调整降压治疗方案，在原有治疗基础上加用 ARB 类降压药。

（3）如果患者胸痛症状缓解，可考虑停用硝酸异山梨酯缓释片。

（4）根据冠状动脉 CTA 结果，目前该患诊断冠心病依据不足，与患者讨论阿司匹林肠溶片应用利弊，观察药物不良反应。

（5）继续调脂治疗，治疗动脉粥样硬化，同时嘱患者低盐、低脂饮食，定期复查血脂。

（6）继续目前类风湿关节炎治疗方案，定期随访。

（7）与患者讨论室性心律失常的预后，给予安慰，缓解心理压力，避免焦虑。

室性期前收缩治疗流程见图 2-13-3。

七、对该患者如何管理？

室性期前收缩患者随访管理的要点如下。

1. 健康教育及生活方式管理 包括传播健康知识，心理疏导，避免因室性期前收缩产生焦虑情绪，进行生活方式评估与干预等。

2. 随访监测 对于有器质性心脏病的患者，应每 6 个月进行随访，复查心电图、24 h 动态心电图、超声心动图等，必要时转诊。

3. 压力与情绪管理，必要时转诊。

4. 必要时，心脏康复管理。

对于本病例，患者调整药物治疗 1 天后自觉心悸症状明显缓解，心脏"停跳"感明显减少。因而嘱患者如无特殊异常，遵医嘱药物治疗，低盐、低脂健康饮食，定期监测血压，1 个月后随访检查，若病情变化随诊。

八、该案例给我们的启示是什么？

该患者就诊的主要原因是心悸症状加重，其就诊时反复强调"我心脏特别难受""我以前得过心肌梗死""我的心脏像是在胸腔外面跳一样"。这些表述说明心悸不适症状给患者带来了很大的痛苦，尤其要注意患者担心自己"冠心病"加重会导致过早死亡，因而出现焦虑、害怕甚至恐惧的感觉。由此可见，全科医生在接

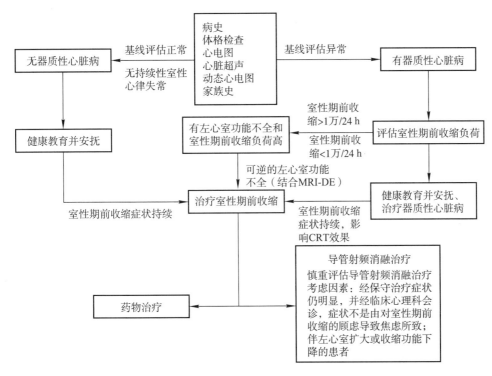

图 2-13-3　室性期前收缩治疗流程图
CRT：心脏再同步化治疗；MRI-DE：延迟增强的磁共振图像

诊心悸患者时，应采用以人为中心的诊疗方法，建立两种平行的临床思维框架，即一方面从生物医学视角出发，明确该患者心悸的诊断；另一方面，要从理解患者患病体验的视角出发，了解患者就诊的真正原因，心悸给患者带来的担心是什么、患者的看法是什么、期望是什么。在全面了解上述病情后，积极与患者沟通，共同协商，制订个体化治疗方案。在患者理解和认同的基础上，才能有较好的遵医行为，从而更好地改善症状，获得较好的健康结局。

对于本病例，在全科诊室接诊的要点如下。

1. 第一次接诊

（1）首先安慰、关心患者，始终致力于建立良好和谐的医患关系。

（2）详细询问病史，认真阅读既往检查结果，充分理解患者认为心悸症状与生命紧密相连的心理，换位思维（移情），充分沟通下一步诊疗方案。

（3）在初步考虑患者心悸因室性期前收缩引起可能性大时，考虑既往病史没有晕厥或抽搐、没有典型心绞痛症状、不伴有发绀和双下肢水肿的情况下，告知患者室性期前收缩大多数情况下临床结局是好的，需要进一步检查明确诊断才能确定治疗方案。

2. 复诊

（1）2天后患者复诊，明确诊断后，为患者详细解读室性期前收缩的治疗原则，并转诊心血管科医生。

（2）对于调整抗心律失常药物的患者，48～72 h内，全科医生应主动询问患者症状是否改善，有无其他不良反应等。

（3）同时管理其他并存疾病，鼓励患者建立良好的生活方式，消除焦虑心理。

3. 定期随访监测。

【知识拓展】

室性期前收缩亦称室性早搏，是临床上最常见的心律失常，是指希氏束及分支以下心室肌的异位兴奋灶提前除极而产生的心室期前收缩。室性期前收缩可发生于健康人，也可发生于有严重器质性心脏病的患者。大多数患者可无明显症状，也可出现心悸、胸闷、心跳停搏等常见症状。然而，患者是否有症状或症状的轻重程度与期前收缩频发程度不相关。对于需要应用抗心律失常药物治疗的患者，医生应在充分评估病情的前提下慎重选择用药种类、剂量和时间，充分告知患者可能出现的不良反应，监测病情，特别注意抗心律失常药物对心功能的影响、致心律失常作用等副作用。临床上常用抗心律失常药物见表 2-13-2。另外，临床常用抗心律失常的中药有参松养心胶囊、稳心颗粒、振源胶囊等。

表 2-13-2 临床上常用的抗心律失常药物

常用药物	分类和适应证	不良反应
奎尼丁	Vaughan Williams ⅠA 类 适应证：房性与室性期前收缩，心房扑动与颤动，房室结内折返性心动过速，预激综合征，室性心动过速；预防上述心律失常复发	恶心、呕吐、腹泻、腹痛、畏食；视觉、听觉障碍，意识模糊；皮疹、发热、血小板减少、溶血性贫血；心律失常（窦性停搏、房室传导阻滞、QT 间期延长、尖端扭转型室性心动过速）、晕厥、低血压
利多卡因	Vaughan Williams ⅠB 类 适应证：血流动力学稳定的室性心动过速及心室颤动、无脉室性心动过速，以上均不作为首选	眩晕及不同程度意识障碍，心律失常（窦房结抑制、房室传导阻滞）
美西律	Vaughan Williams ⅠB 类 适应证：急慢性室性快速型心律失常（特别是 QT 间期延长者），常用于小儿先天性心脏病和室性心律失常者	恶心、呕吐、运动失调、震颤、步态障碍、皮疹；低血压、心动过缓
普罗帕酮	Vaughan Williams ⅠC 类 适应证：各种室上性心动过速；室性期前收缩，难治性、致命性室性心动过速	眩晕、味觉障碍、视物模糊；胃肠道不适；可能加重支气管痉挛；心律失常（窦房结抑制、房室阻滞），加重心力衰竭
β 受体阻滞剂	Vaughan Williams Ⅱ 类 适应证：需要治疗的窦性心动过速、症状性期前收缩，心房扑动/颤动，多形性及反复发作性单形性室性心动过速；预防上述心律失常复发	加剧哮喘与 COPD；间歇性跛行、雷诺现象、精神抑郁；糖尿病患者可能导致低血糖，乏力；低血压、心律失常、急性心肌梗死、充血性心力衰竭；突然停药可引起心绞痛加重

笔记

续表

常用药物	分类和适应证	不良反应
胺碘酮	Vaughan Williams Ⅲ类 适应证：各种室上性和室性心律失常（不用于 QT 间期延长的多形性室性心动过速）；心肌梗死后室性心律失常、复苏后预防室性心律失常复发，尤其适用于器质性心脏病、心肌梗死后伴心功能不全的心律失常	转氨酶升高；光过敏；角膜色素沉着；胃肠道反应；甲亢或甲减；心动过缓，很少发生致心律失常，偶尔发生尖端扭转型室性心动过速
维拉帕米	Vaughan Williams Ⅳ类 适应证：各种折返性室上性心动过速，预激综合征利用房室结作为通道的房室折返性心动过速；心房扑动/颤动时减慢心室率；某些特殊类型室性心动过速	已应用 β 受体阻滞剂或有血流动力学障碍者容易发生低血压、心动过缓、房室阻滞和心脏停搏 禁用于：严重心力衰竭，二、三度房室传导阻滞，心房颤动经房室旁路做前向传导，严重窦房结病变，室性心动过速，心源性休克及其他低血压状态
伊布利特 多非利特	其他类 适应证：近期发作的心房扑动或颤动转复，房性心动过速，阵发性室上性心动过速	室性心律失常，特别是 QT 间期延长后的尖端扭转型室速
决奈达隆	其他类 适应证：阵发性和持续性心房颤动转复后维持窦性心律	心力衰竭加重，肝功能异常，QT 间期延长
毛花苷 C（西地兰）	其他类 适应证：控制心房扑动或颤动，尤其适合心功能不全合并快速性心房扑动或颤动	房室传导阻滞、室性心律失常；恶心、呕吐；视物模糊，黄视、绿视等视神经症状
伊伐布雷定	其他类 适应证：用于不能耐受或禁用 β 受体阻滞剂的窦性心动过速患者	心动过缓或者一度房室传导阻滞，与心动过缓相关的头晕、头痛；闪光现象和复视等

（王 爽）

🖊 思考题 --

1. 引起心悸的常见病因有哪些？相关疾病如何鉴别？
2. 室性期前收缩的转诊指征是什么？

笔记

案例 ⑭

皮肤瘙痒

患者，王某某，男，63岁，已婚，退休工人。因"皮肤反复瘙痒伴消瘦3个月余、腹胀1周"前来就诊。

患者3个月前，与朋友喝酒熬夜后第二天感觉躯干皮肤瘙痒，1周后瘙痒范围变大扩展到全身，瘙痒加剧，影响睡眠，尤其夜间无法入睡，食欲减退，无发热、恶心、呕吐、腹泻。近3个月体重下降5 kg。近一周与家人吵架后出现腹胀。曾经使用炉甘石洗剂及无极膏外用，瘙痒无减轻，朋友推荐口服某种保健品帮助睡眠，睡眠依然不能改善。既往无外伤和手术史，无重大脏器疾病史。30年前有乙肝小三阳病史，无家族肿瘤病史和遗传性疾病史。否认高血压、糖尿病病史。嗜酒40年，每天白酒2两。

查体：T 37.1 ℃，P 94次/分，BP 124/82 mmHg，R 20次/分，HR 94次/分，律齐，一般情况可，皮肤稍黄染，浅表淋巴结未及肿大。双肺未闻及干、湿啰音，腹部稍膨隆，胀气明显，鼓音，无明显压痛，无肌紧张，无移动性浊音，肝脾未触及明显肿大，双肾无叩击痛，下肢无水肿。皮肤科检查：躯干、四肢见较多条索的抓痕，血痂，色素沉着；皮肤未触及包块、结节。

请思考以下问题：

一、皮肤瘙痒的病因有哪些？

二、如何构建整体性临床思维？

三、最可能的诊断是什么？需要完善哪些辅助检查？

四、诊断和诊断依据是什么？

五、转诊指征有哪些？

六、治疗方案是什么？

七、对该患者如何进行管理？

八、该案例给我们的启示是什么？

一、皮肤瘙痒的病因有哪些？

皮肤瘙痒（skin itches）是一种令人不舒服、不愉快的个人感受，会引起强烈的搔抓愿望，甚至带来无法忍受的痛苦，同时也是人体对外界刺激和身体内部异常的一种防卫反应。皮肤瘙痒的病因和发病机制极为复杂，各种因素导致机体产生瘙痒介质，皮肤感受器将瘙痒介质的刺激传递到大脑皮质，就产生了瘙痒的感觉。瘙痒为皮肤病的一种症状。而皮肤瘙痒症（pruritus）则是只有皮肤瘙痒而无原发性皮损为特征的疾病，无论泛发还是局限顽固性的皮肤瘙痒，都可能与全身性疾病有关。皮肤瘙痒的病因或相关因素见表 2-14-1。

表 2-14-1　皮肤瘙痒的病因或相关因素

	病因	疾病或相关因素
内因	皮肤改变	皮肤瘙痒症常发生于老年人，与皮肤干燥、萎缩有关，也可能是性激素等内分泌功能减退的影响
	肝疾病	胆汁淤积性瘙痒、阻塞性黄疸
	肾疾病	慢性肾功能不全、尿毒症、血氮增加、钾钠平衡失调
	内分泌障碍和代谢疾病	糖尿病（糖尿病患者约有 7% 出现皮肤瘙痒，瘙痒与糖尿病的病情无关。由皮肤糖化或皮肤中乳酸增加及皮肤干燥引起）、甲状腺功能减退症 / 亢进症，妊娠、闭经期卵巢功能减退
	系统性疾病	消化系统、泌尿生殖系统、血液系统、自身免疫性疾病等
	神经精神系统障碍	精神紧张、忧郁或焦急不安的人可有全身性或局限性瘙痒症；有的神经症患者有某种幻觉，例如幻想皮肤内有虫而感觉痒；瘙痒也可以是条件反射
	恶性肿瘤	恶性肿瘤患者可以有不同程度的瘙痒，可以是最早的症状，与肿瘤同时存在，如霍奇金病、淋巴结肿瘤、白血病、蕈样肉芽肿、内脏肿瘤（主要为直肠癌、子宫癌、肺癌、食管癌，肝细胞癌）
外因	温度的突然改变和环境湿度影响	太过干燥的环境会让皮肤失去水分，破坏皮肤的屏障功能，皮肤的末梢神经更加敏感，容易发生瘙痒；潮湿、闷热的环境，会让皮肤多汗，也会刺激皮肤发生瘙痒
	刺激性物质	过多使用碱性的清洁用品，如厨房去油剂、杀虫剂、消毒剂等，穿着化纤类的贴身衣物都可以引发瘙痒。另外，周围皮肤的分泌物、渗出液，如阴道炎分泌物也会刺激皮肤发生瘙痒

二、如何构建整体性临床思维？

（一）临床 3 问和鉴别思维

皮肤瘙痒是临床上最常见的症状。根据瘙痒的部位，分为全身性皮肤瘙痒和局限性皮肤瘙痒；根据瘙痒的时间不同，分为急性皮肤瘙痒（持续少于 6 周的瘙痒）和慢性皮肤瘙痒。一般而言，儿童、青少年患者皮肤瘙痒的病因以湿疹、特异性皮炎、荨麻疹、脓疱疮等过敏性疾病及感染性疾病多见。而中老年患者皮肤瘙痒的病因以湿疹、特应性皮炎、荨麻疹等过敏性疾病和红斑丘疹鳞屑性皮肤病及疱疹性皮肤病等多见。

笔记

在接诊皮肤瘙痒患者时，需要注意以下几点：①警惕高危因素：过度的清洗史、用药史（慢性疾病常用药物）、体重下降、肿瘤家族史、海外旅游史、多性伴侣接触史、肝炎病毒感染、HIV 感染、梅毒感染等；②排查相关基础疾病：糖尿病、高血压、甲状腺功能异常等；③特殊爱好：烟酒嗜好、口嚼槟榔等；④肿瘤相关高风险因素：肥胖、长期慢性炎症、熬夜、"三高"饮食、高危职业等；⑤女性患者排除妊娠：妊娠后期有时伴发全身性瘙痒。下面我们采用临床安全诊断策略——临床 3 问对皮肤瘙痒进行分析和鉴别（图 2-14-1，图 2-14-2）。

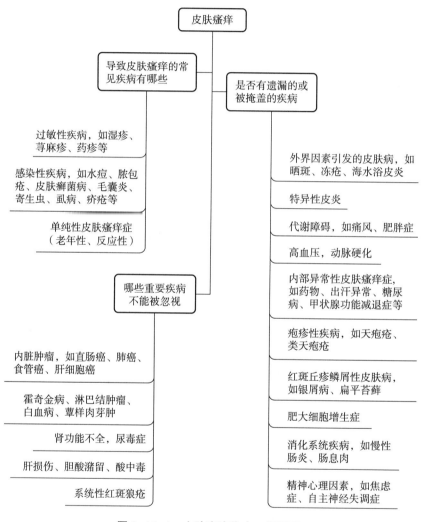

图 2-14-1　皮肤瘙痒临床 3 问导图

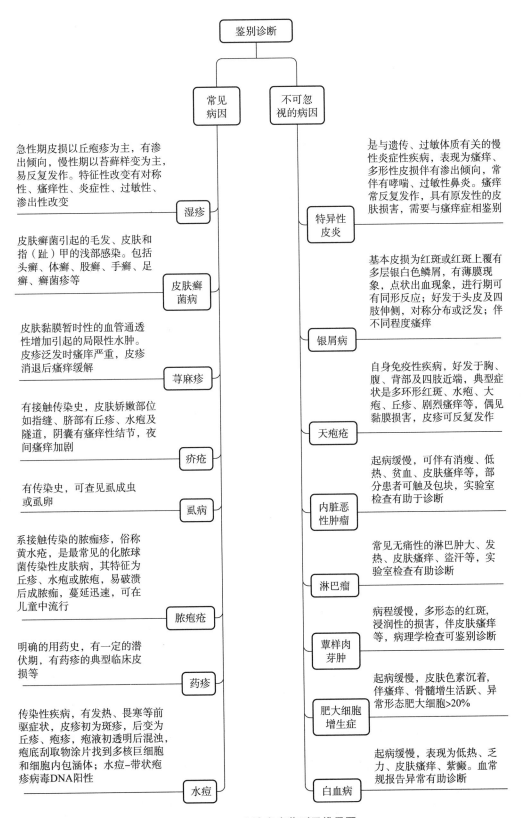

急性期皮损以丘疱疹为主，有渗出倾向，慢性期以苔藓样变为主，易反复发作。特征性改变有对称性、瘙痒性、炎症性、过敏性、渗出性改变 —— 湿疹

皮肤癣菌引起的毛发、皮肤和指（趾）甲的浅部感染。包括头癣、体癣、股癣、手癣、足癣、癣菌疹等 —— 皮肤癣菌病

皮肤黏膜暂时性的血管通透性增加引起的局限性水肿。皮疹泛发时瘙痒严重，皮疹消退后瘙痒缓解 —— 荨麻疹

有接触传染史，皮肤娇嫩部位如指缝、脐部有丘疹、水疱及隧道，阴囊有瘙痒性结节，夜间瘙痒加剧 —— 疥疮

有传染史，可查见虱成虫或虱卵 —— 虱病

系接触传染的脓痂疹，俗称黄水疮，是最常见的化脓球菌传染性皮肤病，其特征为丘疹、水疱或脓疱，易破溃后成脓痂，蔓延迅速，可在儿童中流行 —— 脓疱疮

明确的用药史，有一定的潜伏期，有药疹的典型临床皮损等 —— 药疹

传染性疾病，有发热、畏寒等前驱症状，皮疹初为斑疹，后变为丘疹、疱疹，疱液初透明后混浊，疱底刮取物涂片找到多核巨细胞和细胞内包涵体；水痘-带状疱疹病毒DNA阳性 —— 水痘

是与遗传、过敏体质有关的慢性炎症性疾病，表现为瘙痒、多形性皮损伴有渗出倾向，常伴有哮喘、过敏性鼻炎。瘙痒常反复发作，具有原发性的皮肤损害，需要与瘙痒症相鉴别 —— 特异性皮炎

基本皮损为红斑或红斑上覆有多层银白色鳞屑，有薄膜现象，点状出血现象，进行期可有同形反应；好发于头皮及四肢伸侧，对称分布或泛发；伴不同程度瘙痒 —— 银屑病

自身免疫性疾病，好发于胸、腹、背部及四肢近端，典型症状是多环形红斑、水疱、大疱、丘疹、剧烈瘙痒等，偶见黏膜损害，皮疹可反复发作 —— 天疱疮

起病缓慢，可伴有消瘦、低热、贫血、皮肤瘙痒等，部分患者可触及包块，实验室检查有助于诊断 —— 内脏恶性肿瘤

常见无痛性的淋巴肿大、发热、皮肤瘙痒、盗汗等，实验室检查有助诊断 —— 淋巴瘤

病程缓慢，多形态的红斑，浸润性的损害，伴皮肤瘙痒等，病理学检查可鉴别诊断 —— 蕈样肉芽肿

起病缓慢，皮肤色素沉着，伴瘙痒、骨髓增生活跃、异常形态肥大细胞>20% —— 肥大细胞增生症

起病缓慢，表现为低热、乏力、皮肤瘙痒、紫癜。血常规报告异常有助诊断 —— 白血病

图 2-14-2 皮肤瘙痒鉴别思维导图

（二）以人为中心的问诊——RICE 问诊

皮肤瘙痒虽然是大多数皮肤病的主要症状，但在治疗效果不满意或合并其他症状时，全科医生除了了解患者的诊疗史，还要结合病史材料，收集阳性体征和实验室检查结果，扩展临床思维的广度，考虑皮肤病之外的疾病。通过仔细询问病史，尤其是内外科病史、传染性疾病史、精神心理问题等，积极寻找可疑线索，顺藤摸瓜，找到皮肤瘙痒的病因。皮肤瘙痒还可能与患者的家庭生活、社会背景及行为认知等相关。下面我们从整体性临床思维出发，了解患者的 RICE。

R（reason）——患者就诊的原因

全科医生：您好，请问需要什么帮忙吗？（开放式问诊）

患者：医生，最近 3 个月，我皮肤痒得非常难受，吃不下，睡不着，体重轻了 5 kg。我去附近的大医院都看过，效果不明显。朋友推荐保健品，说效果非常好，我花了好几千元，结果没有一点效果。

全科医生：您皮肤瘙痒什么时间比较严重？是白天还是晚上？（了解瘙痒症状的特点）

患者：感觉白天痒，晚上也痒，晚上更严重一些。有时候痒得我睡不着觉，就去洗澡，用硫黄皂洗，用刷子刷，用开水烫，用酒精擦，用药膏搽等多种方法，当时感觉瘙痒减轻，过一两个小时瘙痒又来了。

全科医生：哪个部位的皮肤痒得比较严重？（了解瘙痒部位）

患者：说不清哪个部位，就是感觉痒，我皮肤上没有发疹子，也没有破损。

全科医生：瘙痒程度自评有 0~10 分，您自评达到几分？（了解患者瘙痒的程度）

患者：我实在无法忍受了，好痒好痒，我自己评分是 10 分。

全科医生：平时有过敏或传染病接触史吗？如湿疹、荨麻疹、过敏性鼻炎、胃肠炎、牙齿发炎。（了解患者过敏状态，传染病史，体内炎症病灶）

患者：没有。在年轻时有一次体检发现小三阳，去年单位体检，医生没有说不好。

全科医生：家里人员身体健康吗？（了解患者家族史、肿瘤史）

患者：家里的人都很健康。

全科医生：最近体重下降感觉疲劳吗？大小便正常吗？（了解患者伴随症状）

患者：晚上睡眠不好，体重下降，感觉有点累。大小便都正常的。

全科医生：平时在服些什么药？喝酒吸烟吗？（了解患者用药史和烟酒嗜好情况）

患者：平时喜欢喝点白酒，不吸烟。吃点保健品，复合维生素。医生开了药膏外用，有炉甘石洗剂、无极膏等。

全科医生：最近喝酒量有没有增减？

患者：因为皮肤瘙痒，我酒量减少一点了。

I（idea）——患者对自己健康问题的想法

全科医生：您觉得是什么原因引起的皮肤瘙痒、体重减轻？（了解患者对自身

笔记

问题的看法）

患者：可能皮肤里有什么湿毒的东西，积聚在里面没有发出来？

全科医生：您觉得吃了什么食物或者接触什么东西，会引起皮肤变化？去过外地吗？（了解过敏史和旅居史）

患者：好像没有。现在因为疫情，没有去外地。

C（concern）——患者的担心

全科医生：这 3 个月内有没有看过医生？（了解患者的诊疗经过）

患者：市区大医院我都看了一遍，用了医生开的药，还是痒得厉害，我吃不下，睡不着，家里人都说我瘦了。而且我感觉自己脾气变差，常和家里人吵架，感觉肚子胀气不舒服。我非常不放心自己的身体，所以来医院再看看，为什么会痒到这个程度。

全科医生：您的家庭关系怎么样？（了解有无不良生活事件）

患者：我太太是个脾气温顺的人，家里的事情我也不太管，也不做家务。我平时脾气也很好的。但最近痒得实在太厉害，尤其是看到体重下降，感到恐惧、担忧，一直在考虑我到底得了什么皮肤病？为什么药都控制不住？

E（expectation）——患者的期望

全科医生：皮肤瘙痒确实令人不舒服，影响心情。我先给您做一下皮肤的检查，看看到底是什么原因引起瘙痒。（同理心，医生对患者为了治病多次就医表示理解，认真负责的接诊态度，增强患者安全感）

患者：好的，医生。

查体注意事项：全身体检，观察皮肤黏膜有无黄染、皮疹、紫癜、毛细血管扩张、浅表淋巴结肿大？观察患者腹部有无膨隆，腹壁触诊腹肌紧张度，有无包块、压痛、反跳痛？肝脾触诊有无肿大？腹部叩诊有无移动性浊音，听诊肠鸣音是否亢进或减弱。

查体结果：一般情况可，皮肤轻度黄染，无结膜苍白，浅表淋巴结未触及肿大，心肺无明显病变，腹部膨隆，胀气明显，叩诊为鼓音，无压痛，无反跳痛，无肌紧张，肝脾触诊不满意，肠鸣音 5 次 / 分。

皮肤科检查：躯干、四肢皮肤干燥，见较多条索抓痕血痂，色素沉着，皮肤未触及包块、结节。

全科医生：我刚刚给您做了体格检查，结合您现在的症状，认为需要再进一步做一些化验和检查，以明确您是否有其他的问题？好吗？（解释，取得患者配合）

患者：好的，我也想知道我到底是什么疾病。

全科医生：您最近要注意饮食清淡，不能用热水、硫黄皂或刷子等刺激皮肤，平时要使用保湿剂，保持皮肤滋润；最近不要喝酒；抽血及 B 超检查需要空腹。如果瘙痒加重、腹胀难忍要及时就诊，这是我的电话号码，您可以随时与我联系咨询。

患者：好的，谢谢医生。

三、最可能的诊断是什么？需要完善哪些辅助检查？

1. 最可能的诊断：瘙痒症，内脏肿瘤待排除？乙型病毒性肝炎病原携带者。

2. 辅助检查：血常规、乙肝三系、肝功能、肿瘤系列（癌胚抗原 CEA、甲胎蛋白 AFP、前列腺特异抗原 PSA）、B 超检查肝胆胰脾、CT 检查腹部。

检查结果：血常规：WBC 5.6×10^9/L，HB 112 g/L，E 2.8%；甲胎蛋白（AFP）128 μg/L；肝功能：ALT 308 U/L，AST 132 U/L；乙肝三系：HBsAg（+），HBeAb（+）、HBcAb（+）；B 超：肝右叶 20 mm×23 mm 实质性暗区；CT：肝右叶 19 mm×21 mm，局限性界清密度减低区。

四、诊断和诊断依据是什么？

1. 诊断：（1）肝细胞癌（hepatocellular carcinoma，HCC）。

（2）瘙痒症（pruritus）。

（3）乙型病毒性肝炎病原携带者（hepatitis B virus carrier，HBV carrier）。

2. 诊断依据：①患者为老年男性，皮肤反复瘙痒，伴消瘦 3 个月，腹胀 1 周。②乙肝病史 30 年，饮酒史 40 年，无感染性疾病和传染性疾病及特殊用药史。③查体：皮肤轻度黄染，腹部膨隆，胀气明显，叩诊为鼓音，无压痛，无反跳痛，无肌紧张，肝脾触诊不满意，肠鸣音 5 次 / 分。④皮肤科检查：躯干、四肢皮肤干燥，见较多条索状抓痕、血痂、色素沉着，皮肤未触及包块结节。⑤ AFP128 μg/L，肝功能：ALT 308 U/L，AST 132 U/L，乙肝系列：乙肝表面抗原（HBsAg）阳性、e 抗体（HBeAb）阳性、核心抗体（HBcAb）阳性。⑥ B 超：肝右叶 20 mm×23 mm 实质性暗区；CT：肝右叶 19 mm×21 mm 局限性界清密度减低区。

五、转诊指征有哪些？

1. 不明原因瘙痒，伴有体重下降。

2. 瘙痒难以控制，伴有异常精神状态，如失眠、脾气暴躁、抑郁、焦虑等。

3. 瘙痒伴有 HBV 感染等感染史或其他肿瘤病史、家族肿瘤史、外出旅游史、家庭有传染病接触史。

4. 瘙痒伴有消化道症状，如恶心、呕吐、食欲缺乏、大便改变、腹痛、腹泻、腹胀等。

5. 瘙痒伴有皮肤紫癜出血，皮肤肿块、结节出现，或者皮肤颜色的改变。

6. 瘙痒伴有呼吸道症状，如咳痰、胸闷、气急、咯血。

7. 瘙痒伴有血液、免疫系统症状，如三系细胞下降、抗核抗体系列异常、淋巴系统异常等。

8. 瘙痒伴有红斑、鳞屑、水疱、大疱、脓疱、糜烂等。

9. 瘙痒伴有肝肾功能异常、心肺功能异常、甲状腺功能异常、糖尿病、高血压、不详药物使用史等。

10. 瘙痒伴有妊娠，产检结果正常。

11. 瘙痒出现体格检查及实验室检查指标异常。

患者转上级医院时，全科医生及时向专科医生交接患者诊疗的结果及个人、家庭、社会背景资料，以便上级专科医生更好地开展诊疗，全科医生要及时了解患者的诊疗结果。

六、治疗方案是什么？

皮肤瘙痒症的治疗原则：积极寻找病因是防治本病的关键，避免接触已知诱发或加重瘙痒的因素。该患者的治疗措施如下。

1. 转肿瘤科予介入治疗加化学治疗。

2. 避免局部刺激、镇静止痒、润泽皮肤是基础治疗。使用外用止痒药物如炉甘石洗剂、樟脑软膏、皮质类固醇药膏。

3. 口服药物：抗组胺类药物一种或几种联合使用，氯雷他定片 10 mg，每日 1 次，晚上口服；盐酸多塞平片 25 mg，每日 1 次，晚上口服。夜间瘙痒严重者可使用镇静安眠类药或三环类抗抑郁药或激素药物。

4. 中医中药：养血祛风安神为主。

七、对该患者如何进行管理？

1. 帮助患者减轻紧张、焦虑、抑郁状态。

2. 观察患者瘙痒症状的变化，如治疗后无改善，需要进一步检查。注意药物的不良反应，肿瘤复发。加强饮食管理，食用清淡、易消化、高蛋白食物。

3. 瘙痒患者随访要点：随访的目的是掌握近期治疗是否控制症状，及时发现病情变化。嘱患者注意皮肤的保湿，避免不良刺激。

八、该案例给我们的启示是什么？

1. 皮肤瘙痒症是一种仅有皮肤瘙痒，而无明显原发性皮肤损害的皮肤病。瘙痒症的典型症状就是皮肤瘙痒而无原发性皮损，可有针刺、灼热或爬行感。瘙痒的程度不等，往往以夜间最重。由于搔抓、摩擦或感染，往往继发充血、皮肤抓破、苔藓样变、色素沉着、脓疱或淋巴结炎等损害。瘙痒是许多皮肤病共有的一种自觉症状，是皮肤特有的感觉。在接诊瘙痒症老年患者时，除了一般皮肤科专科问诊以外，需要进一步详细询问患者有无其他系统症状和体征，注意其心理情绪变化、家庭社会背景，为疾病的整体性诊断治疗提供依据。

2. 专科问诊中，注意有无并发性皮肤瘙痒症、内部异常性皮肤瘙痒症、单纯性皮肤瘙痒症。如出现瘙痒，伴随有过敏病因，要考虑过敏性疾病；伴随有感染症状，要考虑感染性疾病，如病毒感染、细菌感染等；伴随有红斑鳞屑，要排除银屑病、扁平苔藓等；伴随有水疱、糜烂症状，要排除疱疹性疾病，如天疱疮、类天疱疮等。当皮肤瘙痒无法控制时，应查明病因，首先排除皮肤科疾病；其次注意内外科疾病，有无肝肾异常、内分泌异常，尤其注意肿瘤病史。系统性疾病引起的瘙痒，要处理系统性疾病。

3. 尿毒症、肝肾功能损伤、内分泌和代谢性疾病及血液系统疾病会出现瘙痒症状；内脏恶性肿瘤（肝细胞癌、肺癌、宫颈癌等）、白血病等，也可引起不同程度的瘙痒。肿瘤伴发的瘙痒多为全身性，多发生于夜间。瘙痒症还可伴发于实体瘤，常见胰腺癌、胃癌等。一旦肿瘤控制，瘙痒会得到明显缓解，如瘙痒再次复发无法控制，要注意肿瘤的复发。肿瘤患者出现皮肤瘙痒、肿块，要排除转移性肿瘤。

4. 注意肿瘤相关危险因素：吸烟酗酒史、家族个人肿瘤史、感染性疾病史、精神神经状态、滥用药物史、不合理生活饮食习惯史、肥胖、大小便习惯改变、慢性炎症性疾病等。

5. 体检时不仅要注意皮肤检查，同时不可忽视全身系统的检查。

【知识拓展】

1. 肝细胞癌　是我国常见的恶性肿瘤之一，是原发性肝癌的一种。原发性肝癌主要包括肝细胞性肝癌、胆管细胞性肝癌和混合性肝癌。肝细胞性肝癌是肝细胞受损恶变之后形成癌症；来源于胆管细胞的就形成胆管细胞性肝癌；两者都有的，即混合性的肝癌。原发性肝癌早期症状都不明显，但病情发展比较迅猛，典型的症状表现为以下 3 种：①肝区疼痛是最主要的症状，主要是肿瘤增大以后，压迫肝包膜引起的刺激性疼痛；②消化道症状，如食欲减退、乏力、恶心、腹泻，尽管症状没有特异性，但出现这种情况也要警惕；③乏力、消瘦早期不明显，随着病情的加重，会出现顽固性腹水、低蛋白血症，甚至出现恶病质。肝细胞性肝癌主要的发病原因是乙型病毒性肝炎、酗酒等各种因素导致肝损伤、慢性炎症损伤，引起肝细胞恶变。乙型肝炎进展有一个过程，先是慢性乙型肝炎，然后发展成肝硬化，最后转化为肝细胞性肝癌。高危人群是指乙肝病毒携带者，并且有反复的病毒复制的患者，如果患有乙肝或者有家族性乙肝患者，到了 40 岁以后，特别要注意定期做肝 B 超检查，以排除肝癌的可能。

肝细胞性肝癌恶性程度相对来说比较高，有癌症之王之称，预后较差。如果能够早期发现、早期诊断、早期治疗，治疗的效果相对好一些。因早期症状不明显，当患者出现症状到医院来就诊时，一般已经是中期或中晚期了，治疗效果较差。

2. 副肿瘤性瘙痒症　常伴发的肿瘤是白血病和淋巴瘤，多为晚期症状。瘙痒症是白血病最常见的皮肤表现之一，仅次于紫癜，其瘙痒程度一般比继发淋巴瘤为轻，但受累范围更广泛，瘙痒程度常与白血病及淋巴瘤的病程平行。剧烈的夜间瘙痒还是真性红细胞增多症较为特异的皮肤症状，并见于大多数患者。在临床上，老年瘙痒症治疗效果不佳时尤其要排查肿瘤。

（吴秋萍　王　静）

笔记

思考题

1. 皮肤瘙痒症的概念是什么?

2. 皮肤瘙痒症的治疗原则是什么?

3. 皮肤瘙痒的病因有哪些? 相关疾病如何鉴别?

笔记

案例 ⑮

口 角 歪 斜

患者，男，20岁，以"左眼闭合不紧，口角右歪2 h"为主诉就诊。

2 h 前熬夜吹风后出现左眼闭合不紧、口角右歪，进食时左侧咀嚼不灵活，食物经常滞留左侧颊齿间，伴左眼干涩流泪及味觉减退，无耳鸣、耳后疱疹，无外耳道流脓、皮疹，无头晕、头痛、恶心、呕吐，无视物模糊、视物双影，无言语含糊、饮水呛咳、吞咽困难，无意识丧失、大小便失禁，无发热，咳嗽，咳痰，无腹痛、腹泻，无肢体无力、麻木等不适。

自发病以来，精神、睡眠、饮食可，大小便正常，近期体重无明显改变。平素体健，对"青霉素"过敏。

查体：T 36.5℃，P 81次/分，R 20次/分，BP 125/86 mmHg，神清，言语切题，双侧瞳孔等大等圆，直径约2.5 mm，对光反射灵敏，双眼活动正常，眼震（-），左侧额纹消失，左眼眼睑闭合不全，露白6 mm，左侧鼻唇沟浅，鼓腮、吹哨左侧不能，口角向右偏斜，伸舌无偏斜，双侧软腭上抬可，双侧咽反射正常，颈软，正常步态，四肢肌力、肌张力正常，腱反射双上肢对称（++），双膝反射（++），双巴氏征（-），双侧共济运动正常。双肺呼吸音清，未闻及明显干、湿啰音，心律齐，各瓣膜未闻及病理性杂音，腹平软，肝脾肋下未触及，双下肢无水肿。

全科医生需要考虑的问题：

一、口角歪斜的病因有哪些？

二、如何构建整体性临床思维？

三、最可能的诊断是什么？需要完善哪些辅助检查？

四、诊断和诊断依据是什么？

五、转诊指征有哪些？

六、治疗方案是什么？

七、对该患者如何管理？

八、该案例给我们的启示是什么？

一、口角歪斜的病因有哪些?

口角歪斜常见于面瘫,面瘫分为周围性面瘫及中枢性面瘫。临床首先要区别是周围性面瘫,还是中枢性面瘫。如为周围性面瘫,还要区分是脑干内还是脑干外。这种明确的定位对疾病的定性诊断有重要价值。面瘫的病因或相关因素见表 2-15-1;周围性面瘫与中枢性面瘫的鉴别见表 2-15-2。

表 2-15-1 面瘫的病因或相关因素

病因		疾病或相关因素
周围性面瘫	炎症性	突发性面神经炎、中耳炎、吉兰-巴雷综合征、带状疱疹、脊髓灰质炎、麻风、颌下化脓性淋巴结炎、脑炎、脑干脑炎或脑膜炎、腮腺炎、传染性单核细胞增多症、颅后窝蛛网膜炎等
	肿瘤性	腮腺瘤、鼻咽癌、白血病、淋巴瘤、面神经纤维瘤、桥小脑角肿瘤、脑干肿瘤、小脑肿瘤等
	外伤性	颅底骨折、腮腺手术、耳部及面部外伤、产伤
	血管性	小脑前下动脉血栓形成、基底动脉血栓形成、多发性结节性动脉炎
	先天性缺陷	Moebius 综合征、Melkersson-Rosenthal 综合征及某些家族遗传性疾病
	中毒性	二硫化碳中毒、铊中毒
	其他	肥大性间质性神经病、延髓空洞症、多发性硬化症、结节病
中枢性面瘫		上脑干病变、大脑半球额叶或颞叶深部病变
肌源性面瘫		肌营养不良症、重症肌无力、多发性肌炎、副肿瘤综合征

表 2-15-2 周围性面瘫与中枢性面瘫的鉴别

特征	周围性面瘫	中枢性面瘫
面瘫程度	重	轻
症状表现	面部表情肌瘫痪使表情动作丧失	病灶对侧下部面部表情肌瘫痪(鼻唇沟变浅和口角下垂),额支无损(两侧中枢支配),皱额、皱眉和闭眼动作无障碍;病灶对侧面部随意动作丧失而哭、笑等动作仍保留;常伴有病灶对侧偏瘫和中枢性舌下神经瘫
恢复速度	缓慢	较快
常见病因	面神经炎	脑血管疾病及脑部肿瘤

二、如何构建整体性临床思维?

(一)临床 3 问和鉴别思维

面神经是混合性神经,其主要构成是运动神经,主面部的表情运动。面神经的运动纤维发自脑桥下部被盖腹外侧的面神经核,于脑桥下缘出脑后进入内耳孔,再

笔记

经面神经管下行，沿途发出分支，最后经茎乳孔出颅，支配除咀嚼肌和上睑提肌以外的面部诸表情肌。支配上部面肌（额肌、皱眉肌及眼轮匝肌）的神经元受双侧皮质脑干束控制，支配下部面肌（颊肌及口轮匝肌）的神经元受对侧皮质脑干束控制。在临床上引起口角歪斜的原因很多，可以由面神经炎、脑血管疾病、肿瘤、颅内感染、外伤等因素引起，也可以由吉兰－巴雷综合征、耳源性面神经麻痹等因素引起。现从临床安全诊断策略——临床3问进行分析和鉴别（图2-15-1，图2-15-2）。

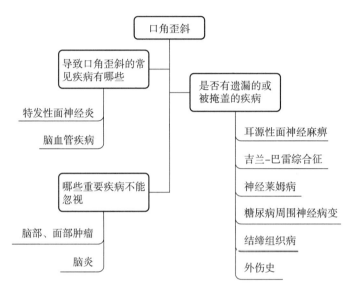

图 2-15-1　口角歪斜临床 3 问导图

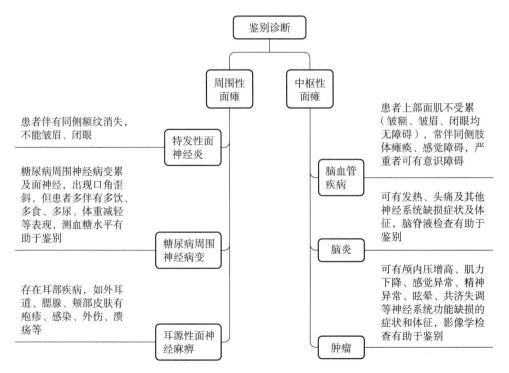

图 2-15-2　口角歪斜鉴别思维导图

（二）以人为中心的问诊——RICE 问诊

为了找到答案，全科医生不能局限于以医生为中心的问诊方式，还要结合以患者为中心的问诊，全面、深入、多角度地了解疾病的发生、发展和结局，尤其需要了解患者自己内心的看法、顾虑和期望。下面采用 RICE 问诊进行深入访谈，找到病因，提升患者就医体验，增进医患关系，达到诊断的目的。

R（reason）——**患者就诊的原因**

左眼闭合不紧，口角右歪已经 2 h，进食时左侧咀嚼不灵活，食物经常滞留于左侧颊齿间，伴左眼干涩流泪及味觉减退，无耳鸣、耳后疱疹、皮疹、言语含糊、饮水呛咳、吞咽困难、意识丧失、大小便失禁、肢体无力麻木等。

I（idea）——**患者对自己健康问题的想法**

发病时患者吹了冷风，认为与发病有关。

C（concern）——**患者的担心**

害怕口角歪斜治不好，影响面容没法见人，怕有后遗症。患者爷爷 50 岁的时候中风（脑卒中），嘴巴也是歪的，口角流口水，还有左手很笨拙，看上去像鸡爪，拿东西都是用右手，左脚走路不方便，都是用拐杖。害怕自己跟爷爷一样中风。

E（expectation）——**患者的期望**

希望口角歪斜、左眼闭合不紧可以尽快恢复。

三、最可能的诊断是什么？需要完善哪些辅助检查？

1. 最可能的诊断：特发性面神经麻痹？

2. 辅助检查

（1）血尿便常规、肝功能、血脂、心电图、头颅 MRI。

（2）必要时可做面神经电图、神经兴奋性检查、瞬目反射、镫骨肌反射、面肌肌电图。

检查结果：血尿便常规、肝功能、血脂、电生理、心电图、头颅 MRI 等检查均未见异常。

四、诊断和诊断依据是什么？

1. 诊断：特发性面神经麻痹（idiopathic facial palsy）。

2. 诊断依据：左侧额纹消失、左侧闭目不全、左侧鼻唇沟下垂，口角向右侧歪斜，左侧鼓腮无力。血尿便常规、肝功能、血脂、心电图、头颅 MRI 等检查均未见异常。

五、转诊指征有哪些？

上运动神经元病变（如肢体轻瘫、面部或肢体感觉异常、其他脑神经受累、姿势不平衡）、创伤、提示肿瘤的指征（如缓慢起病、持续性面瘫、面神经分布区疼痛、同侧听力丧失、可疑的头颈部病变、既往局部肿瘤史），以及急性全身或严重的局部感染。儿童的紧急转诊是必要的。

笔记

六、治疗方案是什么?

治疗原则：改善局部血液循环，减轻面部水肿，缓解神经受压，促进神经功能恢复。

1. 糖皮质激素：患者无使用激素的禁忌证，予泼尼龙口服，60 mg/d，连用 5 天，之后于 5 天内逐步减量至停用。

2. 神经营养剂：予甲钴胺片 0.5 mg，每日 3 次。

3. 眼部保护：予红霉素眼膏防止眼部干燥，嘱患者配合使用眼罩。

4. 神经康复治疗：嘱患者多做面部肌肉按摩。

5. 其他治疗：补钾补钙、保护胃黏膜等对症治疗。

七、对该患者如何管理?

向患者告知，应用激素时可能存在血糖升高、血压升高、胃黏膜损害、低钾、低钙等不良反应，患者表示理解，并同意使用。签激素应用同意书，继续观察病情。给患者留下联系方式，有问题联系医生。

八、该案例给我们的启示是什么?

面瘫常急性起病，对患者的容貌有较大影响，多数人产生不敢见人、怕别人嘲笑、焦虑、恐惧、无助等负面情绪。全科医生作为首诊医生，接诊面瘫患者时，需要注意患者是否伴有其他神经系统症状和体征，查体时需详细检查面神经的各种感觉、运动功能，同时排除急危重症疾病。该患者突发口角歪斜，体格检查符合单侧周围性面瘫的体征，无其他症状、体征，首先考虑特发性面神经麻痹。全科医生看的不只是疾病，而是患病的人，通过 RICE 问诊，了解患者对疾病的看法和理解、担心和忧虑，了解其对就诊结果的期望，表达同理心，耐心解释病情，消除患者不必要的担心，患者更愿意积极配合治疗，坚持治疗及功能锻炼，更有利于病情的康复。

【知识拓展】

1. 特发性面神经麻痹　亦称面神经炎或贝尔麻痹，是非特异性炎症所致的急性单侧周围性面瘫，可表现为面部肌无力、瘫痪，舌前 2/3 味觉减退，听觉过敏或耳后疼痛，耳部及面部皮肤感觉障碍，甚至继发结膜或角膜损伤，部分患者会复发，遗留严重的后遗症，甚至需要整形或手术干预，影响生活质量。该病确切病因未明，可能与病毒感染或炎性反应等有关。临床特征为急性起病，多在 3 天左右达到高峰，表现为周围性面瘫，无其他可识别的继发原因。临床表现为发病突然，常于清晨洗漱时发现一侧口角漏水，患者面部呆滞、麻木、松弛；食物停留于患侧齿颊间；患侧耳后、耳下、面部疼痛，舌前 2/3 味觉减退或消失，听觉过敏或伴流泪、流涎；久病患侧面肌挛缩，有口角歪向病侧的"倒错"现象。该病具有自限

笔记

性，但早期合理的治疗可以加快面瘫的恢复，减少并发症。

2. 面神经电图 在同等距离下比较患侧与健侧。波幅差比，即（健侧波幅 –
患侧波幅）/ 健侧波幅 < 50%，M 波潜伏期≤3.8 ms 者，预后好。波幅差比 > 90%
者，预后欠佳。

有研究显示，波幅差比在起病 7 ~ 14 天逐渐下降；起病 14 天时的波幅差比与
预后相关性最显著；波幅差比 < 20% 者起病 2 个月内可完全康复，20% ~ 60%
者多数在起病 3 ~ 4 个月完全康复，60% ~ 90% 者多数在起病 5 ~ 6 个月完全康
复， > 90% 者大多数在起病 12 个月后仍然不能完全康复。

M 波潜伏期对预后的判断价值不如波幅差比。其早期的检测结果与预后相关性
不明显；起病 14 天时的检测结果与预后的相关性较显著；≤4 ms 者大多在起病 4
个月内完全康复；4 ~ 5 ms 者约半数在起病 5 ~ 6 个月内完全康复，而有约半数在起
病 12 个月后仍然不能完全康复； > 5 ms 或 M 波消失者则在起病 12 个月后均不能
完全康复。

3. 神经兴奋性检查 在乳突下及下颌角后方刺激面神经主干，缓慢移动刺激
极，寻找使用最小电流即可引起面部最轻收缩的部位，记录所需电流，并与健侧比
较。差值 < 2.0 mA 者，预后良好；差值 > 3.5 mA 者，预后可能不佳。

4. 瞬目反射（blink reflex，BR） 起病早期几乎都表现为异常，临床意义不大。
因此起病 3 ~ 4 周之后行此检查，对判断预后才有意义。起病 4 周内能引出 R1 波
者，预后好。若起病 3 个月后仍无法引出 R1 和 R2 波者，预后不佳。有研究发现，
起病 14 天时，R1 波潜伏期越长，康复越慢。起病 14 天时的 R1 波潜伏期 < 13 ms
者都能完全康复，大多是在起病 1 ~ 2 个月完全康复；R1 波潜伏期 > 13 ms 者也能
完全康复，但大多是在起病 3 ~ 4 个月完全康复；R1 波无法引出者中约 2/3 的患者
在起病 12 个月后仍不能完全康复。

5. 镫骨肌反射 阳性者预后较好，阴性者预后可能欠佳。

6. 面肌肌电图 起病 1 ~ 2 周后才可能出现失神经电位，因此早期此检查临床
意义不大。起病 2 周后，多相波增多提示神经支配开始恢复，轻收缩时出现运动单
位者预后相对较好，完全不出现运动单位者预后不佳。失神经电位的出现意味着面
神经轴突已发生不可逆损伤，出现大量失神经电位意味着预后差。

（唐国宝 王 静）

思考题

1. 简述特发性面神经麻痹。

2. 面瘫的转诊指征有哪些？

3. 周围性面瘫和中枢性面瘫的常见疾病有哪些？各疾病如何鉴别？

第三章

常见慢性非传染性疾病的临床诊疗思维

教学要求

1. 掌握慢性非传染性疾病的整体性临床思维、诊断、鉴别诊断及转诊指征。

2. 熟悉慢性非传染性疾病的病因、各案例的患者管理及治疗方案。

3. 了解各案例的知识拓展。

案例 ❶

盗 汗

患者，李某某，女，76岁，已婚，退休工人。因"反复夜间盗汗，伴阵发心悸1月余"前来就诊。

患者1个月前自觉无明显诱因下出现夜间盗汗，程度不剧，发生较频繁，有阵发心悸。无发热，无午后面色潮红，无咳嗽、咳痰，无手足搐搦，无腰腿关节疼痛，无胸闷、胸痛，无气促，无夜间阵发性呼吸困难被迫坐起。去药店咨询，予推荐服用"黄芪生脉饮"治疗，自述效果不明显。

自发病以来，睡眠欠佳，晨起感疲乏，食欲缺乏，大小便无特殊，近1个月体重下降约2 kg。

既往有高血压病史10余年，血压最高180/110 mmHg，自服"氨氯地平片"治疗，血压控制尚可。否认冠心病、慢性肝病等病史。无外伤和手术史，无传染病、家族性肿瘤史和遗传病史。

查体：T 36.5℃，P 84次/分，BP 132/84 mmHg，R 18次/分，BMI 24.6 kg/m²，HR 80次/分，律齐，双肺未闻及干、湿啰音，腹平软，无明显压痛，肝脾未触及肿大，未触及包块。双肾区无叩击痛，双下肢轻度水肿。

辅助检查：1个月前体检生化全套显示：肌酐87.2 μmol/L，空腹血糖7.25 mmol/L，甘油三酯1.82 mmol/L，高密度脂蛋白胆固醇1.04 mmol/L，低密度脂蛋白胆固醇3.10 mmol/L；查肿瘤标志物均处于正常范围；大便隐血阴性；肝胆脾胰B超：未见明显异常。心电图显示左心室电压略增高。X线胸片：未见明显异常。尿白蛋白/肌酐比值（urinary albumin/creatinine ratio，UACR）：20.3 μmol/dL。

请思考以下问题：

一、盗汗的病因有哪些？

二、如何构建整体性临床思维？

三、最可能的诊断是什么？需要完善哪些检查？

四、诊断和诊断依据是什么？

五、转诊指征有哪些？

六、治疗方案是什么？

笔记

七、对该患者如何管理？

八、该案例给我们的启示是什么？

一、盗汗的病因有哪些？

盗汗（night sweats）是中医的一个病证名，古代医家用盗贼每天在夜里鬼祟活动，来形容该病证，通常是指人体睡眠过程中，在环境温度和身体覆盖物适宜的情况下，不自觉地显性出汗。盗汗不仅出现在夜间，有部分患者昼夜均可发生，且常跟随潮热出现。影响中枢热调节中心或汗腺反应性的各种药物、创伤、毒素、睡眠节律紊乱、自主神经系统紊乱、脊髓损伤、各种导致交感神经系统反应增强的因素（如低血糖反应）都会导致盗汗。

盗汗是全科门诊中经常遇见的症状，有学者统计了自 1966 年后 45 年的 Medline 数据库相关文献，荟萃分析显示：在初级医疗保健门诊就诊的患者中，盗汗的发生率为 10%～41%。盗汗的病因分类主要有恶性肿瘤、感染、药物、内分泌系统原因及其他。

对于糖尿病患者来说，盗汗的主要原因首先要考虑低血糖反应。有研究对 46 项总计 53 万余名糖尿病患者进行 Meta 分析显示：糖尿病患者轻中度低血糖的患病率为 45%（95%CI：0.34，0.57），重度为 6%（95%CI：0.05，0.07），应用胰岛素治疗的患者发生轻中度低血糖更频繁［23 次 /（人·年）］，严重低血糖事件 1 次 /（人·年）。而低血糖的发生增加了心脑血管事件的发生，这在糖尿病领域大型循证 ADVANCE、VADT、ACCORD 及 DCCT 研究中都得到了证实。所以全科医生应通过对盗汗病因的全面鉴别，重视糖尿病患者低血糖的识别，防止不良事件发生。盗汗病因或相关因素见表 3-1-1。

表 3-1-1　盗汗的病因或相关因素

病因	疾病或相关因素
恶性肿瘤	实体肿瘤、白血病和淋巴瘤
感染	结核、布鲁菌感染、HIV 和其他细菌感染
药物	非甾体类解热镇痛药、5- 羟色胺选择性重摄取抑制剂（SSRIs）、甲状腺素、降血糖药
内分泌系统	甲状腺功能亢进症、低血糖
其他	围绝经期变化、特发性多汗症

二、如何构建整体性临床思维？

（一）临床 3 问和鉴别思维

盗汗大多是一过性表现，常与潮热伴随出现。有些与生命周期变化相关，如男女更年期发生的"更年期综合征"，大多表现不重，过了更年期后症状逐渐消失；人体感染时出现的"盗汗"，随着炎症的好转，盗汗自然减轻。盗汗是非特异性症

笔记

状，有些症状较轻或局部出汗较多的，可以暂时不处理，进一步观察和随访。但对于有明显伴随症状者，不能轻视"盗汗"的出现，应积极排查"急危重症"。例如，若短期内新发程度较剧的盗汗，伴随发热等毒血症状、肢体活动障碍、意识障碍、生命体征不稳定（血压骤升骤降、心室率显著减慢或增快等）、恶心、呕吐、流涎、剧烈腹痛等症状，应注意不能忽视的重要病因。

针对该患者的病史，首先要考虑是不是急危重症，依据是什么。该患者反复盗汗已 1 月余，病程相对较长，总体病情变化不大，盗汗程度较轻，无高热、偏瘫、昏迷等伴随症状，体检提示生命体征平稳，心律齐，双肺未闻及干、湿啰音，神经系统检查未发现病理反射，无定位体征，辅助检查提示血电解质、酶谱均无异常，大便无出血，普通心电图无传导异常、无缺血改变，故可排除急危重症疾病。因患者伴有心悸，需要进一步检查动态心电图，以排除一过性高危心律失常的可能。

在社区，全科医生大多情况下遇到的是常见病和多发病，在排除急危重症疾病后，需要考虑常见疾病，再考虑是否有遗漏的或被掩盖的疾病。下面我们用临床 3 问进行盗汗的分析和鉴别（图 3-1-1，图 3-1-2）。

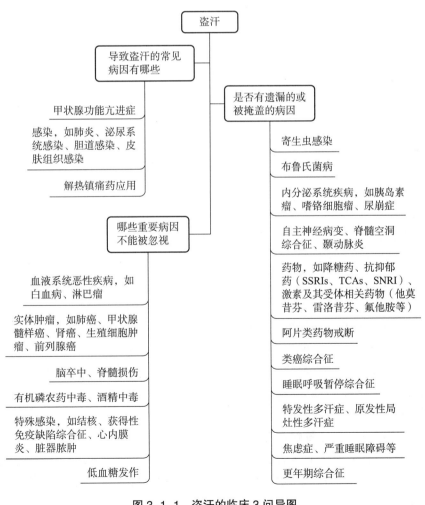

图 3-1-1　盗汗的临床 3 问导图

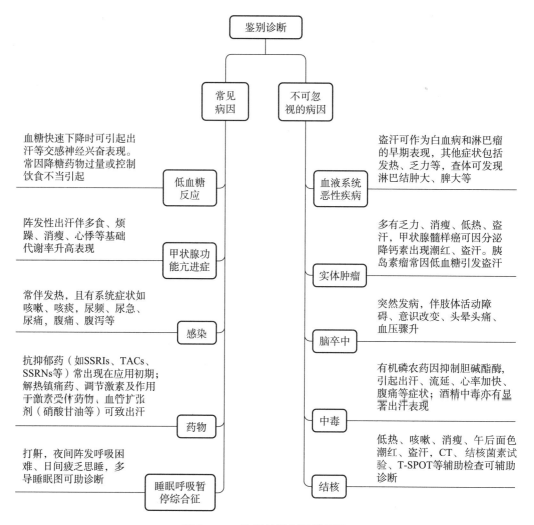

图 3-1-2　盗汗的鉴别思维导图

（二）以人为中心的问诊——RICE 问诊

疾病诊断首要的依据是患者的主诉，其次是体格检查和辅助检查。临床接诊不明原因盗汗患者时，认真听取患者诉说，是诊断疾病的基础和关键。本案例中，患者为老年女性，盗汗伴阵发心悸 1 月余，既往有高血压史；查体：心律齐，双下肢轻度水肿；辅助检查：血肌酐、空腹血糖升高，左心室高电压。患者盗汗究竟是什么原因？下面采用 RICE 问诊，充分了解患者，围绕疾病与健康问题，准确分析和鉴别一般性症状和特异性症状，从患者主诉的一系列问题中分清主要问题和次要问题，对目前症状的最可能病因做出诊断，同时排除严重疾病，从而避免可能发生的误诊或漏诊。

R（reason）——患者就诊的原因

（患者在其女儿陪同下前来全科门诊就诊）

全科医生：李阿姨，您好！有什么可以帮您的吗？（亲切地称呼，营造轻松舒适的环境，开始"开放式问诊"）

笔记

162

患者：1个月来，几乎每天晚上都有出汗，厉害时衣服都湿透了，还有一阵阵的心慌，白天出汗一般在上午11点左右。

全科医生：出汗前，您有没有遇到什么事或者吃什么特殊的药物、保健品或者食物？（了解可能的诱因）

患者：我吃降血压的药，氨氯地平，已经五六年了。

全科医生：除了盗汗、心慌，有没有其他症状？（重点症状强化、核实，了解其他伴随症状，帮助鉴别诊断）

患者：没有。

全科医生：有没有胸闷、胸痛、头痛、眼前一阵阵发黑、手脚活动不利？（封闭式提问，鉴别冠心病、短暂性脑缺血发作）

患者：没有。

I（idea）——患者对自己健康问题的看法

全科医生：您觉得是什么原因引起的盗汗、心慌呢？（了解患者对自身问题的看法）

患者：会不会是心脏病或者尿毒症引起的？

全科医生：您以前有心脏病史吗？

患者：我以前没有的，但这次社区体检说我心脏大了，肾功能也不大好。（拿出了40多天前做的体检报告）

全科医生：您知道血糖高了吗？（了解患者的疾病认知）

患者：知道，我母亲就是"糖尿病"。

全科医生：您有口干、多饮、多食、多尿、体重减轻吗？（了解是否有糖尿病的三多一少症状）

患者：前1年是有的，但最近1个月感觉不明显。体重之前都稳定的，这个月轻了4斤。

C（concern）——患者的担忧

全科医生：您担心自己的体重吗？您母亲现在好吗？（关心患者的同时关心其父母，会让患者感动）

患者：我原先偏胖一点，轻了几斤不担心，但我很怕"糖尿病"，我母亲因为"糖尿病"导致"尿毒症"，做了一年透析，身体越来越虚弱，最后还是走了。（很伤心）

全科医生：很抱歉，令您伤心。

患者女儿：医生，自从我妈发现血糖高以后，饭基本不吃，只吃绿色蔬菜。只要有点甜味的食物一律不吃，我给她买了水果，连碰都不碰。

全科医生：您知道血糖高后，看过医生吗？自己监测血糖吗？

患者：没有。因为我妈生过"糖尿病"，所以我知道要"管住嘴、迈开腿"，血糖就不会高了。

全科医生：您睡眠怎样？（了解心理因素）

患者：以前睡眠是好的，自从晚上盗汗以后，后半夜睡得不太好，第二天感觉浑身没力气。

全科医生：您和子女关系如何？同住吗？（了解家庭支持）

患者：女儿、女婿对我们很好，还每天陪我走路锻炼。女儿家有房子，我和老公都住女儿家。

E（expectation）——患者的期望

全科医生：您的病情基本了解了，希望我怎样帮助您？

患者：医生，现在医学这么发达，有没有根治糖尿病的方法？

全科医生：李阿姨，糖尿病是一种慢性病，按照目前的医疗水平，还无法根治，但可以控制血糖，延缓并发症的发生发展。（移情、鼓励患者）

患者：我平时要注意什么？

全科医生：除了您刚才说的"管住嘴、迈开腿"外，还要注意合理饮食，规律用药，监测血糖。根据您刚才叙述的饮食情况，我觉得你的夜间盗汗、阵发性心慌可能和饮食过分控制，出现低血糖有关。我会对您的病情做一个全面的评估，然后制订初步的药物治疗方案，我会将您纳入我们社区慢病管理系统，对你进行随访管理。同时请我们的营养护士给您详细介绍一下糖尿病的饮食疗法。（解释病情，健康宣教，建立联系）

患者：好的，谢谢医生！

三、最可能的诊断是什么？需要完善哪些检查？

1. 最可能的诊断：低血糖。

2. 需要完善的检查：监测患者盗汗发生时的血糖，也可使用动态血糖监测或常规监测患者餐前及午夜末梢血快速血糖（午夜 0 时后每 2 h 监测 1 次血糖，直至早晨 6 时）。如果考虑胰岛素瘤引起的低血糖，则查胰岛素释放指数（胰岛素 / 血糖，正常人 < 0.3，胰岛素瘤患者低血糖发作时，该指数多 > 0.4）。

结果：患者夜间 2 时快速血糖 3.2 mmol/L。

四、诊断和诊断依据是什么？

1. 诊断：（1）2 型糖尿病（type 2 diabetes mellitus）。

（2）糖尿病性低血糖（hypoglycemia in the context of diabetes mellitus）。

（3）原发性高血压 3 级（很高危）（essential hypertension）。

（4）慢性肾病（G3A2）（chronic kidney disease）。

（5）超重（overweight）。

2. 诊断依据：患者老年女性，空腹血糖 > 7 mmol/L（伴口干等症状），近 1 个月严格控制饮食后出现夜间及餐前低血糖反应，监测夜间血糖最低 3.2 mmol/L；既往有高血压病史，最高血压 180/110 mmHg。查体：BMI 24.6 kg/m^2，HR 80 次 / 分，律齐，双下肢轻度水肿。辅助检查：空腹血糖 7.25 mmol/L；肌酐 97.6 μmol/L，肾小球滤过率（CKD-EPI）：55.78 mL/（min·1.73 m^2），尿白蛋白 / 肌酐比值（UACR）：20.3 μmol/L；TG 1.82 mmol/L、HDL-C 1.04 mmol/L、LDL-C

笔记

3.10 mmol/L；心电图示：左室电压略增高。

五、转诊指征有哪些?

盗汗患者如伴随发热、咳嗽咯血、腹痛腹泻等考虑感染性疾病的应及时转诊；如伴随厌食、乏力、明显消瘦、淋巴结肿大，不能排除肿瘤的应予转诊；如出现阵发的心动过速、头痛、多食等可能为内分泌疾病时，应转上级医院进一步检查明确诊断；当出现自主神经反射异常、肢体活动障碍等神经系统异常时，也应转相应专科诊治。

糖尿病患者出现以下情况，需要及时转诊。

1. 初次发现糖尿病，鉴别诊断或分型困难的，特殊人群如青少年糖尿病、妊娠期或哺乳期妇女血糖异常者，亦建议转上级医院诊治。

2. 近期血糖波动大，调整降血糖药物后血糖仍控制欠佳，或出现严重药物不良反应者。

3. 长期血糖、血压、血脂、尿酸、体重等不达标的。

4. 出现急性并发症或新发现慢性并发症或慢性并发症进展较快的，糖尿病足近期加重或恶化的，需转相关专科处理。

5. 反复出现严重低血糖。

6. 合并重要脏器严重疾病的。

7. 出现心理或精神障碍。

转诊时，全科医生应做好交接工作，介绍患者的病情、个人家庭背景及诊治经过，目前需要解决的问题等。如出现严重低血糖，应一边及时救治，一边联系转诊，防止引发更严重的心脑血管事件。在上级医院诊治过程中，应定期了解病情变化，病情稳定后应详细了解后续治疗方案，随访应重点关注的指标，以实现连续性医疗服务。

六、治疗方案是什么?

1. 监测患者夜间及餐前血糖，证实初步诊断，明确盗汗原因。

2. 加强糖尿病教育，制订个性化血糖控制目标，让患者了解低血糖的危害，推荐合理的饮食方案（避免一次进食大量高碳水化合物、易吸收的食物），以免诱发功能性低血糖。

3. 非药物治疗：合理饮食（低盐、低脂、优质低蛋白），推荐合适的运动，控制体重。

4. 降糖方案推荐：经测算患者肾小球滤过率（CKD–EPI公式）为 55.78 mL/（min·1.73 m^2），可给予二甲双胍片联合 SGLT2 抑制剂或 GLP–1 受体激动剂治疗，加强血糖监测，调整药物剂量，严控低血糖的发生。

七、对该患者如何管理?

纳入社区糖尿病规范化管理。根据是否达到血糖控制目标，确定随访周期。糖尿病患者血糖控制目标遵循个体化原则，根据患者年龄、病程长短、合并症和并发症的情况、预期寿命、是否经常出现低血糖、认知功能、治疗意愿、家庭支持资源等，以综合分析考虑的方法，确定其血糖控制靶目标。

在饮食调整后，患者未再发生夜间盗汗、餐前心悸等症状。

八、该案例给我们的启示是什么？

糖尿病的典型症状为"三多一少"（多饮、多食、多尿、消瘦），而该案例以非典型症状就诊，需要全科医生仔细甄别。患者既往对糖尿病有所了解，但认识不全面，理解有偏差，且存在明显的恐惧心理，导致其过分强调饮食控制，从而引发夜间低血糖，出现低血糖的自主神经症状。低血糖的症状包括自主神经症状和神经性低血糖症状。自主神经症状主要为低血糖引发肾上腺髓质释放肾上腺素及交感神经末梢释放去甲肾上腺素，从而引起交感神经兴奋，出现盗汗、心悸、手抖、饥饿、焦虑等症状，查体可发现面色苍白、脉搏细速、脉压增大等。神经性低血糖症状主要为大脑缺乏葡萄糖，从而出现意识模糊、嗜睡、虚弱、头晕、头痛、行为异常、认知突然下降、视物模糊、肢体抽搐甚至昏迷，查体可发现对答不切题或意识不清、视力下降等体征。此外，全科医生要熟悉 Whipple 三联征（低血糖症状、血糖 < 2.8 mmol/L、供糖后症状迅速缓解），糖尿病患者如血糖 < 3.8 mmol/L，也应考虑到低血糖，应及时调整治疗方案。

【知识拓展】

葡萄糖目标范围内时间（time in range，TIR）　长期以来糖化血红蛋白一直是判断血糖是否达标的金标准，然而近年来随着动态血糖测定技术的提高，TIR 日益受到人们的重视，为更平稳地控制血糖提供了良好的监测指标。TIR 是指 24 h 内葡萄糖在目标范围内（3.9 ~ 10 mmol/L）的时间占总时间的百分比，简便的方法也可通过每天 7 次以上的自我血糖监测中达标次数占总次数的百分比来计算。循证医学证据显示，TIR 与微血管并发症、心血管病因死亡及全因死亡均显著相关。目前国际及我国的糖尿病指南均推荐普通成年人 2 型糖尿病 TIR 应达到 70% 以上，当然，患者年龄、病情不同，靶目标也应作相应调整，如老年患者可将 TIR 控制到 50% 以上即可。

（柴栖晨　王　静）

思考题

1. 盗汗的常见病因有哪些？相关疾病如何鉴别？
2. 糖尿病患者的转诊指征是什么？如何管理患者？

笔记

案例 ❷

胸　痛

【案例简介】

患者，王女士，64 岁，退休，以"反复胸痛 5 年，加重 1 个月"来诊。

患者 5 年前在较剧烈的运动时出现胸痛，为胸骨后烧灼样痛，无放射，无发热，无咳嗽、咳痰，无咯血，休息后症状缓解，未在意。后常于劳累、运动及受寒等时候出现胸痛，呈烧灼样或压榨性闷痛，有时向左肩发射，持续约 5 min，休息或舌下含服速效救心丸可缓解。胸痛发作后曾在家附近医院做心电图未见异常。近 1 个月胸痛时间延长，有时可达 10 min 左右，再次就诊于附近医院，经检查提示血脂异常、脂肪肝、心肌肥厚，建议其做冠状动脉 CTA 和冠状动脉造影，患者当时未同意。半小时前该患者再次发作胸痛，舌下含服速效救心丸好转后来全科医学门诊就诊。发病来，一般精神尚可，食欲缺乏，大小便正常，睡眠差，体重无明显下降。

既往高血压病史 10 余年，最高为 190/100 mmHg，口服依那普利 10 mg，每日 1 次，血压控制在 130～140/80～90 mmHg。否认糖尿病史。无外伤、手术史。无家族遗传病史。其母亲 55 岁患高血压。

查体：T 36.4℃，P 78 次 / 分，BP 140/85 mmHg，R 18 次 / 分，体重 75 kg，身高 158 cm，BMI 30 kg/m²，神志清楚，一般状态可，呼吸平稳，口唇无发绀，颈部未触及肿大淋巴结，甲状腺无肿大，双肺呼吸音清，HR 78 次 / 分，律齐，各瓣膜区未闻及病理性杂音。腹部触诊柔软，无压痛、反跳痛及肌紧张，肝脾肋下未触及。双下肢无水肿。

请思考以下问题：

一、胸痛的病因有哪些？

二、如何构建整体性临床思维？

三、最可能的诊断是什么？需要完善哪些辅助检查？

四、诊断和诊断依据是什么？

五、转诊指征有哪些？

六、治疗方案是什么？

七、对该患者如何管理？

笔记

八、该案例给我们的启示是什么？

一、胸痛的病因有哪些？

胸痛是由外伤、胸部疾病或其他因素作用于胸部的感觉神经纤维，其产生的神经冲动上传至大脑的痛觉中枢而发生的胸部痛感。胸痛的部位一般指从颈部到胸廓下端，有时可放射至颌面部、牙齿和咽喉部、肩背部、双上肢或上腹部。不同个体之间疼痛的阈值差别很大，所以胸痛的程度和病情严重程度有时并不一致。引起胸痛的原因很多，详见表3-2-1。

表 3-2-1　胸痛的原因

分类		常见病因或相关因素
致命性胸痛	心源性	急性冠脉综合征、主动脉夹层、心脏压塞、心脏挤压伤（冲击伤）、急性肺栓塞等
	非心源性	张力性气胸
非致命性胸痛	心源性	稳定型心绞痛、急性心包炎、心肌炎、梗阻性肥厚型心肌病、应激性心肌病、主动脉瓣疾病、二尖瓣脱垂等
	非心源性	胸壁疾病：肋软骨炎、肋间神经炎、带状疱疹、急性皮炎、皮下蜂窝织炎、肌炎、肋骨骨折、血液系统疾病（急性白血病、多发性骨髓瘤）所致骨痛等
		呼吸系统疾病：肺动脉高压、胸膜炎、自发性气胸、肺炎、急性气管-支气管炎、胸膜肿瘤、肺癌等
		消化系统疾病：胃食管反流病（包括反流性食管炎）、食管痉挛、食管裂孔疝、食管癌、急性胰腺炎、胆囊炎、消化性溃疡和穿孔等
		心理精神源性：抑郁症、焦虑症、惊恐障碍等
		其他：过度通气综合征、颈椎病等

二、如何构建整体性临床思维？

（一）临床3问和鉴别思维

胸痛常由胸廓疾病和胸腔内脏器病变引起。有时胸廓外组织器官病变如腹部病变，甚至精神心理疾病也可引起胸痛。引起胸痛的疾病既可能是较轻的胸壁疾病，如肋软骨炎，也可能是严重致死性疾病，如急性心肌梗死、肺栓塞和胸主动脉瘤破裂等。全科医生接诊胸痛患者时，首先要对胸痛进行定位和定性诊断，快速识别致命性胸痛，发现潜在急危重症患者及时转至专科医院。对于非致命性胸痛患者，应全面、详细地询问病史，认真、仔细查体，结合必要的辅助检查，给予相应的诊疗。下面用临床安全诊断策略——临床3问进行分析和鉴别（图3-2-1，图3-2-2）。

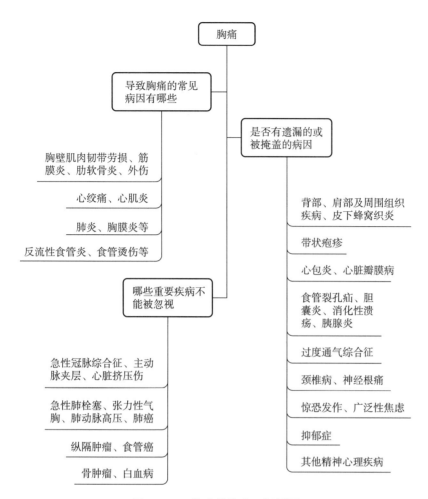

图 3-2-1　胸痛的临床 3 问导图

（二）以人为中心的问诊——RICE 问诊

对于胸痛的全科诊疗，最重要的是识别致命性胸痛，妥善处理，及时转诊，争分夺秒抢救患者生命。因此，在以人为中心的问诊环节，首先特别强调生物医学视角下的病史采集，特别是胸痛症状的描述。其次，对于非致命性胸痛患者，RICE 问诊的补充在寻找病因、明确诊断、共同决策等方面发挥重要作用。应结合以疾病为中心的问诊，全面、深入、多角度地了解疾病的发生、发展和变化，了解患者就诊原因及对疾病的想法、担忧和期望。胸痛 RICE 问诊示例如下。

R（reason）——患者就诊的原因

全科医生：王阿姨，您好！我想对你的病史再核实一下。能详细描述一下您的患病经历吗？（热情打招呼，创造愉快氛围，首先直接询问主要的就诊原因）

患者：医生好！我胸痛大约 5 年了。开始的时候，一般是在劳累、活动或者生气的时候胸痛，休息一下或者含点速效救心丸就好了，所以不太重视。后来孩子说可能心脏不好，带我去医院检查，医生让我做冠状动脉 CTA 和造影，我有点害怕就没做。

169

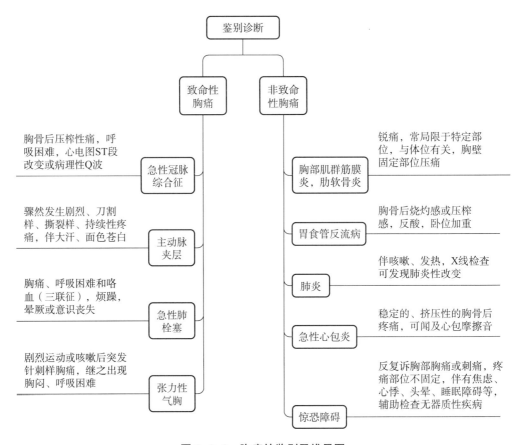

图 3-2-2　胸痛的鉴别思维导图

全科医生：胸部具体哪个地方痛？是怎样的痛？一次痛多长时间？（询问胸痛的部位、疼痛的性质和时间）

患者：在胸部中间稍微偏左一点，痛的时候像被什么东西压着似的，有时候左肩一起痛。之前痛几分钟就好了，最近 1 个月痛的时间比之前长了，大约 10 min。

全科医生：您一般什么时候会发生胸痛？怎么能缓解？（询问疾病发生的诱因和缓解方式）

患者：一般都是在劳累、剧烈活动或情绪激动的时候胸痛。休息一下或者含速效救心丸能很快缓解。

全科医生：王阿姨，您胸部活动或者深呼吸、咳嗽的时候胸痛加重吗？有反酸、烧心吗？（鉴别胸膜炎和胃食管反流病）

患者：咳嗽的时候胸痛没有变化，也没有反酸、烧心。

I（idea）——患者对自己健康问题的看法

全科医生：王阿姨，您认为胸痛的原因是什么？对自己这段时间胸痛加重是怎么看的？（了解患者对自己疾病的看法）

患者：医生，我认为是心绞痛。现在胸痛加重会不会是心脏病严重了？

全科医生：王阿姨，别着急，先做一些检查，明确病情后再讨论适当的治疗措

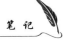

施，好吗？

患者：好。

三、最可能的诊断是什么？需要完善哪些辅助检查？

1. 最可能的诊断：冠状动脉粥样硬化性心脏病？

2. 需要完善的辅助检查：心电图、心肌损伤标志物、血 BNP、血脂四项、血常规、尿常规、肝肾功能、心脏超声、肺 CT、腹部肝胆脾胰超声。

检查结果：静息时心电图检查提示 I、aVL、V_5、V_6R 波增高，$R_{V_5}+S_{V_1}$3.93 mV，V_5、V_6 导联见 ST 段下斜型降低 0.05 mV，T 波低平；心肌酶谱正常；血 BNP 正常；血脂四项：甘油三酯 3.7 mmol/L，胆固醇 6.2 mmol/L，高密度脂蛋白 1.3 mmol/L，低密度脂蛋白 3.4 mmol/L；血、尿常规无异常；肝功能 ALT 65 U/L，余无异常；肾功能正常；FBG 5.7 mmol/L；心脏超声提示左心室肥厚，静息状态下左心室整体收缩功能正常；肺 CT 见左肺上叶约 4 mm 小结节；腹部肝胆脾胰超声提示脂肪肝。

C（concern）——患者的担心

全科医生：王阿姨，根据您的病史和检查结果，您患的是心绞痛。目前看是稳定型心绞痛。

患者：医生，会不会突然加重，变成心肌梗死？

全科医生：您的担心是有道理的，目前医疗技术比以前有了很大进步，即使是心肌梗死，只要治疗及时，也会转危为安的。（引导患者进行检查并安慰患者）

E（expectation）——患者的期望

患者：医生，我如果积极配合检查和治疗，心绞痛就不会再加重，也不会得心肌梗死了吧？

全科医生：王阿姨，只要您能认真听从医生的建议，积极配合治疗，您的疾病就会得到控制，发生严重并发症的可能性会大大减少。（增强患者战胜疾病的信心）

患者：医生，我听您的，一定积极配合！谢谢您！

四、诊断和诊断依据是什么？

1. 诊断：（1）冠状动脉粥样硬化性心脏病（coronary atherosclerotic heart disease，CHD）。

（2）稳定型心绞痛。

（3）高血压（3 级，很高危）。

（4）血脂异常。

（5）高甘油三酯血症。

（6）高胆固醇血症。

（7）肥胖症。

2. 诊断依据：①患者为老年女性，有高血压家族史。既往高血压病史，血压最高达 190/100 mmHg，无继发高血压证据，故原发性高血压诊断明确。②患者有高血压、血脂异常、肥胖症等危险疾病，劳累时发作性胸痛，放射到左肩，休息或者应用速效救心丸可缓解，无其他引起胸痛的疾病，故考虑为冠状动脉粥样硬化性心脏病，心绞痛，因诱发因素、疼痛的性质、缓解方式都没有明显变化，故诊断为稳定型心绞痛。可进一步行心电图负荷试验、冠状动脉 CTA 和冠状动脉造影检查明确病情。③患者血甘油三酯、胆固醇升高，达到诊断标准，故高甘油三酯血症和高胆固醇血症诊断成立。④患者 BMI 30 kg/m²，符合肥胖症的诊断标准。

五、转诊指征有哪些?

1. 致命性胸痛需要重点识别，在紧急处理后及时转诊治疗。

2. 胸痛原因不明。

3. 需要上级医院处理的疾病或临床情况，如肋骨骨折、血液系统疾病及肿瘤等；对于本病例，明确诊断为稳定型心绞痛，如经规范化治疗症状控制不理想、或危险因素控制不理想等需要转诊。

4. 需要进一步检查，如冠状动脉 CTA、冠状动脉造影、MRI 等。

六、治疗方案是什么?

1. 一般治疗

（1）避免诱因，如避免过劳、进食过饱；减轻精神负担、避免情绪激动；预防感染等。

（2）建立健康生活方式，合理膳食、适当运动和体力劳动，戒烟限酒；保持良好睡眠；控制体重。

2. 药物治疗：针对稳定型心绞痛，建议药物治疗方案如下。

（1）缓解心绞痛症状、改善心肌缺血：常用药物种类有硝酸酯类药物、β 受体阻滞剂和钙通道阻滞剂。

（2）改善预后：主要包括抗血小板药物、他汀类等降低胆固醇药物、β 受体阻滞剂、ACEI 类或 ARB 类药物。

（3）其他治疗：对于稳定性心绞痛，推荐首选的治疗方案是生活方式干预、药物治疗和心脏康复治疗。对于是否行血运重建治疗，应严格掌握适应证，与专科医生共同进行充分的个体化评估。

（4）综合控制血压、血脂等危险因素。

七、对该患者如何管理?

1. 监测体重、血压、心率等，并做好记录。

2. 制定心脏健康饮食方案。如果病情允许，在充分个体化评估基础上制订适量运动方案，并督导执行，旨在适度降低体重。

3. 坚持规范、规律用药，定期社区门诊复诊。

4. 主动随访，个体化健康教育。

5. 嘱患者病情变化随诊。

八、该案例给我们的启示是什么?

由于胸痛病因复杂、伴随症状多,患者常就诊于不同专科。不同专科接诊胸痛的疾病谱和患病率各有不同。如心内科、急诊科胸痛诊断以心源性胸痛为主。在基层医疗中胸痛的病因构成与急诊科有明显不同。来自英国的研究显示,年龄 < 35 岁的胸痛患者中仅有 7% 被诊断为冠心病,胸痛的主要病因是肌肉骨骼疾病。另一项针对全科门诊中年龄 > 50 岁的胸痛患者的研究显示,肌肉骨骼疾病引起的胸痛占 36%、心脏疾病占 16%。

胸痛患者可能是轻微疾病,也可能是严重疾病。全科医生接诊胸痛患者时,首要任务是识别严重疾病,尤其是致命性胸痛,确保患者生命安全。导致胸痛急危重、不能忽略的疾病有:急性冠脉综合征、主动脉夹层、心脏挤压伤、急性肺栓塞、张力性气胸、肺动脉高压、肺炎、肺癌、纵隔肿瘤、食管癌、骨肿瘤、白血病等。

综上,对于全科医生,掌握胸痛物理诊断技能、识别致命性胸痛并及时处理和转诊、规范管理诊断明确且病情稳定的患者是其核心能力。

【知识拓展】

冠状动脉粥样硬化性心脏病是指冠状动脉发生动脉粥样硬化病变引起血管腔狭窄或闭塞,导致心肌缺血、缺氧或坏死而引起的心脏病,常简称"冠心病",也被称为缺血性心脏病。近年来,我国学者倾向于将其分为两大类:一类为慢性冠状动脉疾病,包括稳定型心绞痛、缺血性心肌病和隐匿性冠心病;另一类为急性冠状动脉综合征,包括不稳定型心绞痛、非 ST 段抬高型心肌梗死、ST 段抬高型心肌梗死、冠心病猝死。适合于基层全科医生连续性管理的冠心病主要涉及诊断明确且病情稳定的稳定性冠心病,包括稳定型心绞痛、缺血性心肌病和急性冠脉综合征之后稳定的病程阶段。

1. **高危胸痛特点**　患者出现以下征象提示为高危胸痛,需马上紧急处理:神志模糊或意识丧失、面色苍白、大汗及四肢厥冷、低血压(血压 < 90/60 mmHg)、呼吸急促或困难、低氧血症(血氧饱和度 < 90%)。在抢救的同时,积极明确病因,并在条件允许的情况下迅速转诊。对于无上述高危临床特征的胸痛患者,需警惕可能潜在的危险性。诊治每例胸痛患者,均应优先排除致命性胸痛。对于生命体征稳定的胸痛患者,详细询问病史是病因诊断的关键。急性胸痛中急性冠脉综合征(ACS)高居致命性胸痛病因首位,要特别引起全科医生注意,急性肺栓塞与主动脉夹层虽发生率较低,但临床上易漏诊及误诊。

2. **心脏神经症特点**　心脏神经症(cardiac neurosis)是以心血管疾病的有关症状为主要表现的临床综合征。大多发生于中、青年,20 ~ 50 岁较多见;女性多于男性,尤其多见于更年期妇女。临床无器质性心脏病的证据。其病因尚不明确,可能与神经类型、环境因素和性格有关。心脏神经症患者主诉较多,且多变,症状缺乏直接内在联系。可表现为心悸、呼吸困难、心前区痛、自主神经紊乱症状（包括失眠、多梦、焦虑、头晕、头痛等）。诊断时必须注意排除器质性心脏病。

　　临床上排除器质性心血管疾病十分困难，尽管基层全科医生接诊患者中可能心脏神经症有一定的构成比，但在我国该病诊断已经超出全科医生能力范畴，对于不能明确诊断的症状，应及时转诊上级医院进一步诊疗，避免漏诊和误诊，保障患者安全。

（王　爽　于溥田）

思考题

　　1. 常见致命性胸痛有哪些疾病？

　　2. 胸痛的转诊指征有哪些？

笔记

案例 ❸

头 晕

患者，王先生，56岁，已婚，销售经理。主诉因"反复头晕1年，加重1周"前来就诊。

患者近1年来反复出现头晕，多在天气变化或劳累后出现，经休息后头晕可以缓解，发作时无视物旋转、耳鸣耳聋、头痛、黑矇等，故未予以重视及就诊。1周前单位体检时，测血压166/100 mmHg，近1周来自觉头晕加重，曾在家附近诊所测过两次血压，分别是156/96 mmHg、166/100 mmHg，曾遵诊所医生医嘱口服降压药（药物名称不详）3天，其后未坚持服用降压药。同时体检报告中发现血脂异常，总胆固醇6.5 mmol/L，甘油三酯2.6 mmol/L，低密度脂蛋白胆固醇3.9 mmol/L。患者病程中无胸闷胸痛、肢体乏力、腹痛腹胀、心悸多汗、气短等不适症状。

既往无外伤、手术史，平时体健，否认重大脏器疾病史，包括无冠心病、糖尿病、肝肾疾病史。否认有结核、梅毒等传染病史。经常聚餐，爱吃肉、爱喝饮料，运动少。偶尔抽烟，经常饮酒，有时可达1斤白酒。父亲及哥哥患有高血压，父亲在65岁时曾发生"脑卒中"，母亲血脂异常。否认家族性肿瘤史和遗传病史。患者精神可，胃纳可，大小便正常，睡眠可，体重无明显改变。

查体：神清，T 36.8℃，P 80次/分，R 20次/分，BP 156/96 mmHg，身高176 cm，体重80 kg，BMI 25.83 kg/m²，腰围96 cm，眼底检查提示眼底动脉硬化Ⅰ级，皮肤表面未见明显脂质沉积，两肺未闻及干湿啰音，心界不大，HR 80次/分，各瓣膜听诊区未闻及杂音，颈动脉、肾动脉等听诊区未闻及血管杂音，腹部稍膨隆，无压痛及反跳痛，肝脾肋下未触及，双下肢无水肿。四肢肌力正常，病理征未引出。

辅助检查：总胆固醇（TC）6.5 mmol/L，甘油三酯（TG）2.6 mmol/L，高密度脂蛋白胆固醇（HDL-C）1.6 mmol/L，低密度脂蛋白胆固醇（LDL-C）3.9 mmol/L，同型半胱氨酸12 μmol/L，肝肾功能、血糖、甲状腺功能、尿液分析、皮质醇等均未见异常。超声检查提示甲状腺、肝、肾、颈动脉血管均未见异常。

请思考以下问题：

一、高血压的定义是什么？高血压的分级如何确定？高血压的病因有哪些？

175

二、什么是血脂异常？血脂异常的病因有哪些？

三、如何构建整体性临床思维？

四、最可能的诊断是什么？需要完善哪些辅助检查？

五、诊断和诊断依据是什么？

六、转诊指征有哪些？

七、治疗方案是什么？

八、对患者如何管理？

九、该病例给我们的启示是什么？

一、高血压的定义是什么？高血压的分级如何确定？高血压的病因有哪些？

高血压（hypertension）定义：在未使用降压药物的情况下，非同日3次测量出来的诊室血压，收缩压（SBP）≥140 mmHg和（或）舒张压（DBP）≥90 mmHg。当SBP≥140 mmHg和DBP<90 mmHg时称为单纯性收缩期高血压。对于有高血压病史的患者，在使用降压药物治疗的情况下，血压就算低于140/90 mmHg，仍应考虑诊断为高血压。

高血压的原因，首先需区分原发性和继发性高血压。当出现初发血压特别高、年轻人血压升高、难治性高血压或伴有特殊临床表现（如血压波动剧烈，应排除嗜铬细胞瘤；伴满月脸，应排除库欣综合征；伴阵发低钾血症肌无力者，应排除原发性醛固酮增多症等），应进一步检查排除继发性高血压可能。原发性高血压往往与年龄、家族史、高盐饮食、肥胖、长期饮酒、过度精神紧张焦虑及糖尿病、血脂异常等有关，继发性高血压常见于肾实质疾病、肾血管疾病（如肾动脉狭窄）、内分泌疾病（如原发性醛固酮增多症、皮质醇增多症、嗜铬细胞瘤）、睡眠呼吸暂停、主动脉狭窄、药源性疾病等。

二、什么是血脂异常？血脂异常的病因有哪些？

血脂异常（dyslipidemia）是平时在全科门诊接诊时接触到的较为常见的疾病，指的是人体内脂蛋白的代谢异常，主要包括总胆固醇和低密度脂蛋白胆固醇、甘油三酯升高和（或）高密度脂蛋白胆固醇降低等。高脂血症往往是导致动脉粥样硬化的重要因素之一，是冠心病和缺血性脑卒中的独立危险因素。

血脂异常最常见的原因是不良生活方式，往往与高脂食物摄入过多、有久坐习惯、缺乏运动或者不运动、长期饮酒等有关，当然也包括其他常见原因，如糖尿病、甲状腺功能减退症等代谢紊乱性疾病。另外，在接诊时需注意避免遗漏或忽视一些病因，例如是否有服用特殊药物史，如噻嗪类利尿药、β受体阻滞剂、口服避孕药等。

三、如何构建整体性临床思维？

（一）临床3问和鉴别思维

接诊血压升高患者时，询问患者的症状，包括头晕、头痛等，同时需要结合患

笔记

者的家族史、病程、既往疾病史、高血压治疗用药过程、生活方式及心理社会因素等，进行血压测定、全面体检检查和必要辅助检查。第一步：先明确高血压诊断是否成立。第二步：明确高血压的水平分级，依据是患者血压的历史最高值。第三步：结合病史、体检及辅助检查等明确高血压是原发性还是继发性。第四步：结合患者的基础疾病、生活习惯等综合评估患者心脑血管疾病的危险因素，再结合患者的危险因素、各靶器官情况及相关临床情况评估患者心脑血管疾病的风险程度，最后给出明确的病因诊断及治疗方法。在全科医生接诊血压升高的患者时，还有一个比较重要的原则就是需要迅速识别会导致生命危险的高血压急症，若有应立即转诊急诊。高血压急症是指原发性或继发性高血压患者在某些诱因作用下，血压突然和显著升高［一般 SBP≥180 mmHg 和（或）DBP≥120 mmHg］，同时伴有进行性心、脑、肾等重要靶器官功能不全表现。下面我们根据临床安全诊断策略——临床 3 问进行分析和鉴别诊断（图 3-3-1，图 3-3-2）。

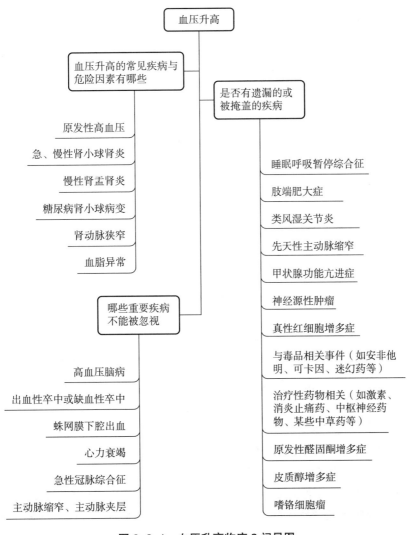

图 3-3-1 血压升高临床 3 问导图

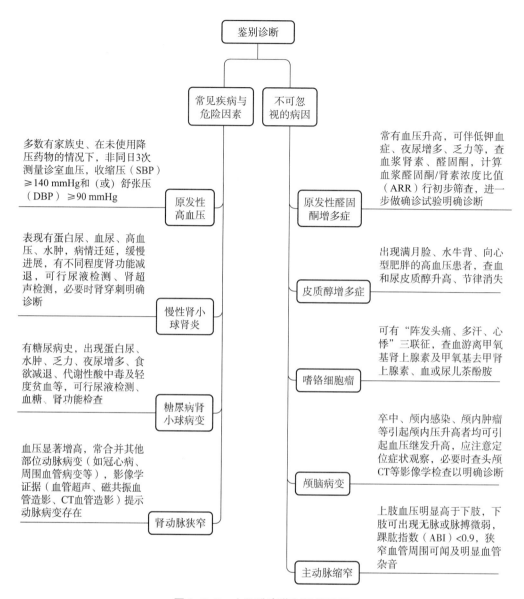

图 3-3-2　血压升高鉴别思维导图

（二）以人为中心的问诊——RICE 问诊

全科医生接诊血压升高、血脂异常患者时，要详细询问患者的症状、伴随症状、家族史、病程、生活方式、治疗用药史等，应以患者为中心，关注患者对血压升高、血脂异常的看法、顾虑和对医生的期望。下面采用 RICE 问诊，进行深入访谈，找到病因，达到诊疗目的。

R（reason）——**患者就诊的原因**

患者最近一年经常头晕，一直以为是太疲劳的关系，没有太在意，一周前去体检，发现血压高，头晕症状加重，到诊所去量血压，两次不同时间测量结果都是高的，曾遵诊所医生医嘱口服降压药（药物名称不详）3 天，其后未坚持服用降压药物，未随访血压，体检报告显示不仅有血压高还有血脂高。

I（idea）——**患者对自己健康问题的看法**

患者有高血压家族史，最近发现血压高应该与年龄、工作压力大、没有休息好相关，至于血脂高，可能与自己的饮食习惯、平时不运动相关。

C（concern）——**患者的担心**

近期发现的高血压是不是需要进行一些必要的检查明确高血压的病因，降血压的药物是否必须每日服用，是否需要终身服用？服药后是否会出现耐药，不起效果？另外会不会像患者父亲那样出现心脑血管意外，出现脑卒中。目前血脂的异常情况是不是已经需要药物治疗，会不会影响肝，出现脂肪肝或肝功能不好、肾功能不好等情况？

E（expectation）——**患者的期望**

每日服用 1 次的小剂量降压药物治疗将血压控制稳定，不出现心脑血管疾病，通过改善生活方式，增加运动、控制体重、控制饮食等将血脂降至正常范围，不需要药物治疗。

四、最可能的诊断是什么？需要完善哪些辅助检查？

1. 最可能的诊断：高血压（2级）高危、混合型高脂血症。

2. 需完善的辅助检查：餐后 2 h 血糖、糖化血红蛋白、C 反应蛋白（CRP）、X 线胸片，血浆肾素活性、血管紧张素、醛固酮，血和尿醛固酮、皮质醇、儿茶酚胺，以及 24 h 尿钠、尿钾等尿微量蛋白，24 h 动态血压监测、心电图、ABI、心脏超声、肾动脉及外周动脉彩超及心脏超声心动图、眼底筛查、头颅磁共振等。餐后血糖、糖化血红蛋白、CRP、X 线胸片、ARR、尿微量蛋白、心电图、ABI、肾动脉及外周动脉彩超、心脏超声、头颅磁共振等均未见异常。

五、诊断和诊断依据是什么？

1. 诊断：（1）原发性高血压（hypertension）（2级高危）。

　　　　（2）混合型高脂血症（mixed hyperlipidemia）。

　　　　（3）代谢综合征（metabolic syndrome）。

2. 诊断依据：患者 3 次以上非同日测量血压高于正常范围，最高血压达 166/100 mmHg，结合患者临床表现、生活方式、既往史、体格检查、高血压家族史，血管检查及血生化、醛固酮、尿皮质醇等检测排除继发性高血压，考虑原发性高血压，结合患者的年龄、超重（BMI 25.83 kg/m²，腰围 96 cm）、饮酒、眼底检查提示眼底动脉硬化 I 级、血脂异常（总胆固醇 6.5 mmol/L，甘油三酯 2.6 mmol/L，低密度脂蛋白胆固醇 3.9 mmol/L，高密度脂蛋白胆固醇 1.6 mmol/L）等危险因素，诊断为原发性高血压 2 级（高危）、混合型高脂血症、代谢综合征。

六、转诊指征有哪些？

急诊转诊情况：血压突然和显著升高，出现高血压急症、高血压亚急症，或者有潜在风险的患者。另外，突然出现剧烈头痛、胸痛等可能合并严重的临床情况需要进一步检查，明确排除心脑血管意外的患者。

在社区全科门诊初诊的高血压患者，需转诊的情况有：诊断不明确，欲排除继发性高血压，需检查基层医院不能开展的项目，如肾动脉彩超、血皮质醇、ACTH等；结合病史、体检及辅助检查等考虑有靶器官损害的，如出现夜尿多、心悸等，需进一步检查治疗者；妊娠期、哺乳期妇女出现高血压的。

对于平时在社区全科门诊长期随诊的高血压患者，如出现难治性高血压、严重药物不良反应、新出现靶器官损害、基础疾病加重的，亦需转诊至上级医院重新进行综合评估治疗。

七、治疗方案是什么？

高血压的治疗目标：长期、平稳血压达标，减少心脑血管并发症的发生，降低病死率。在临床上，治疗方案的选择往往是根据患者血压的水平分级及心脑血管疾病的危险因素综合判断，是改善生活方式还是给予降压药物治疗，是给予一种降压药物还是给予联合治疗，治疗的时机与强度均需结合血压水平及相关的危险因素，当然在治疗的过程中也需要考虑基础疾病、并存疾病、靶器官损害和其他危险因素。

1. 改善生活方式：①减少摄入钠盐，合理增加摄入钾：钠的摄入量减少至2400 mg/d（6 g氯化钠），增加钾的摄入量就是增加摄入富含钾的食物，如菠菜、菌菇类等；②注意合理饮食：多吃水果、蔬菜、谷物等高纤维素食物，控制动物脂肪，以低脂奶制品、植物来源的蛋白质为主，尤其是对于合并高脂血症者，建议每日摄入胆固醇 < 300 mg；③避免超重肥胖、合理控制体重：高血压患者通过控制总摄入量，增加运动，将体重控制在健康范围，即 BMI 的范围是 $18.5 \sim 23.9 \ kg/m^2$，腰围的要求，男性 < 90 cm，女性 < 85 cm；④养成良好的生活习惯：包括不吸烟、限制饮酒、中等强度的有氧运动、良好平和的心态及充足的睡眠。中等强度的有氧运动一般是指走路、慢跑或者骑车等，建议每周 $4 \sim 7$ 天，每天累计 $30 \sim 60 \ min$。

2. 降压药物治疗：常用降压药物有五大类，包括钙离子拮抗剂、利尿剂、β受体阻滞剂、血管紧张素转换酶抑制剂及血管紧张素 II 受体拮抗剂。在全科门诊接诊高血压患者的时候，一般会碰到几个问题：根据什么来选择药物，是选择长效药物还是短效药物，如何确定初始用药剂量，碰到什么情况时需要选择联合治疗，如何选择联合治疗的药物及用几种药物联合等。选择药物的原则：根据患者的年龄、血压水平，结合基础疾病、用药习惯等个性化选择降压药物。选择初始用药剂量的原则：对于一般的患者采用常规剂量，但对于高龄老年人通常应采用较小有效治疗剂量，然后根据血压的水平及基础疾病等情况，逐渐增加剂量。选择短效还是长效降压药物的原则：一般首选肯定是长效降压药物，可以平稳有效地控制 24 h血压，符合高血压治疗的目标，可以更有效预防心脑血管并发症。如果必须使用中、短效制剂，为保证稳定的血药浓度，必须保证每天 $2 \sim 3$ 次给药，以达到平稳控制血压的目标。联合治疗的原则：依据血压水平，如果 SBP ≥ 160 mmHg 和（或）DBP ≥ 100 mmHg，或者 SBP 高于目标血压 20 mmHg 和（或）DBP 高于目标血压值

10 mmHg，或者高危及以上患者，以及服用单个药物治疗 2 周以上，血压未能控制到目标水平者，需要考虑联合治疗，也可以考虑予以复方制剂治疗，复方制剂也是联合治疗。对 SBP≥140 mmHg 和（或）DBP≥90 mmHg 的患者，为保护靶器官也可起始小剂量联合治疗。

3. 降脂药物治疗：常用降脂药物主要包括他汀类、胆固醇吸收抑制剂、贝特类及高纯度鱼油制剂，还有近年血脂领域的研究热点 PCSK9 抑制剂。他汀类药物能显著降低血清 TC、LDL-C 及 TG 水平，是血脂异常药物治疗的基础，应用后需注意药物副作用。胆固醇吸收抑制剂依折麦布与他汀联合应用效果有协同。贝特类药物及高纯度鱼油制剂主要用于治疗高 TG 血症。PCSK9 抑制剂可阻止 LDL 受体降解，促进 LDL-C 的清除。

4. 其他相关危险因素的控制：高血压高危人群包括合并糖尿病、伴发慢性肾病、50 ~ 69 岁心血管高风险者，可用小剂量阿司匹林治疗。如发生急性冠脉综合征、缺血性脑卒中或短暂性脑缺血，应在阿司匹林基础上联合 P2Y12 受体抑制剂治疗。高血压合并糖尿病的患者其血糖控制目标为：HbA1c < 7%，空腹血糖 4.4 ~ 7.0 mmol/L，餐后 2 h 血糖或高峰值血糖 < 10.0 mmol/L。高血压伴同型半胱氨酸升高的患者适当补充新鲜蔬菜，必要时补充叶酸。

八、对该患者如何管理?

全科门诊长期随访的高血压患者，一般 1 ~ 3 个月复诊 1 次、随访 1 次，要求是血压控制平稳且在目标水平以下，无药物不良反应，无新发及加重并发症。全科门诊随访过程中第一次出现血压控制不满意或者药物不良反应，需要调整药物剂量、更换或者增加药物者，需 2 周后及时复诊随访。全科门诊随访过程中出现新发及加重并发症者，或者连续 2 次出现血压控制不满意或者药物不良反应者，建议转诊至上级医院，2 周内及时随访。对于高血压急症或出现心脑血管意外的患者，在紧急转诊上级医院后，短期内应及时随访患者情况。

全科门诊对于高血压患者每次随访内容包括有无新诊断的并发症，有无新诊断的疾病，有无心脑血管疾病的危险因素的变化，如糖尿病、心房颤动、心力衰竭或外周动脉粥样硬化、吸烟饮酒的习惯、饮食习惯等变化。每次随访应查体，包括血压、心率，超重或肥胖者应监测体重及腰围，对患者的生活方式进行评估及建议，每年应进行 1 次年度评估，与随访相结合，除询问病史及体格检查外，建议每年行辅助检查，包括血常规、尿常规、尿蛋白、餐后 2 h 血糖、糖化血红蛋白、肝功能、血脂、尿酸等检测，以及 24 h 动态血压监测、心电图、心脏超声心动图、眼底筛查等。

全科门诊长期随访的血脂异常患者，对于应用药物治疗者，需注意药物的不良反应，服药 4 ~ 8 周后需复查血脂、肝功能及肌酸激酶，如无不良反应且血脂达标者，可以每年随访 1 次。对于不用药物治疗，仅以改善生活方式，如合理膳食、控制体重、运动等非药物治疗者，需在 3 ~ 6 个月后随访血脂水平，血脂达标者每年随访 1 次。

九、该病例给我们的启示是什么?

高血压是常见的慢性病,与冠状动脉粥样硬化性心血管疾病、脑卒中、肾病、心力衰竭等疾病具有密切关系,作为基层医生,应该牢固掌握高血压诊断与综合管理内容,通过健康教育、疾病宣传、慢病档案管理等做好基层高血压慢性病的防控工作。

血脂异常往往没有明显的症状体征,不会引起患者的重视,但是血脂异常是动脉粥样硬化性心血管疾病(ASCVD)发生发展中最主要的致病性危险因素。故需要早期发现血脂异常的患者,早期予以干预,让其血脂水平控制在目标范围内,是有效的 ASCVD 防治措施。针对不同人群检测血脂的建议,20 ~ 40 岁每 5 年检测 1 次,40 岁以上男性和绝经期后女性每年检测 1 次,ASCVD 患者及其高危人群,每3 ~ 6 个月检测 1 次,因 ASCVD 住院患者,在住院期间需检测 1 次。

【知识拓展】

1. 难治性高血压 全科医生在临床中经常碰到血压控制不佳的患者,究竟怎样的情况可以称之为"难治性高血压"呢?一般来说,在基本合理的生活方式下,使用≥3 种降压药(已包含利尿药)且已使用到能耐受的足量时,血压控制仍未达到靶目标的,可考虑为"难治性高血压"。当然还需要筛查"假性"难治性高血压(即前述的继发性高血压),可查醛固酮/肾素比值(ARR)、肾功能(eGFR)、肾动脉彩超、血尿儿茶酚胺、血电解质、血皮质醇节律、多导睡眠图(排除睡眠呼吸暂停综合征),同时排查疼痛等应激因素、精神疾患等造成的血压升高。如为继发性高血压,则治疗原发疾病后血压自然会下降。

造成血压"难治"的其他常见原因还有:白大衣高血压(因害怕、紧张等原因造成诊室血压较家庭自测血压升高)、其他药物影响(如甘草类、减肥药、麻黄类、糖皮质激素等)、治疗不规范(降压药漏服等)、盐摄入过多(盐敏感患者)、不良的生活方式(作息不规律、酗酒、吸烟)等原因。治疗:首先需去除上述存在的影响因素,然后调整药物:加用盐皮质激素受体拮抗剂(螺内酯)、α_1、β 双受体拮抗剂(卡维地洛)、中枢降压药(可乐定),如血压仍未有效控制,可考虑微创介入治疗。

2. H 型高血压 即高血压合并高同型半胱氨酸血症,血同型半胱氨酸(Hcy)≥10 μmol/L 考虑其水平增高。有研究发现高血压合并高同型半胱氨酸血症患者,脑卒中的发病率明显上升,同时发现补充叶酸能有效降低同型半胱氨酸水平,但从食物中很难摄取足够剂量,故 H 型高血压患者建议药物补充叶酸 0.8 mg/d。

(周 颖 柴栖晨)

笔记

思考题 ···

1. 不同人群高血压患者的降压目标值范围是多少?

2. 血脂异常患者的综合评估策略包括哪些内容?

3. 高血压如何分级? 如何管理?

4. 血压升高的相关疾病如何鉴别?

案例 ❹

排 尿 困 难

🖨【案例简介】

患者，王先生，64岁，已婚，农民。因"尿频、排尿困难、尿不尽感3年，加重10天"前来就诊。

患者3年来逐渐出现尿频、排尿费力、排尿等待、尿线变细、排尿中断、尿不尽感，未诊治。10天前饮酒后上述症状加重。病程中患者无血尿，无尿急、尿痛，无发热、腰痛，无心悸、乏力。

自发病以来，食欲可，睡眠差，大便正常，体重无明显变化。

既往体健，否认高血压、糖尿病病史，无外伤及手术史。吸烟50年，10支/日，每天100g高度白酒，无遗传病家族史。

查体：T 36.5℃，P 72次/分，R 16次/分，BP 130/76 mmHg。神志清，精神可，心肺查体未见异常。腹平软，下腹部未见膨隆，无压痛，叩诊膀胱浊音界正常。直肠指诊提示前列腺体积增大，质韧，表面光滑，边缘清楚，未扪及结节。肛门括约肌松弛。尿道外口无狭窄或畸形。会阴部、双下肢感觉正常，提睾反射及腹壁反射正常，肛提肌反射、球海绵体肌反射正常。

请思考以下问题：

一、排尿困难的病因有哪些？

二、如何构建整体性临床思维？

三、最可能的诊断是什么？需要完善哪些辅助检查？

四、诊断和诊断依据是什么？

五、转诊指征有哪些？

六、治疗方案是什么？

七、对该患者如何管理？

八、该案例给我们的启示是什么？

一、排尿困难的病因有哪些？

排尿困难（dysuresia）是指排尿时须增加腹压才能排出尿液，表现为排尿时用力，排尿等待，尿线断续、变细、分叉等一系列症状，病情严重时增加腹压也不能

笔记

将膀胱内的尿液排出而导致尿潴留。正常人排尿时，首先由排尿中枢发出冲动使膀胱逼尿肌收缩，同时内括约肌松弛，尿道内口开放，尿液流出。排尿困难最客观的标准是尿流率降低，即单位时间内的排尿量减少。从流体力学看，排尿困难的原因主要分为排尿动力不足、尿道阻力过大或此两者的组合。根据排尿困难的具体发病原因可分为梗阻性和功能性排尿困难（表3-4-1）。

表3-4-1 排尿困难的病因或相关因素

	病因	疾病或相关因素
梗阻性	膀胱出口梗阻	前列腺病变（前列腺增生、纤维化或肿瘤），膀胱颈部肿瘤、结石及血块或异物阻塞，膀胱颈部先天性狭窄，因子宫肌瘤等压迫膀胱颈
	尿道梗阻	前列腺病变及尿道炎症、狭窄、结石、肿瘤、异物等
功能性	神经受压	颅脑或脊髓损伤
	膀胱平滑肌和括约肌病变	糖尿病神经源性膀胱，非神经性膀胱颈协同失调，使用抗胆碱药、抗抑郁药、抗组胺药、阿片制剂等
	手术及麻醉	中枢神经手术或广泛性盆腔手术（骨盆神经丛损伤），实施麻醉后
	精神因素	精神紧张

二、如何构建整体性临床思维?

（一）临床3问和鉴别思维

排尿困难的原因可单独存在，也可不同程度地同时存在。整体性临床思维的构建宜从常见的病因入手，首先考虑常见病是诊断思维的一个重要原则。如本例患者为老年男性，以下尿路症状就诊，最常见的是前列腺病变，尤其是良性前列腺增生症，该病是因性激素平衡失调使前列腺内层的尿道周围腺体呈结节样增生，以致前列腺部尿道受压变窄、弯曲、伸长，使排尿阻力增加，引起排尿困难。最早的症状是增生腺体刺激所引起的尿频，以夜间为明显。继而出现进行性排尿困难，最终发展为尿潴留。在病程中的任何阶段可因饮酒、劳累、受凉等使前列腺突然充血、水肿而发生急性尿潴留。另一个常见的梗阻性病因是膀胱或尿道结石，结石多来自上尿路，在排出过程中可嵌顿于膀胱颈部或尿道内，突然发生排尿困难乃至尿潴留，伴有剧烈疼痛。功能性排尿困难的常见病因主要是糖尿病神经源性膀胱，糖尿病病史不可或缺，临床表现为排尿困难和尿潴留，也可继发尿路感染、结石、肾积水和肾功能损害。这类病人常有神经系统损害的病史和体征，往往同时伴有肛门括约肌松弛、反射消失和下肢感觉、运动障碍。其次，该患者是老年男性，下尿路症状进行性加重3年，临床上要考虑不容忽视的重要病变，如前列腺、尿道、膀胱等部位的肿瘤性病变导致梗阻性排尿困难及中枢神经病变导致的功能性排尿困难。另外，病史采集时还应对一些临床容易遗漏的病理生理过程进行鉴别分析，如尿道/膀胱异物、药物性因素、手术及麻醉等对排尿的影响。

　　无论病情简单还是复杂，病史都是诊断思维的出发点，病史经常可以直接提示诊断或帮助制订后续检查方向。全科医生接诊时需仔细询问病史，了解患者有无原发病史及外伤史，如骑跨伤或挤压伤引起骨盆骨折的病史，因伤处疼痛引起尿道括约肌痉挛或尿道连续性中断导致排尿困难，可有与排尿无关的尿道流血；了解有无应用某些特殊药物；询问下腹、会阴区绞痛史，了解结石存在与否；询问排尿困难发生速度和病程、尿潴留前排尿及尿颜色有何变化，前列腺疾病起病缓慢、病程长，而后尿道出血、脓肿则速度快、病程短；如是女性患者应了解月经和妊娠情况，以便确定妇科和产科情况引起排尿困难等。全科医学不仅局限于器质性疾病的诊断和治疗，还要了解患者对疾病的看法、担忧和期望，采用以患者为中心的RICE问诊方法，正确应用临床思维，为患者提供最佳服务，正是全科医生令人自豪之处。下面我们用临床安全诊断策略——临床3问进行分析和鉴别（图3-4-1，图3-4-2）。

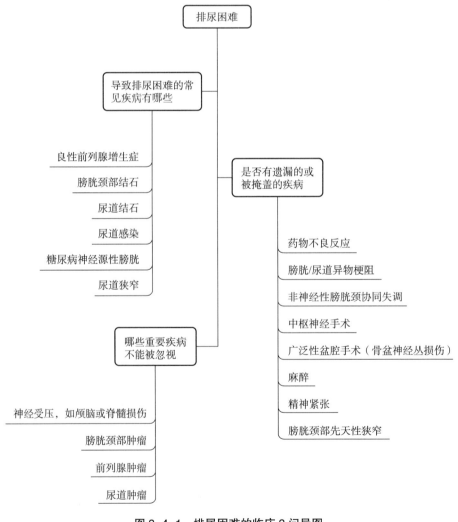

图 3-4-1　排尿困难的临床 3 问导图

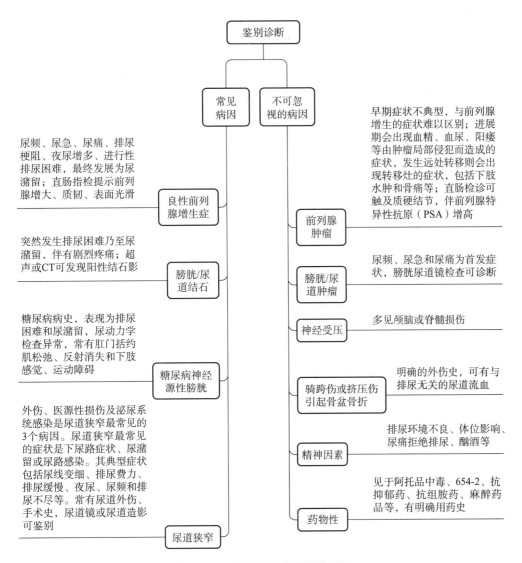

图 3-4-2 排尿困难鉴别思维导图

（二）以人为中心的 RICE 问诊

R（reason）——患者就诊的原因

患者 3 年来逐渐出现排尿费力，排尿等待、尿线变细、排尿中断、尿不尽感，无血尿、尿急、尿痛及急性尿潴留等，未诊治。10 天前因饮高度白酒半斤，出现上述症状加重，为进一步明确病因、评估病情严重程度来诊。

I（idea）——患者对自己健康问题的看法

听周围很多中老年男性或多或少都有这种情况，认为与前列腺增生有关。

C（concern）——患者的担心

平常就有这种症状，但不严重，不影响日常生活，近期上述症状加重，夜尿次数增多，每晚起夜 6~7 次，严重影响睡眠；另外，患者的父亲因前列腺癌去世，所以担心会不会也得了前列腺癌。

E（expectation）——患者的期望

希望能进行全面检查，查明病因，排除肿瘤。

三、最可能的诊断是什么？需要完善哪些辅助检查？

1. 最可能的诊断：良性前列腺增生症？

2. 症状评估：指导患者完成前列腺症状 I-PSS 评分（表 3-4-2）及生活质量指数（QOL）评分表（表 3-4-3），用于评估下尿路症状的严重程度。

表 3-4-2　国际前列腺症状评分表（I-PSS）

在过去一个月，您是否有以下症状？	无	少于1次	少于半数	大约半数	多于半数	几乎每次
				在 5 次中		
1. 是否经常有尿不尽感？	0	1	2	3 √	4	5
2. 两次排尿时间是否经常小于 2 h？	0	1	2 √	3	4	5
3. 是否曾经有间断性排尿？	0	1	2 √	3	4	5
4. 是否有排尿不能等待现象？	0	1	2	3 √	4	5
5. 是否有尿线变细现象？	0	1	2 √	3	4	5
6. 是否需要用力及使劲才能开始排尿？	0	1	2 √	3	4	5
7. 从入睡到早起一般需要起来排尿几次？	没有	1次	2次	3次	4次	5次或以上
	0	1	2	3	4 √	5
症状评分（S）=18						

注：评分标准：轻度症状 0～7 分、中度症状 8～19、重度症状 20～35 分（重度），8 分以上者应引起注意。

表 3-4-3　生活质量指数（QOL）评分表

	高兴	满意	大致满意	还可以	不太满意	苦恼	很糟
如果在您的后半生始终伴有现在的排尿症状，您认为如何？	0	1	2	3	4 √	5	6
生活质量评分（L）=4							

注：生活质量指数（QOL）评分：0～6 分，是了解患者对其目前下尿路症状伴随其一生的主观感受，是否能够忍受，因此叫困扰评分。

3. 辅助检查：电解质、肾功能、尿常规、血清前列腺特异性抗原（PSA）检查、泌尿系统 B 超、残余尿测定。

检查结果：电解质和肾功能正常；尿常规示白细胞 3 个 /HP，红细胞 2 个 /HP；血清前列腺特异性抗原（PSA）检查：总前列腺特异性抗原（t-PSA）为 2.8 ng/mL，游离前列腺特异性抗原（f-PSA）为 0.55 ng/mL；泌尿系统 B 超：前列腺大小约

笔记

4.8 cm×3.5 cm×4.3 cm，内可见钙化灶形成，双肾、输尿管、膀胱未见明显异常；膀胱内残余尿：20 mL。

四、诊断和诊断依据是什么？

1. 诊断：良性前列腺增生症（benign prostatic hyperplasia，BPH）。

2. 诊断依据：①患者 64 岁男性，因下尿路症状尿频、排尿困难、尿不尽感 3 年，加重 10 天就诊。②无腹痛、血尿，无糖尿病病史，无酗酒史，无相关药物使用，无泌尿系外伤手术史。③查体：生命体征平稳，神志清，精神可，心肺查体未见异常，腹平软，下腹部未见膨隆，无压痛，叩诊膀胱浊音界正常。直肠指检提示前列腺体积增大，质韧，表面光滑，边缘清楚，未扪及结节。肛门括约肌松弛。尿道外口无狭窄或畸形。会阴部、双下肢感觉正常，提睾反射及腹壁反射正常，肛提肌反射、球海绵体肌反射正常。④ PSA < 4 ng/mL，直肠指检及泌尿系统 B 超均未发现前列腺异常结节；神经系统检查无异常；I–PSS 评分 18 分；生活质量指数（QOL）评分 4 分。

五、转诊指征有哪些？

1. 诊断困难者。
2. 需要转上级医院完善相关检查者。
3. 治疗后效果不明显者。
4. 需要手术治疗者。
5. 合并全身多系统疾病，病情复杂者。
6. 出现严重药物不良反应者。
7. 合并严重精神心理疾病者。
8. 病情危重需要紧急救治者。

患者转上级医院时，全科医生应向专科医生交代患者诊治经过及其个人、家庭社会背景资料，便于专科医生更好地开展诊疗。专科诊疗结束来复诊，全科医生应及时了解患者诊疗经过、后续的治疗方案（主要用药）、目前的病情、主要体征及各项主要指标的情况等，以实现连续性医疗服务。

六、治疗方案是什么？

1. 向患者解释良性前列腺增生症的病因、疾病特点及治疗方法，提高患者对疾病的正确认知，同时给予适当的安慰，减轻患者顾虑。

2. 药物治疗：对于偶有轻度尿频或夜尿的早期 BPH 患者，采取定期检查、配合健康教育等措施，其中包括改善生活规律和饮食习惯等。随着疾病症状的加重，药物治疗是缓解症状、延缓疾病进展的首要干预措施。患者 BPH 诊断明确，此前未行规范的药物治疗，建议首选药物治疗，若症状未改善，后期可考虑手术治疗。将以上情况告知患者，全科医生与患者充分沟通后医患共同决策，共同制订用药方案：α 受体阻滞剂（盐酸坦索罗辛缓释胶囊每日 1 次，每次 1 粒睡前服用）联合

5α还原酶抑制剂（非那雄胺每日1次，每次1片晨服）。

3. 外科治疗：BPH是一种临床进展性疾病，部分患者最终需要外科治疗来解除梗阻及其对生活质量的影响和所致的并发症，具有中至重度下尿路症状并已明显影响生活质量的BPH患者，尤其是药物治疗效果不佳或拒绝接受药物治疗的情况下，可选择外科治疗。当BPH导致以下并发症时，建议采用外科治疗：①反复尿潴留（至少在1次拔管后不能排尿或2次尿潴留）；②反复血尿；③反复泌尿系统感染；④膀胱结石；⑤继发性上尿路积水（伴或不伴肾功能损害）。当BPH患者合并腹股沟疝、严重的痔疮或脱肛，且临床判断不解除下尿路梗阻难以达到治疗效果时，建议外科治疗。治疗方式的选择应当综合考虑医生个人经验、患者的意见、前列腺的体积及患者的伴发疾病和全身状况。BPH的外科治疗包括经典/改良的外科手术治疗、激光治疗及其他治疗方式。BPH治疗效果主要反映在患者主观症状（如I-PSS）和客观指标（如最大尿流率）的改变。治疗方法的评价则应考虑治疗效果、并发症及社会经济条件等综合因素。

七、对该患者如何管理？

1. 生活方式的指导：减少酒精、咖啡因、辛辣食物的摄入，合理的液体摄入（每日不少于1500 mL），注意劳逸结合。

2. 用药指导：α_1受体阻滞剂治疗后数小时至数天即可改善症状且不影响前列腺体积和血清PSA水平，常规推荐在用药4~6周后采用I-PSS评估症状改善情况。连续使用α_1受体阻滞剂4~6周无明显症状改善时，可以考虑更改剂型、剂量或不同类型α_1受体阻滞剂。其常见不良反应有头晕、头痛、乏力、困倦、直立性低血压、异常射精等。直立性低血压更容易发生在老年、合并心血管疾病或同时服用血管活性药物的患者中。5α还原酶抑制剂最常见的不良反应包括勃起功能障碍（ED）、射精异常、性欲低下，其他如男性乳房女性化、乳腺痛等。

3. 制订随访计划：4~6周后门诊随访，了解药物不良反应情况并采用I-PSS评估症状改善情况；用药6个月后随访，采用I-PSS评估症状并给予尿流率检查和残余尿测定；每年予直肠指检、复查1次泌尿系统彩超及血清PSA检查。

八、该案例给我们的启示是什么？

BPH是中老年男性的常见病、多发病，多在40岁以后发病，60岁后超过半数的男性会患上BPH，80岁时则高达83%。作为全科医生，我们不仅要熟悉排尿困难的病因和诊断流程，还要重视高危人群的筛查，鼓励50岁以上有下尿路症状的男性每年行直肠指检、常规PSA检查及前列腺超声检查。全科医生还要注重查体的基本功，如直肠指检有助于我们早期发现有无前列腺结节，早期筛查前列腺肿瘤并进行早期干预，争取良好的预后。接诊排尿困难患者，我们还需要区分是由精神因素还是由器质性疾病引起的排尿困难。前者多源于精神紧张，处理上以心理治疗为主；后者需要查明病因，针对病因进行治疗。

【知识拓展】

1. BPH 是一种缓慢进展的良性疾病,由于前列腺移行区和尿道周围区域的上皮和纤维肌组织的增生,导致前列腺良性增大,从而出现膀胱出口梗阻和以下尿路症状为主的一系列临床症状,随着年龄的增长而进行性加重,并出现相应并发症。进展性临床表观包括:下尿路症状加重而导致患者生活质量下降、最大尿流率进行性下降、急性尿潴留、反复血尿、复发性尿路感染及肾功能损害等。

临床上将 BPH 的下尿路症状分为储尿期、排尿期和排尿后症状。储尿期症状包括尿频、尿急、夜尿增多等;排尿期症状包括排尿困难、尿等待、尿流变细等;排尿后症状包括排尿不完全(尿不尽感)、尿后滴沥等。因为前列腺体积增大,容易造成膀胱出口梗阻进而出现肾和输尿管积水,导致肾后性肾功能不全。

在 BPH 导致的严重并发症中,急性尿潴留(acute urinary retention,AUR)的发生率最高。AUR 的发生预示着膀胱功能失代偿,是进行手术治疗的首要原因。BPH 患者发生 AUR 时,首选的处理措施是留置导尿管,导尿管置入失败者可行耻骨上膀胱穿刺造瘘,以达到引流膀胱内尿液的目的。一般留置导尿管 3～7 天,同时服用 α 受体阻滞剂 3～7 天可提高拔管成功率。拔管成功者可继续选择药物治疗,若拔管后再次发生尿潴留,应择期行外科手术治疗。治疗方式有药物保守治疗和手术治疗,手术是 BPH 最有效的治疗手段,常用的是经尿道前列腺电切术,但手术也可能会出现电切综合征、尿失禁、腺体残留等。

2. 前列腺癌(prostate cancer) 是发生在前列腺的上皮性恶性肿瘤,是男性泌尿生殖系统最常见的恶性肿瘤。前列腺癌是一种进展特别缓慢的癌症,疾病早期阶段不易发现。有些患者并无症状,可以长期潜伏,终身不被发现;有些患者局部出现症状,侵犯明显,转移较晚;有些发病隐蔽,不易被发现,早期多广泛转移,预后较差。

前列腺癌的病因与遗传、环境、食物、年龄有关,有家族性前列腺癌病史,发病率相对偏高,发病的年龄也会偏年轻。年龄是前列腺癌最大的危险因素,前列腺癌好发于年龄大于 65 岁的老年男性患者。

前列腺癌的原发部位主要为后侧包膜下腺体,呈潜伏性缓慢生长,肿瘤小时无任何临床表现,最早就诊原因常为转移症状,如腰痛,因此仅靠临床症状很难早期诊断,常在体检时行直肠指检或检测血清 PSA 升高被发现。

前列腺癌典型症状:①排尿困难,呈渐进性;②尿频、尿急、血尿,排尿时有疼痛或烧灼感;③背下部、大腿上部或骨盆处连续疼痛等;④可能无法站立排尿;⑤笑或者咳嗽时有漏尿的情况;⑥直肠有压迫感或疼痛感。

当老年男性患者出现尿频、尿急、尿流缓慢、尿流中断,要及时进行前列腺筛查,如直肠指检、前列腺特异性抗原检测、直肠 B 超检查以明确诊断。由于良性前列腺增生、前列腺炎产生的下尿路症状和前列腺癌相似,所以前列腺癌患者还需要

笔记

与前列腺炎、良性前列腺增生相鉴别。

（黄燕飞 丛衍群）

思考题

1. 排尿困难的病因有哪些？相关疾病如何鉴别？
2. 简述国际前列腺症状评分表内容的症状和分度。
3. 良性前列腺增生症的诊断依据是什么？如何管理？

笔记

案例 ❺

呕　血

【案例简介】

患者，杨先生，男，40 岁，已婚，个体经营者。因"突发呕血 20 min"就诊。

患者 20 min 前进食后出现呕血 2 次，为暗红色，总量约 300 mL，含食物残渣，伴上腹痛、头晕、乏力，无心悸、胸痛，无寒战、高热、黄疸，无黑便，无消瘦。家属告知患者既往有慢性节律性上腹痛 3 年，餐后为主，未正规诊治。

查体：T 36.5℃，P 98 次 / 分，R 20 次 / 分，BP 110/78 mmHg，未见肝掌及蜘蛛痣，未见腹壁静脉曲张，双下肢无水肿。

请思考以下问题：

一、呕血的病因有哪些？

二、如何构建整体性临床思维？

三、最可能的诊断是什么？依据是什么？

四、应急措施有哪些？需要完善哪些辅助检查？

五、诊断和诊断依据是什么？

六、转诊指征有哪些？

七、治疗方案是什么？

八、对该患者如何管理？

九、该案例给我们的启示是什么？

一、呕血的病因有哪些？

呕血是上消化道疾病（指屈氏韧带以上的消化道，包括食管、胃、十二指肠、肝、胆、胰及胃空肠吻合术后的空肠上段疾病）或全身性疾病所致的上消化道出血，血液经口腔呕出，常伴有黑便，严重时可有急性周围循环衰竭的表现。导致呕血的病因有很多，如消化道本身的炎症、机械性损伤、血管病变、肿瘤等，也可因邻近器官的病变和全身性疾病累及消化道所致。呕血的病因或相关因素见表 3-5-1。

笔记

表 3-5-1 呕血的病因或相关因素

病因	疾病或相关因素
食管疾病	食管炎（反流性食管炎、食管憩室炎）、食管溃疡、食管肿瘤、食管贲门黏膜撕裂（Mallory-Weiss 综合征）、食管裂孔疝、食管损伤（医源性、异物、物理/化学性损伤）、主动脉瘤破入食管
胃十二指肠疾病	消化性溃疡、急慢性胃炎、胃癌和胃其他肿瘤、胃血管异常（恒径动脉破裂）、吻合口溃疡（包括胃肠吻合术后的空肠溃疡和吻合口溃疡）、残胃炎、理化或放射损伤、十二指肠炎或憩室、淋巴瘤、间质瘤、促胃液素瘤
门静脉高压性疾病（门静脉阻塞、肝静脉阻塞）	门静脉高压导致的食管 – 胃底静脉曲张破裂出血、门静脉高压性胃病
上消化道邻近器官或组织的疾病	胸或腹主动脉瘤破入消化道、纵隔肿瘤或脓肿破入食管等
全身性疾病	感染、肝肾功能障碍、凝血功能异常、结缔组织病、血液病等

二、如何构建整体性临床思维？

上消化道出血不一定都有呕血，通常幽门以上大量出血表现为呕血，呕血多为棕褐色呈咖啡渣样，若出血量大而迅速，则为鲜红色或有血块。导致呕血的病因很多，其中十二指肠溃疡、胃溃疡和食管静脉曲张破裂出血占前三位。另外还有一些临床不容忽视的重要疾病，如上消化道肿瘤发生破溃导致出血甚至大出血而引发呕血；胸、腹主动脉瘤破入消化道及纵隔肿瘤或脓肿破入食管等，也可导致上消化道大量出血而出现呕血。此外，构建整体性临床思维时尚应考虑到一些初诊容易遗漏而又非罕见导致上消化道出血引发呕血的疾病，例如贲门黏膜撕裂、食管裂孔疝、食管损伤、胃血管异常及一些全身性疾病，如血液系统疾病、凝血功能异常等。

初步诊断的确立需要有缜密细致的鉴别思维，全科医生应该通过针对性病史采集和重要部位的体格检查快速建立初步诊断，及时处置患者并应对可能发生的病情变化。对以呕血为主诉的患者，首先需要明确是呕血还是消化道外的出血，如咯血，口、鼻、咽喉出血等。一旦确定为呕血，表明出血来源于上消化道，则需根据临床 3 问病因分析进行病史采集做出诊断。例如，消化性溃疡的主要危险因素有幽门螺杆菌感染、使用 NSAID 药物、吸烟、酗酒和既往溃疡病史；静脉曲张破裂出血的患者应有肝硬化和门静脉高压的病史，相关的常见病因可有病毒性肝炎、血吸虫病感染、长期酗酒、长病程的脂肪肝、柏 – 查综合征、自身免疫性肝病等；肿瘤性病变可能存在贫血、消瘦等临床报警征象；贲门黏膜撕裂会有较剧烈的恶心、干呕诱因等。下面我们用临床安全诊断策略——临床 3 问进行分析和鉴别（图 3-5-1，图 3-5-2）。

笔记

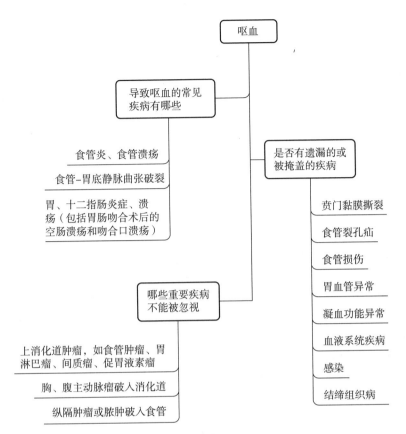

图 3-5-1　呕血临床 3 问导图

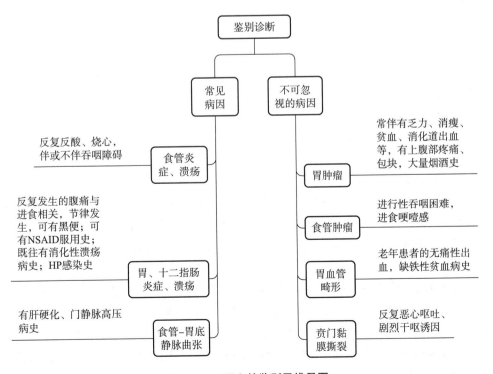

图 3-5-2　呕血的鉴别思维导图

三、最可能的诊断是什么？依据是什么？

1. 最可能的诊断：急性上消化道出血？

2. 依据：①患者 40 岁男性，反复上腹痛 3 年，餐后呕血 20 min；②呕血为暗红色，量约 300 mL，伴恶心、上腹部隐痛不适，伴头晕、乏力，无寒战、高热、黄疸，无黑便，无消瘦；③无慢性肝病病史，无酗酒史，呕血前无剧烈干呕；④查体：T 36.5℃，P 98 次 / 分，R 20 次 / 分，BP 110/78 mmHg，无面色苍白、四肢厥冷、烦躁不安、神志不清，未见肝掌及蜘蛛痣，腹平软，未见腹壁静脉曲张，左上腹压痛，无反跳痛，肝脾未触及肿大，移动性浊音阴性，肠鸣音亢进，7 次 / 分，双下肢无水肿。

四、应急措施有哪些？需要完善哪些辅助检查？

1. 应急措施　患者呕血 300 mL 约 20 min 来诊，考虑急性上消化道出血，目前无明确周围循环衰竭表现，结合上消化道出血病情严重程度分级（表 3-5-2），尚属中度，迅速恢复患者的生命体征并使其稳定是一切医疗措施的首位。全科医师接诊后具体的应急措施主要有：让患者卧床、暂禁食或温凉流质饮食、吸氧、建立静脉通路、持续心电监护、记录 24 h 尿量，予以补液、抑酸等治疗，监测血压、心率、呼吸、神志、尿量、呕血及黑便等。

表 3-5-2　上消化道出血病情严重程度分级

分级	失血量	血压	心率	血红蛋白	症状	休克指数
轻度	< 500 mL	基本正常	正常	无变化	头晕	0.5
中度	500 ~ 1 000 mL	下降	> 100 次 / 分	70 ~ 100 g/L	晕厥、口渴、少尿	1.0
重度	> 1 500 mL	收缩压 < 80 mmHg	> 120 次 / 分	< 70 g/L	少尿、意识模糊	> 1.5

注：休克指数 = 心率 / 收缩压。

2. 需要完善哪些辅助检查

（1）实验室检查：呕吐物 / 粪便隐血试验、血红蛋白浓度、红细胞计数、血细胞比容、血尿素氮监测及肝肾功能、凝血功能、乙肝五项、肿瘤标志物等。

（2）辅助检查：心电图、肝胆胰脾超声。必要时转上级医院行胃镜及选择性血管造影等检查。

待患者生命体征平稳，无活动性出血或再出血征象时，可进一步采集病史，除了前文述及的整体性临床思维与鉴别思维涉及的病史内容，尤其不能忽视的是营造良好的医患关系，倾听患者内心的声音，通过详细了解患者的生活背景、患者对自身所患疾病的看法及患者尚存的顾虑和期望，将全人照护的理念贯穿于疾病的诊疗和健康服务的全程。而 RICE 问诊方式可以将上述医患双方的需求良好地结合起来。

笔记

R（reason）——**患者就诊的原因**

因进食后出现呕血 300 mL 就诊。

I（idea）——**患者对自己健康问题的看法**

患者 3 年前出现慢性节律性上腹部疼痛，自行购买"奥美拉唑"间断口服，上腹部疼痛有所缓解，平素工作忙碌，饮食及睡眠极不规律，对疾病未予以重视。本次突发餐后呕血，自认为可能是"老胃病"进展成了严重的疾病。

C（concern）——**患者的担心**

患者此次以呕血发病，担心自己"老胃病"进展成了严重的疾病，怕患上"胃癌"，增加家庭负担。

E（expectation）——**患者的期望**

患者希望医生能止血，并且查明病因，明确自己有没有患肿瘤，并且指导治疗，防止再次发生类似呕血事件，提高生活质量。

（3）转上级医院消化内科完善相关辅助检查：辅助检查结果：呕吐物隐血阳性，血常规未见贫血及三系减低，大便常规＋隐血试验，隐血阳性；肝肾功能＋电解质、凝血全套、尿常规、腹部彩超、心电图均未见异常。患者生命体征尚稳定，为进一步明确消化道出血的部位及病变性质，结合患者的担心与期望，转诊上级医院，进一步查乙肝五项，仅表面抗体阳性，血肿瘤标志物正常，胃镜检查提示十二指肠球部溃疡并活动性出血（Forrest Ⅱa），遂予内镜下止血（图 3-5-3，彩图见数字课程）。

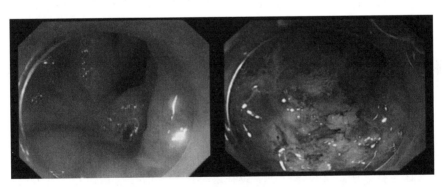

图 3-5-3　十二指肠球部溃疡内镜下止血

十二指肠球部黏膜充血，见一不规则溃疡环腔生长，大弯侧溃疡见血管显露，

予热活检钳烧灼及 1∶10 000 肾上腺素黏膜下注射止血

五、诊断和诊断依据是什么?

1. 诊断：十二指肠球部溃疡伴活动性出血（Forrest Ⅱa）。

2. 诊断依据：除前述依据外，专科辅助检查：呕吐物隐血阳性，血常规未见贫血及三系减低，大便常规＋隐血试验隐血阳性；胃镜检查提示十二指肠球部溃疡并活动性出血（Forrest Ⅱa）。其余检查未见异常。

六、转诊指征有哪些?

1. 紧急转诊 病情危重，经积极抑酸护胃、补液支持治疗后生命体征不稳定，或出现周围循环衰竭等活动性出血或再出血征象，需要紧急抢救，在做好院前急救的前提下紧急转诊。

2. 普通转诊

（1）诊断疾病，明确病因。

（2）治疗效果不佳，需要调整治疗方案。

（3）病情复杂，合并多种疾病。

（4）家庭支持度差。

（5）需内镜下治疗者。

（6）患者要求转诊。

（7）全科医生判断认为需要转诊。

七、治疗方案是什么?

1. 监测意识状态、心率、脉搏、血压、呼吸、肢体温度、皮肤和甲床色泽、周围静脉特别是颈静脉充盈情况。

2. 暂禁食，持续心电监护、开放静脉通道、吸氧、记录 24 h 尿量，记录呕血、黑便和便血的频度、颜色、性质、次数和总量，定期复查红细胞计数、血红蛋白、血细胞比容与血尿素氮等，需注意血细胞比容在 24~72 h 后才能真实反映出血程度。

3. 补充血容量，必要时给予血管活性药物，尽早使用抑酸药物。

4. 在保证生命体征平稳的前提下，尽快转诊至上级医院，于 24 h 内行胃镜检查，必要时止血治疗。

八、对该患者如何管理?

患者经内镜下止血后药物治疗，病情好转，未再出现呕血、黑便等，无再出血表现，转诊至社区医院继续诊疗。后续在继续抗溃疡治疗的基础上，给予患者长期的病情管理与照护。

1. 生活指导：保持饮食规律，营养均衡；尽量避免生冷、辛辣、油腻的食物，少饮浓茶、少喝咖啡，戒烟酒；保持乐观的心理情绪，避免过度紧张和劳累；保证充足的睡眠。

2. 病情管理：根据胃镜检查结果评估病情，制订具体治疗方案。如存在 HP 感染情况，需根除 HP 治疗。定期消化内科门诊随诊，定期复查胃镜。

九、该案例给我们的启示是什么?

呕血病因较多，涉及消化系统、其他系统或全身性疾病，当全科医生接诊该类患者时，首先要做好出血严重程度的评估和周围循环状态的判断，区分是否

笔记

是急危重症，这关系到呕血处理的轻重缓急，病情允许的情况下应详细询问病史、仔细查体并完善基础检验检查，及时开通静脉通路，动态监测出血是否停止及有无活动性出血或再出血征象，病情不允许时应尽快做好院前急救，实施精准转诊。

【知识拓展】

1. 全科医生在接诊消化道出血患者时，可参照以下流程进行处置（图 3-5-4）。

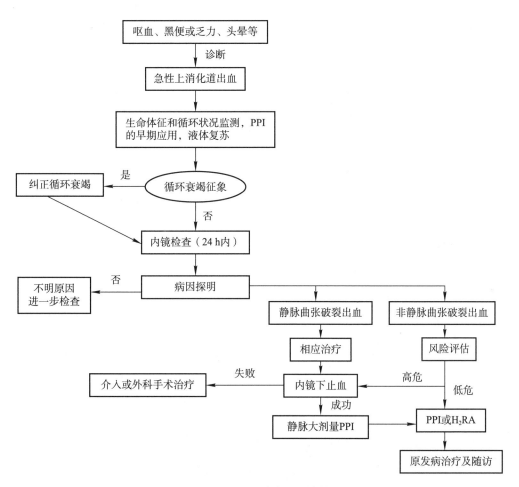

图 3-5-4　消化道出血接诊流程

2. 内镜下 Forrest 分级有利于判断预后及指导临床治疗（图 3-5-5，彩图见数字课程）。

Forrest分级	内镜图片	溃疡病变	再出血风险（%）	
I a	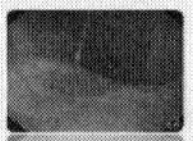	喷射样出血	90	高危患者 需内镜止血
I b	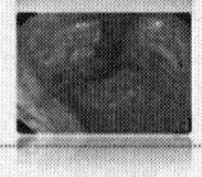	活动性渗血	50	
II a	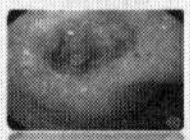	血管显露	25~30	
II b	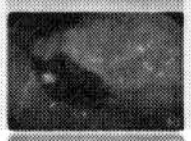	附着血凝块	10~20	
II c	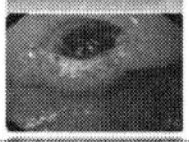	黑色基底	7~10	低危患者 无需内镜止血
III	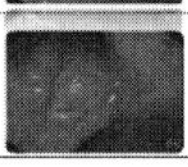	基底洁净	3~5	

图 3-5-5　内镜下 Forrest 分级

（丛衍群）

思考题

1. 引起呕血的常见原因有哪些？相关疾病如何鉴别？
2. 上消化道出血的抢救指征有哪些？
3. 如何判断消化道出血是否停止？

笔记

案例 ❻

便 血

【案例简介】

患者，周女士，49岁，已婚，环卫工人。因"大便次数增加、带血3个月"前来就诊。

患者3个月前无明显诱因出现排便次数增多，3～6次/天，不成形，间断带暗红色血迹。伴中下腹痛，无明显腹胀及恶心呕吐。无发热，进食可。近来明显乏力，体重下降约5 kg。患者无外伤和手术史，无重大脏器疾病史，无传染病、家族性肿瘤史和遗传病史。否认高血压、冠心病、糖尿病等病史，无烟酒嗜好。

自发病以来，患者精神尚可，胃纳一般，小便无特殊，大便如上述，近2个月来睡眠可，体重下降。

查体：T 37.2℃，P 78次/分，R 18次/分，BP 120/80 mmHg。一般状况稍差，皮肤无黄染，结膜苍白，浅表淋巴结未触及肿大。心肺无明确病变。腹平坦，未见胃肠型及蠕动波，腹软，无压痛，无肌紧张，肝脾未触及。右上腹可触及直径约3 cm包块，边界欠清，质偏硬，无压痛，可推动。移动性浊音（－），肠鸣音大致正常，直肠指检未及异常。

请思考以下问题：

一、便血病因有哪些？

二、如何构建整体性临床思维？

三、最可能的诊断是什么？需要完善哪些辅助检查？

四、诊断和诊断依据是什么？

五、转诊指征有哪些？

六、治疗方案是什么？

七、对该患者如何管理？

八、该案例给我们的启示是什么？

一、便血的病因有哪些？

便血（hematochezia）是指消化道出血，血液由肛门排出。便血颜色因出血部位不同、出血量多少及血液在肠腔内停留时间的长短而异，可呈鲜红、暗红或柏油样黑色。少量出血不造成粪便颜色改变，需经隐血试验才能确定者，称为隐血（occult blood）。便血多为下消化道出血，可表现为急性大出血、慢性少量出血及间歇性出血。

便血多由疾病因素导致，一般而言，幼儿、青少年便血以结肠息肉、肠套叠、梅克尔憩室及炎症性疾病为常见病因；中老年患者则以肠道炎症性病变、结直肠癌、肠道血管性病变为多见病因；肛周病变如痔、肛裂或瘘管在成年人亦不应忽视。便血的病因或相关因素见表 3-6-1。

表 3-6-1 便血的病因或相关因素

病因		疾病或相关因素
下消化道疾病	小肠疾病	肠结核、肠伤寒、急性出血性坏死性肠炎、钩虫病、Crohn 病、小肠肿瘤、小肠血管瘤、空肠憩室炎或溃疡、梅克尔憩室炎或溃疡、肠套叠等
	结肠疾病	急性细菌性痢疾、阿米巴痢疾、血吸虫病、溃疡性结肠炎、结肠憩室炎、结肠癌、结肠息肉、缺血性结肠炎等
	直肠肛管疾病	直肠肛管损伤、非特异性直肠炎、放射性直肠炎、直肠息肉、直肠癌、直肠类癌、痔、肛裂、肛瘘等
	血管病变	血管瘤、毛细血管扩张症、血管畸形、血管退行性变、缺血性肠炎、静脉曲张等
上消化道疾病	胆道出血	胆道结石、胆道蛔虫、胆囊癌、胆管癌及壶腹癌，急慢性胰腺炎、胰腺癌出血
	食管、胃或十二指肠疾病	主动脉瘤破入食管，胃或十二指肠、纵隔肿瘤破入食管等
全身性疾病		白血病、血小板减少性紫癜、过敏性紫癜、血友病、遗传性毛细血管扩张症、维生素 C 及维生素 K 缺乏症、肝疾病、尿毒症、流行性出血热、败血症等
其他	药物因素	阿司匹林等抗血小板药，肝素等抗凝药，非甾体抗炎药，糖皮质激素等
	胃肠道手术	结肠镜下行息肉切除术后、小肠或大肠手术后伤口愈合不良

二、如何构建整体性临床思维?

（一）临床 3 问和鉴别思维

根据病史、症状、体征、粪便中血液的色泽及是否伴有呕血，一般可初步估计出血的部位。对呕血患者均应进行急诊胃镜检查，最好达十二指肠乳头，以排除上消化道出血。便血的特征取决于出血的部位、出血量及血液在肠道内停留的时间。便后滴血，提示为肛管或肛门附近部位出血；鲜红血便或血液附着在成形粪便的表面，常提示肛门、直肠下段、左半结肠出血；右半结肠出血时，血液常和粪便均匀混合，呈酱红色；小肠出血如血液在肠道内停留时间长，可排出柏油样大便，若出血量多，排出较快，也可排出暗红色或鲜红色血便。有黑便病史的患者应除外服用铋剂、铁剂、药用炭及甘草等。若上消化道出血量较大，如食管－胃底静脉曲张破裂出血，肠蠕动增快，排出粪便颜色也可呈鲜红色。

临床上的便血患者除了重要的不能被忽略的疾病，如上下消化道炎症、溃疡、肿瘤性疾病及血管病变引发的出血外，还需考虑容易被遗漏的病因，如全身性疾病或药物因素导致的消化道出血。下面我们用临床安全诊断策略——临床 3 问进行分析和鉴别（图 3-6-1，图 3-6-2）。

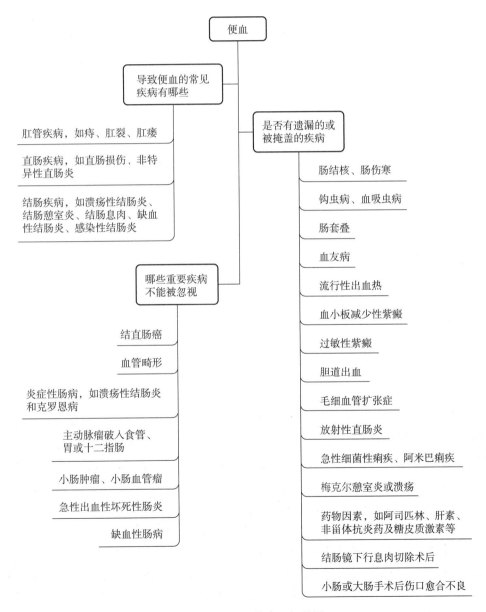

图 3-6-1　便血临床 3 问导图

笔记

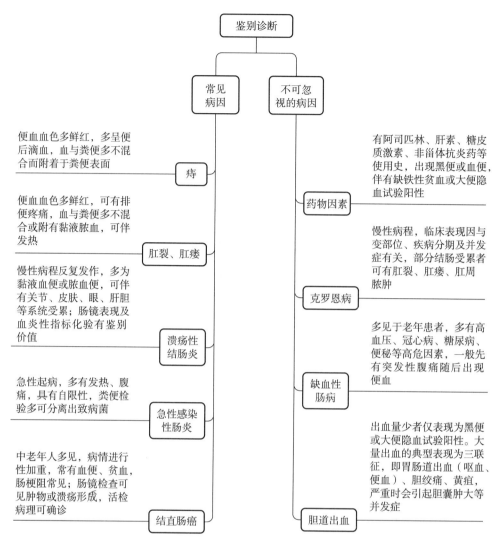

图 3-6-2 便血鉴别思维导图

（二）以人为中心的问诊——RICE 问诊

便血症状的出现大多源自病理性原因，患者对疾病的认知缺乏及疾病并发症等带给患者的不适，加重了患者对自身健康问题的担忧与恐慌。患者对疾病和医疗的感受是医疗实践的核心。这种感受不仅仅是生理上的不适，还有社会适应和心理上的体验不佳。患者因疾病需要面对的生活改变影响到方方面面，这些影响甚至比疾病带给患者的不适更为重要。对全科医生来说，在诊治疾病的基础上需要了解患者的临床背景，诱导并获得患者的感受及预期，让患者在就医中感到医生的共情与认同，建立良好的医患关系，增加患者的依从性，从而改善患者的预后。RICE 问诊的流程可以很好地帮助全科医生掌握有效的沟通技能并付诸实践，更为重要的是，在不增加接诊时间的同时，良好的医患沟通能使诊断和评估过程更有效，同时医患的满意度也随之增强。下面我们采用 RICE 问诊，了解患者的背景，包括想法、关注和期望。

笔记

R（reason）——患者就诊的原因

全科医生：周女士，您好！您这一次来，主要是哪里不舒服？（营造轻松舒适的环境，开始开放式问诊）

患者：医生，我这段时间大便不好，身上没力气。

全科医生：这个情况有多久了？能具体给我说一下大便怎么不好吗？（开放式问诊）

患者：有3个多月了。总是拉肚子，每天少的时候三四次，多的时候有五六次。

全科医生：大便是什么样子的呢？成形吗？颜色是黄色的吗？（进一步封闭式询问大便的颜色、性状）

患者：大便大多数是糊状的，不太成形，颜色嘛，不是黄色的，颜色深，有时候看起来像是果酱的颜色，发黑褐色，有时候带些暗红色的血丝，马桶里冲完水看到有浅红色。

全科医生：每次大便量多吗？（进一步询问大便的量，评估出血量）

患者：大便量和以前差不多。

全科医生：大便带血的时候，血和大便是混在一起的还是只粘在大便表面？大便里有没有黏液，就是像鼻涕一样的东西？（进一步了解便血的性状）

患者：看着应该是混在一起的，没有你说的黏液样的东西。

全科医生：您没力气的感觉也有3个月了吗？（询问伴随症状）

患者：那倒不是，前面两个月没多大感觉，我还正常上班，就是这个月，感觉没力气，干活总觉得累，还头晕、不想动。

全科医生：除了没力气，您还有什么其他不舒服的吗，比如发热、腹痛？（询问伴随症状）

患者：没有。

全科医生：身上有没有其他地方出血？比如皮肤有发青，鼻子、牙齿出血等等？（询问伴随症状，判断有无出血倾向）

患者：没有。

全科医生：最近小便有没有变化？（询问小便以了解全身血容量情况）

患者：小便和原来差不多。

全科医生：以前有没有胃病或者肝病？平时有没有恶心、呕吐、反酸、烧心的感觉？（了解既往胃肠道疾病史）

患者：没有。

全科医生：平时有没有吃什么药？（了解用药史）

患者：以前没有什么病，几乎从没来过医院。

全科医生：最近3个月来，体重有没有变化？

患者：体重轻了10斤，以前的衣服现在穿都觉得宽松了，同事也说我比以前瘦了。

I（idea）——患者对自己健康问题的看法

全科医生：周女士，您觉得是什么原因引起的拉肚子、大便带血呢？（了解患者对自身问题的看法）

患者：会不会是吃坏了？肠子发炎了吧。

全科医生：您觉得是什么食物吃坏了呢？这3个月饮食和以前相比有什么变化吗？有吸烟喝酒吗？

患者：不吸烟不喝酒。我记得3个月前刚开始的时候是吃了顿火锅，然后有2天拉肚子，后来就一直没好。

C（concern）——患者的担心

全科医生：这3个月里，您有没有看过医生啊？（了解患者的诊疗经过）

患者：没有，就是最近总觉得没力气，而且同事都说我瘦了，我不放心，才来看看。

E（expectation）——患者的期望

全科医生：您现在的情况的确应该来看看。不过先别担心，我先给您查体，还要做一些相关的检查，看看到底有什么问题。您还有什么别的想法吗？（表现出共情及负责到底的态度，增强患者安全感）

患者：医生，我没什么想法了，一切都听您的。

全科医生：好的，周女士，现在能否躺到检查床上，我给您做个查体？

查体注意事项：全身体检，观察皮肤黏膜有无皮疹、紫癜、毛细血管扩张，浅表淋巴结有无肿大；观察患者腹部是否有膨隆，是否有腹壁静脉曲张；腹部触诊腹肌紧张度，是否有肿块、压痛、反跳痛，注意肝脾触诊；叩诊是否有移动性浊音；听诊肠鸣音活跃度；常规检查肛门、直肠，观察有无肛裂、痔、瘘管，直肠指检有无肿物。

查体结果：一般状况稍差，皮肤无黄染，结膜苍白，浅表淋巴结未触及肿大。心肺无明确病变。腹平坦，未见胃肠型及蠕动波，腹软，无压痛，无肌紧张，肝脾未触及。右上腹可触及直径约3 cm包块，边界欠清，质偏硬，无压痛，可推动。移动性浊音（－），肠鸣音大致正常，直肠指检未及异常。

全科医生：周女士，我刚给您做了查体，结合您目前的症状，我们还需要进一步做些化验和检查来明确您到底是得了什么病。您看怎么样？

患者：我听您的。

全科医生开具血常规、大便常规及隐血试验、血癌胚抗原化验，开具转诊单转上级医院胃镜及全结肠镜检查申请。

全科医生：好，您接下来要注意饮食规律，不吃生冷、油腻食物，适当多喝水。如果出现便血加重或恶心、呕吐、晕厥、胸闷、胸痛等，要及时就诊，这是我的电话，您可以随时和我联系咨询。

患者：好的，谢谢医生。

笔记

三、最可能的诊断是什么？需要完善哪些辅助检查？

1. 最可能的诊断：结肠肿瘤？

2. 辅助检查：血常规、大便常规及隐血试验、血癌胚抗原（CEA）化验，转上级医院进行胃镜及全结肠镜检查。

1周后患者复诊，检验结果提示：大便隐血（+），血 WBC 4.6×10⁹/L，Hb 86 g/L，血细胞比容（HCT）26.6%，平均红细胞体积（MCV）68.4 fl，红细胞平均血红蛋白浓（MCHC）286 g/L，PLT 376×10⁹/L；血 CEA 42 ng/mL。胃镜提示慢性非萎缩性胃炎。结肠镜提示横结肠近肝曲处肿物，分叶状，长6~7 cm，似有蒂，表面尚光滑，无糜烂及溃疡，肠腔狭窄，内镜勉强通过。病理提示结肠管状绒毛状腺瘤伴高级别上皮内瘤变。建议转上级医院进一步治疗。

四、诊断和诊断依据是什么？

1. 诊断：横结肠近肝曲管状绒毛状腺瘤伴高级别上皮内瘤变（colonic tubular villous adenoma with high-grade intraepithelial neoplasia）。

2. 诊断依据：①患者中年女性，排便次数增多伴大便带血3个月，乏力1个月；②无慢性胃肠病史及特殊用药史；③查体一般状况稍差，腹平坦，右上腹可触及直径约3 cm包块，边界欠清，质偏硬，无压痛，可推动，直肠指检未及异常；④检验结果提示：大便隐血（+），血 WBC 4.6×10⁹/L，Hb 86 g/L，HCT 26.6%，MCV 68.4 fl，红细胞平均血红蛋白浓（MCHC）286 g/L，PLT 376×10⁹/L；血 CEA 42 ng/mL。结肠镜提示横结肠近肝曲肿物，病理提示管状绒毛状腺瘤伴高级别上皮内瘤变。

五、转诊指征有哪些？

1. 大便中混合鲜血，排便时滴血或卫生纸上带血，或伴肛门疼痛、肛门赘生物脱出等表现。

2. 长期、反复便血，甚至出现乏力、面色苍白、注意力不集中等贫血表现。

3. 便血伴腹部肿块、大便变细、排便习惯改变。

4. 便血伴食欲下降、明显消瘦、贫血等全身表现。

5. 便血伴反复皮肤瘀斑、鼻出血、牙龈出血、伤口不易止血等表现。

患者转上级医院时，全科医生应向专科医生交代患者诊治经过及其个人、家庭社会背景，便于专科医生更好地开展诊疗。专科诊疗结束来复诊，全科医生应及时了解患者诊疗经过、后续的治疗方案（主要用药）、目前的病情、主要体征及各项主要指标的情况等，以实现连续性医疗服务。

六、治疗方案是什么？

1. 给予患者适当的教育和安慰，帮助患者认识、理解病情，提高患者应对疾病及治愈的信心和能力。

笔记

2. 患者的结肠腺瘤性息肉表面虽然没有糜烂、出血和溃疡，但是腺瘤性息肉的体积大且存在高级别上皮内瘤变，其潜在的恶性程度高，已经有发生癌变的可能，同时由于内镜下活检组织小，有时不能反映病变的全貌，而且该息肉体积较大，已经引起了肠腔狭窄并发症，因此有手术切除的指征。患者转上级医院后行右半结肠切除术，术中见横结肠肝曲肿瘤，呈肿块型，约 4 cm×5 cm，未侵犯出浆膜，肝、大网膜、腹膜未见转移。手术病理提示：结肠高分化腺癌，侵入肠壁全层达浆膜层，切缘未见癌细胞，淋巴结未见转移癌。术后分期：横结肠高分化腺癌（T3N0M0，ⅡB 期）。术后患者一般情况较好，目前仍在随访中。

七、对该患者如何管理?

1. 指导其改善生活方式：保持健康体重；适当运动；健康饮食，增加摄入植物性食物。生活要规律，保证充足的睡眠，学会调整心态、释放压力，保持情绪平稳。

2. 嘱患者定期门诊复诊，复查血常规、大便常规及隐血试验、血 CEA 水平，1 年内复查肠镜。

八、该案例给我们的启示是什么?

患者为中年女性，以腹泻、乏力、贫血为主要表现，病史并不复杂。起病初期有明显腹泻，便中带血，但未引起患者注意。后因乏力、体重减轻就诊于全科门诊，进一步查体发现轻度贫血貌，右上腹包块。全科医生考虑到患者消化道出血，慢性消化道失血致贫血，结合查体所见推测患者肠道病变可能，内镜检查应作为病因诊断首选的检查方法。给予进一步检查，血常规提示小细胞低色素性贫血，化验大便隐血阳性，血 CEA 升高；结肠镜检查基本明确诊断。回顾患者起病初期，就已存在结肠病变，如早期行相关内镜检查可提早发现病变，因此加强对居民的健康宣教，提高对相关症状的认识及大便隐血试验筛查对及早发现结直肠癌有重要意义。

通过手术后病理切片，患者被诊断为结肠高分化腺癌。该患者病变体积大，结肠镜下难以暴露基底部，在其表面取活检得到的病理为高级别上皮内瘤变，但手术病理证实已经发生癌变。说明内镜下的组织病理与手术病理会存在一定的差别，临床上应引起重视。内镜下活检应尽量选择在基底部或者有糜烂、溃疡处进行，有助于提高癌变诊断的阳性率。

结肠肿瘤在我国呈上升的趋势，随着结肠镜技术的普及、操作结肠镜者技术日益娴熟及无痛内镜的开展，诊断结肠癌并不困难，因此，能够捕捉临床表现中的蛛丝马迹，尽早诊断是关键，这直接影响到患者的预后。

🖱【知识拓展】

1. 一般人群结直肠癌筛检　在不同人群中筛检方案有所不同，《中国结直肠癌筛查与早诊早治指南》（2020，北京）发布针对我国一般人群的结直肠癌筛检起止年龄推荐意见：中国人群结直肠癌发病率自 40 岁开始上升，并在 50 岁起呈现显著上升趋势。考虑我国实际国情，建议 40 岁起接受结直肠癌风险评估，对于评估结果为高风险人群建议在 40 岁起接受结直肠癌筛查，对于评估为中低风险人群建议在 50 岁起接受结直肠癌筛查。考虑到筛查获益及预期寿命，对 75 岁以上人群是否继续进行筛查尚存争议，因此暂不推荐对 75 岁以上人群进行筛查。筛检手段首选全结肠镜。推荐每 5～10 年进行 1 次高质量结肠镜检查，每年进行 1 次免疫法粪便隐血试验（fecal immunochemical test，FIT）检查，FIT 阳性者需要进行结肠镜检查以明确诊断。

2. 结直肠癌相关危险因素和保护因素

（1）危险因素：①结直肠癌家族史；②炎症性肠病；③红肉和加工肉类摄入；④糖尿病；⑤肥胖；⑥吸烟；⑦大量饮酒。

（2）保护因素：①服用阿司匹林；②膳食纤维、全谷物、乳制品的摄入；③合理的体育锻炼。

3. 结直肠癌的随访要点　随访的目的是掌握近期治疗后的并发症、早期发现复发和转移病灶、发现和去除原发肿瘤及潜在的可切除转移灶。美国国家综合癌症网（National Comprehensive Cancer Network，NCCN）肿瘤学临床实践指南要求前两年每 3～6 个月随访一次，后 3 年每 6 个月随访一次，每次随访均检测血清 CEA 水平。前 3 年每年做一次胸部、腹部、盆腔 CT 检查，术后 1 年内行结肠镜检查。

（丛衍群　王　静）

思考题

1. 对消化道出血患者如何判断出血量和周围循环状态？

2. 对消化道出血患者如何判断出血是否停止？

3. 便血的病因有哪些？相关疾病如何鉴别？

209

案例 ❼

呼 吸 困 难

【案例简介】

患者，张先生，76岁，退休，已婚。因"反复活动后呼吸困难30余年，再发伴加重2周"前来就诊。

患者30余年前常于受凉后出现呼吸困难，活动时明显，休息后缓解，伴咳嗽、咳痰，咳白色泡沫痰，能咳出，无发热、畏寒，无恶心、呕吐，无胸痛，无咯血，无夜间阵发端坐呼吸，起初未予重视。30年来上述症状反复发作，多于秋冬季节和天气变化时症状反复，几乎每年均需住院治疗，给予抗感染等对症治疗好转后出院（具体不详）。出院后未规律服药，症状控制不佳。2周前患者受凉后出现呼吸困难加重，活动时加剧，休息后稍缓解，活动耐量下降，伴阵发性咳嗽、咳痰，晨起较多，有脓痰，能咳出，量中等，伴胸闷、喘息，无畏寒、发热，无恶心、呕吐，无胸痛、心悸等不适。

自发病以来，患者神志清，精神可，胃纳可，睡眠一般，小大便无特殊，近期体重未见明显减轻。

患者既往有高血压病史34年，血压最高达170/90 mmHg，规律口服"硝苯地平控释片，30 mg，每日1次"，自诉血压控制尚可。有"前列腺增生"病史1年，规律口服"保列治，5 mg，每晚1次"，症状控制可。既往无外伤和手术史，无重大脏器疾病史，无传染病、家族性肿瘤史和遗传病史。否认冠心病、糖尿病、慢性肝病、肾病等病史。有吸烟史50年，40支/日，已戒烟1年，否认酗酒史。

20岁结婚，育有2子，长子有脑梗死病史，妻子与小儿子体健。父母已故，死因不详。有5个弟弟，2个妹妹。其中3个弟弟已故，余体健。

查体：T 37.2℃，P 95次/分，规则，R 22次/分，规则，BP 128/66 mmHg。自动体位，皮肤、黏膜无黄染，口唇无发绀，颈、锁骨上等浅表淋巴结未触及肿大，颈静脉无怒张，无杵状指，桶状胸，呼吸运动平稳，触觉语颤减弱，肺部叩诊过清音，听诊两肺呼吸音低，未闻及明显干、湿啰音。心率95次/分，心律齐，心音适中，各瓣膜区未闻及病理性杂音。腹部平坦，无压痛、反跳痛，未触及包块，肝、脾肋下未触及，墨菲征阴性，双肾区无叩痛，移动性浊音阴性。四肢肌力Ⅴ级，双侧Babinski征阴性。双下肢未见水肿。

请思考以下问题：

一、呼吸困难的病因有哪些？

二、如何构建整体性临床思维？

三、最可能的诊断是什么？需要完善哪些辅助检查？

四、诊断和诊断依据是什么？

五、转诊指征有哪些？

六、治疗方案是什么？

七、对该患者如何管理？

八、该案例给我们的启示是什么？

一、呼吸困难的病因有哪些？

呼吸困难（dyspnea）是一种主观的呼吸不适感，包括多种性质不同、强度不一的感觉。患者常常主观感到空气不足、呼吸费力，这种感受来自多种生理、心理、社会和环境因素的相互作用，并可能引起继发性生理和行为反应。客观上表现为呼吸运动用力，严重时可出现张口呼吸、鼻翼扇动、端坐呼吸，甚至口唇发绀、呼吸辅助肌参与呼吸运动，并有呼吸频率、深度、节律的改变。数小时至数日内发生的呼吸困难称为急性呼吸困难，而 4~8 周或以上发生的呼吸困难称作慢性呼吸困难。某些患者表现为慢性呼吸急促急性加重，可能是由新发问题或基础疾病〔如哮喘、慢性阻塞性肺疾病（chronic obstructive pulmonary disease，COPD）或心力衰竭〕加重所致。病因或相关因素见表 3-7-1。

表 3-7-1　呼吸困难的病因或相关因素

病因	疾病或相关因素
上呼吸道疾病	喉部占位、声带麻痹、诱导性喉阻塞、甲状腺肿、颈部肿块压迫气道
胸壁、膈肌、腹腔疾病	膈肌瘫痪、脊柱后凸、妊娠晚期、严重肥胖、腹疝、腹水
肺疾病	哮喘、支气管扩张、细支气管炎、慢性阻塞性肺疾病/肺气肿、间质性肺病、肿块压迫或阻塞气道、胸腔积液、气胸、肺切除术后（如肺叶切除术、全肺切除术）、肺动静脉瘘、肺动脉高压、肺动脉栓塞
心脏疾病	心律失常、缩窄性心包炎、心包积液、冠心病、心力衰竭、局限性心肌病、心脏瓣膜病
神经肌肉疾病	重症肌无力、呼吸中枢病变（如脑卒中、颅内肿瘤）、肌萎缩性脊髓侧索硬化症、膈神经疾病/功能障碍、糖酵解酶缺陷、线粒体疾病、多发性肌炎/皮肌炎
中毒/血液/代谢性/系统性疾病	一氧化碳、亚硝酸盐、氰化物、有机磷农药中毒，贫血、糖尿病酮症酸中毒、代谢性酸中毒、肾衰竭、甲状腺疾病
其他	焦虑、过度通气综合征、早孕（孕酮的作用）

二、如何构建整体性临床思维？

（一）临床 3 问和鉴别思维

呼吸困难的主要原因是肺部疾病、心脏疾病、肥胖和功能性过度换气。全科医生在临床中遇到的呼吸困难最常见的病因是气道阻塞，如慢性哮喘和慢性阻塞性肺疾病。呼吸困难可以是多种心肺疾病的首发表现，心源性呼吸困难和肺源性呼吸困难的鉴别尤为重要。心源性呼吸困难的主要病因为各种原因所致的心力衰竭、心包积液、先天性心脏病等。肺源性呼吸困难的主要病因包括支气管哮喘、慢性阻塞性肺疾病、细支气管炎、上呼吸道梗阻、气胸、肺栓塞等。

此外，我们需要在病史询问的基础上结合生命体征、呼吸频率和方式、重点查体识别出呼吸困难可能的"红旗征"，即可能会导致生命体征不平稳的疾病。如查看胸廓有无畸形或外伤；闻及双肺哮鸣音多见于支气管哮喘；湿啰音常见于肺炎，亦可见于左心衰竭等；呼吸音减弱、叩诊单侧呈鼓音常见于气胸。间停呼吸多见于颅内压增高、尿毒症或昏迷患者；深大呼吸常见于代谢性酸中毒；呼吸浅慢是呼吸中枢受抑制的表现，常见于吗啡、镇静剂过量等。"三凹征"常出现于吸气性呼吸困难，提示大气道狭窄，呼气性呼吸困难重时亦可出现"三凹征"。呼吸带有烂苹果味，常提示糖尿病酮症酸中毒，而带有苦杏仁味则提示氰化物中毒。

观察伴随症状亦有助于对病因的判断：伴发热常见于感染性疾病；伴口唇发绀、乏力、头晕、杵状指提示肺动静脉瘘；伴干咳者多为胸膜炎、间质性肺病等；咳粉红色泡沫痰常提示急性左心衰竭；伴咯血提示肺动脉栓塞、心力衰竭、肺癌等；伴一侧胸痛则可见于大叶性肺炎、急性渗出性胸膜炎、气胸、支气管肺癌等；伴心前区压榨样胸痛者需考虑急性冠脉综合征可能；以呼吸困难、胸痛、咯血三联征为表现者需警惕肺栓塞可能；伴有意识障碍者需考虑脑卒中、脑膜炎、肺性脑病、糖尿病酮症酸中毒、尿毒症、急性中毒等；以上睑下垂为首发表现、晨轻暮重者需警惕重症肌无力；伴情绪异常需考虑心因性呼吸困难；伴停经、恶心提示早孕反应。下面我们用临床安全诊断策略——临床 3 问进行分析和鉴别（图 3-7-1，图 3-7-2）。

（二）以人为中心的问诊——RICE 问诊

患者高龄，病程长，呼吸困难症状反复发作，每次发作的时候就感觉上气不接下气，严重影响生活质量。在全科医生接诊时能明显感受到患者的担忧，要通过获取可靠的病例资料弄清患者呼吸困难的确切病因，并用通俗易懂的语言向患者解释疾病的相关知识，缓解患者内心的担忧。采用 RICE 问诊法可以从生理、心理、家庭、社会等多个层面全面评价患者的健康问题，发掘患者就诊原因背后的隐藏想法。以下就是 RICE 问诊法概要内容。

R（reason）——患者就诊的原因

患者 30 余年前开始出现呼吸困难，活动时明显，休息后缓解，伴咳嗽、咳痰，30 年来上述症状反复发作，多于秋冬季节和天气变化时症状反复，未规律服药，症状控制不佳。2 周前患者受凉后出现呼吸困难加重，活动耐量下降，伴阵发性咳

笔记

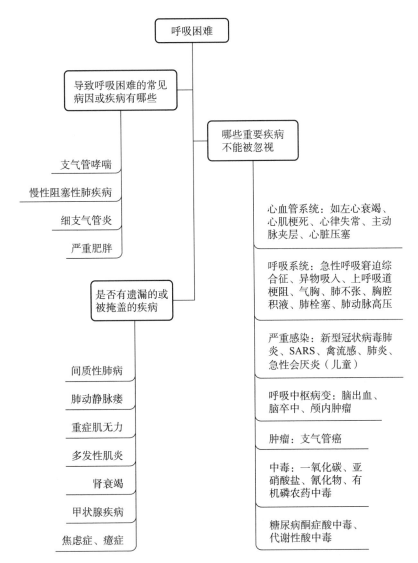

图 3-7-1　呼吸困难临床 3 问导图

嗽、咳脓痰，伴胸闷、喘息，为明确诊断和进一步治疗来就诊。

I（idea）——患者对自己健康问题的看法

患者表示以前气促得受不了就来医院，输液后就能好一点，以前有医生说他是老年慢性支气管炎，动员他戒烟，但他一直不够重视，认为抽烟的人都会有咳嗽、呼吸困难这些症状，关系不大，而且消炎药效果还挺好的，但这几年症状越来越重，所以 1 年前戒了烟。

C（concern）——患者的担心

患者活动后呼吸困难的症状反反复复持续 30 多年，每年都有发作，而且以前抽烟也比较多，看电视上说这样的人容易得肺癌，电视上说的那些症状跟自己的很像。所以担心自己得了肺癌，儿子不在身边，万一自己得了不治之症，放不下自己的老伴。

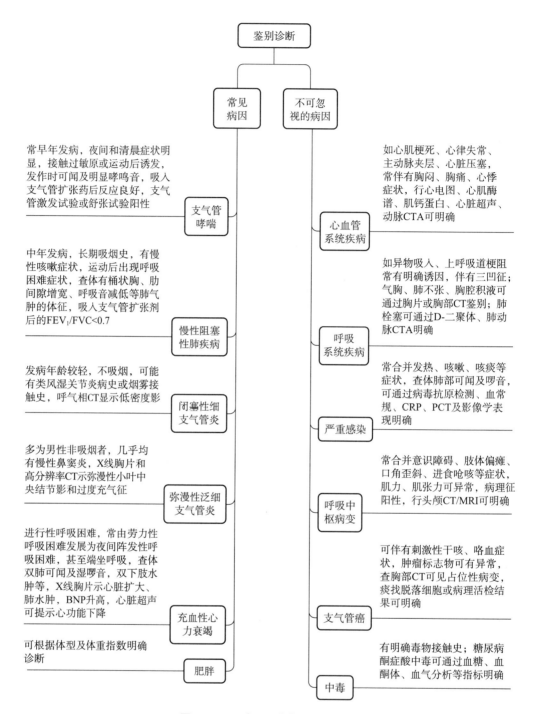

图 3-7-2 呼吸困难鉴别思维导图

E（expectation）——患者的期望

患者希望医生这次能多做点检查，查清楚自己到底是什么问题，最好能有办法让他的病"断根"或者采取些措施减少呼吸困难的发作次数。

三、最可能的诊断是什么？需要完善哪些辅助检查？

1. 最可能的诊断：慢性阻塞性肺疾病急性加重期。

2. 需要完善的辅助检查：血常规、超敏 C 反应蛋白、降钙素原（明确有无贫血，了解感染的严重程度）；血清淀粉样蛋白（与病毒感染鉴别）；大便常规 + 隐血试验（OB）、生化全套（了解肝肾功能、血糖、电解质、血浆渗透压、血脂、有无低蛋白血症、糖尿病酮症等情况）、血气分析（有无呼吸衰竭及分型）、心电图、心脏超声、BNP（排除心脏疾病并了解心功能情况）；痰涂片、痰培养（病原学检查，为后续抗生素选择提供依据）；甲状腺功能（甲减易发生黏液性水肿造成心包积液、浆膜腔积液而导致呼吸困难）；凝血功能 +D- 二聚体、双下肢静脉 B 超（老年人的感染、呼吸衰竭是深静脉血栓的高危因素）、肿瘤标志物（排查易遗漏的肿瘤）、肺功能、支气管舒张试验、胸部 CT（对肺源性呼吸困难的鉴别）；上腹部 B 超（初步了解有无消化系统疾病、膈肌上抬等情况）。

3. 评估：焦虑自评量表（self-rating anxiety scale，SAS），抑郁自评量表（self-rating depression scale，SDS），鉴别精神源性呼吸困难，并对症状导致的心理影响进行初步筛查。

结果：血常规：白细胞计数 10.4×10^9/L，余正常。超敏 C 反应蛋白 10.85 mg/L。降钙素原、血清淀粉样蛋白正常。大便常规 +OB、生化全套正常。血气分析：pH 7.40，二氧化碳分压 43 mmHg，氧分压 77 mmHg，血氧饱和度 95%。BNP 正常；心电图：窦性心动过缓，下壁 T 波轻度改变。超声心动图：二尖瓣轻度反流，三尖瓣轻度反流，左室舒张功能减退。痰涂片检查：革兰阴性杆菌少许，革兰阳性球菌少许。痰培养：肺炎克雷伯菌（++）。甲状腺功能正常。凝血功能、D- 二聚体正常；双下肢静脉超声：双下肢股、腘静脉未见明显异常。肿瘤标志物未见明显异常。肺功能 + 支气管舒张试验：①重度阻塞性肺通气功能障碍。②支气管舒张试验阴性。胸部 CT（平扫）：两肺散在微、小结节灶，两肺肺气肿；两肺多发纤维灶及慢性炎症灶；两侧胸膜多发轻度肥厚；动脉硬化；气管内少许痰液，建议随诊。肝胆胰脾、双肾输尿管超声：未见明显异常。

SAS 57 分，轻度焦虑；SDS 正常范围。

四、诊断和诊断依据是什么？

1. 诊断：慢性阻塞性肺疾病急性加重期（chronic obstructive pulmonary disease with acute exacerbation，AECOPD）。

2. 诊断依据：患者老年男性，反复呼吸困难 30 余年，活动后加重，休息可缓解，2 周前受凉后再发，症状加重伴咳嗽、咳脓痰，伴胸闷、气喘。既往有吸烟史 50 年，40 支 / 天。查体：桶状胸，肺部叩诊过清音，听诊两肺呼吸音低。辅助检查：胸部 CT 提示两肺肺气肿，两肺多发纤维灶及慢性炎症灶，气管内少许痰液。肺功能检查结果提示：重度阻塞性肺通气功能障碍，支气管舒张试验阴性。故诊断为慢性阻塞性肺疾病急性加重期。

另一方面，患者查体无颈静脉怒张、肺部未闻及明显湿啰音，无双下肢水肿等心力衰竭体征，BNP、心脏超声均未见明显异常，故排除心力衰竭引起的心源性呼吸困难。患者慢性病程急性发作，无胸痛、咯血等症状，D-二聚体正常，双下肢静脉 B 超未见静脉血栓形成，故排除肺栓塞引起的呼吸困难。患者呼吸困难反复发作多年，肿瘤标志物未见明显异常，胸部 CT 未见明显占位，故暂不考虑肿瘤引起的呼吸困难。无可疑食物进食史，病程长、症状反复，故不考虑药物或误服中毒。

五、转诊指征有哪些?

1. 在问诊及查体的过程中，发现生命体征（血压、心率、呼吸、意识、氧饱和度等）不平稳。

2. 急性发作的严重呼吸困难患者。

3. 经过规范化治疗症状控制不理想，仍有频繁急性加重。

4. 不能明确病因的，特别是需要进行呼吸功能试验的患者。

5. 疑似肿瘤、中毒。

6. 经初筛考虑有精神疾患需专科诊治的。

全科医生是连续性医疗服务的提供者和医疗资源的有效协调者，故在转诊的过程中应与上级医院的专科医生做好交接工作，动态了解患者的治疗经过，以便后续治疗的跟进。

六、治疗方案是什么?

1. 一般治疗：注意休息，心理支持，缓解焦虑情绪，低脂、低盐饮食，坚持戒烟，监测血压、心率，适量活动。根据患者氧合情况，按需氧疗，注意吸氧浓度，防止血氧过高造成二氧化碳潴留。

2. 病情评估：评估症状的严重程度、临床分级，决定是否住院治疗。

3. 支气管扩张剂治疗：联合短效 β_2 受体激动剂（SABA，如沙丁胺醇 2.5 mg）和短效 M 受体阻滞剂（SAMA，如异丙托溴胺 500 μg）雾化吸入，每日 3 次。

4. 抗炎药物：吸入型糖皮质激素（ICS，如吸入用布地奈德混悬液 2 mg）雾化吸入，每日 3 次，必要时口服糖皮质激素（如泼尼松 30~40 mg，5~7 天）。

5. 抗菌药物治疗：鉴别细菌或病毒及其他病原体感染，如考虑细菌感染，依据急性加重严重程度、当地耐药状况、费用和潜在的依从性选择药物。病情较轻者推荐使用青霉素、阿莫西林加或不加用克拉维酸、大环内酯类、氟喹诺酮类、第一代或第二代头孢菌素类抗生素，一般可口服给药；病情较重者可用 β-内酰胺类 / 酶抑制剂、第三代头孢菌素类。

6. 茶碱类药物：如多索茶碱注射液，目前非一线推荐药物。

7. 祛痰药：如氨溴索注射液，有利痰液稀释，促进排痰，并提高抗菌药物在肺感染部位的浓度。

8. 基础疾病的治疗：如降压、改善前列腺增生症状的治疗。

9. 后期管理：急性加重期病情缓解后纳入 COPD 稳定期管理。

笔记

七、对该患者如何管理?

社区首先应对稳定期患者进行全面评估,主要包括肺功能评估、症状评估和加重风险评估及老年综合评估,了解老年人基础疾病的控制情况、有无多重用药,身体功能状态、自理能力、治疗依从性、家庭支持系统等,根据评估结果及是否存在 COPD 并发症等情况,进行个性化分层管理,具体措施包括以下内容。

1. 健康教育,提高患者对 COPD 的认识,积极配合治疗。

2. 减少危险因素暴露,如二手烟、室外空气污染、生物燃料,使用清洁燃料,避免厨房油烟、化学物质等。

3. 疫苗,如流感疫苗、肺炎链球菌疫苗的使用。

4. 根据 GOLD 分组,选择吸入药物,主要包括长效 β 受体激动剂(LABA)、长效 M 受体阻滞剂(LAMA)、吸入型糖皮质激素(ICS),防止或减少急性发作。

5. 持续 6~8 周的肺康复,合理膳食,保持营养均衡摄入,保持心理平衡。

6. 鼓励家庭氧疗。

7. 适当应用祛痰药物。

8. 每 6 个月检查一次,包括吸烟状况、肺功能、吸入剂使用方法、患者了解其疾病及自我管理的能力、急性加重频率、运动耐量、BMI、SaO_2、疾病的心理影响、并发症。

9. 因患者有"高血压、前列腺增生"病史,还应随访患者的血压、心率、血糖、血脂,定期复查前列腺彩超、PSA 等。

八、该案例给我们的启示是什么?

约 2/3 的呼吸困难患者通过病史和体格检查可得出准确诊断。病史重点询问内容包括:呼吸困难的特征(即时间、严重程度和诱发因素),可能促成肺部疾病的暴露因素(如过敏原、冷空气、职业因素和吸烟),以及可缓解呼吸困难的干预措施或药物。患者对呼吸不适的描述可帮助医生缩小病因诊断的范围。

接诊呼吸困难的患者时,应能初步进行心源性呼吸困难和肺源性呼吸困难的鉴别。肺源性呼吸困难的患者常有呼吸系统疾病史,通常病程发展缓慢,急性发作期间休息时即有表现,常伴有咳嗽、咳痰。心源性呼吸困难的患者常有高血压、缺血性心脏病、心瓣膜病等病史,进展快,主要是在劳累后出现,急性左心衰竭时可有咳粉红色泡沫痰,其他情况下咳嗽不常见。该患者同时有肺病、高血压病史,但病程较长,伴有明显咳嗽、咳痰,结合体格检查结果首先考虑肺源性呼吸困难,可通过辅助检查结果进一步明确。

此外,及时识别重要的警示性信号也很重要。病史方面,如突然发作的、有心肌缺血病史、最近旅游史、哮喘/过敏史、不明原因的体重下降、胸壁创伤、药物滥用等;体格检查方面,如面色苍白、口唇发绀、休息时呼吸困难、发热、低血压、心动过速、呼吸急促、胸壁体征、意识状态改变、颈动脉搏动、哮鸣音等。识别出这些信号之后,需要我们迅速判断、及时治疗及转诊。

全科医生在诊治呼吸困难时，应重视"机会性预防"的应用，做好重点人群的筛查，积极健康宣教，努力调整患者可能存在的不良生活方式，延缓疾病的进展及并发症的出现。

【知识拓展】

慢性阻塞性肺疾病（chronic obstructive pulmonary disease，COPD）简称慢阻肺，是一种严重危害人类健康的常见病和多发病，严重影响患者的生命质量，病死率较高，并给患者及其家庭和社会带来沉重的经济负担。2018 年中国成人肺部健康研究（CPHS）对 10 个省市 50 991 名人群调查显示，20 岁及以上成人的 COPD 患病率为 8.6%，40 岁以上则高达 13.7%，首次明确我国 COPD 患者人数近 1 亿，COPD 已经成为与高血压、糖尿病一样的社区主要的慢性病。据全球疾病负担研究项目估计，2020 年 COPD 将位居全球死亡原因的第 3 位。

COPD 是一种以不可逆的持续气流受限为特征的疾病，气流受限多呈进行性发展，与气道和肺对有毒颗粒或气体的慢性炎症反应增强有关。急性加重和并发症对个体患者整体疾病的严重程度产生影响。慢性气流受限由小气道疾病（阻塞性支气管炎）和肺实质破坏（肺气肿）共同引起，两者在不同患者所占比重不同。危险因素包括遗传因素、吸烟、空气污染、职业性粉尘和化学物质、感染、社会经济地位等。

当基层医院不具备肺功能检查设备时，临床医生可以通过问卷调查筛查 COPD 高危人群。对于稳定期的患者，首先需要应用气流受限的程度进行肺功能评估，即以 FEV_1 占预计值 % 为分级标准。再采用改良版英国医学研究委员会呼吸问卷（mMRC）进行症状评估，或采用 COPD 患者自我评估测试（CAT）问卷进行评估。目前已开发出多维评估工具预测 COPD 患者的预后，基层医疗机构可采用 DOSE 指数进行评估，DOSE 评分 ≥4 分表明入院的风险更高并且死亡率更高。DOSE 包含呼吸困难（D，dyspnea，以 mMRC 评分表示）、气流阻塞程度（O，degree of airflow obstruction，以 FEV_1 占预计值 % 表示）、吸烟状态（S，smoking status）、病情加重频率（E，the number of exacerbation）。

（严 飞 柴栖晨）

思考题

1. 简述心源性和肺源性呼吸困难的主要鉴别。

2. 呼吸困难的转诊指征有哪些？

案例 ❽

咯 血

📠【案例简介】

患者，男，65 岁，退休，已婚。因"咳嗽 2 个月，咯血伴发热 1 天"前来就诊。

李师傅自述 2 个月前淋雨后出现咳嗽、咳痰，以干咳为主，偶有少量白色黏痰，当时无发热、气促、胸痛、胸闷，无盗汗、面色潮红，病初曾自服"泰诺感冒片"治疗，咳嗽无明显好转。今晨起自觉发热，测体温 37.9℃，早餐后出现咯血，为整口鲜血，共 10 余口，故来本院急诊。

自发病以来，神情紧张，胃纳、睡觉、小大便均无特殊，体重未测。

既往有慢性胃炎病史 2 年，曾服养胃颗粒治疗，近期无腹痛、反酸、黑便等症状。既往否认冠心病、糖尿病、慢性肝病、肾病等病史。无外伤和手术史，无结核等传染病史，无家族性肿瘤史和遗传病史。吸烟 10～20 支/日，30 年，无酗酒史。

夫妻关系和睦，妻儿体健，家庭经济条件较好。父母已故，死因不详。1 妹体健。

查体：T 37.6℃，P 92 次/分，R 19 次/分，BP 128/72 mmHg，BMI 23.6 kg/m^2，自动体位，皮肤、黏膜无黄染，口唇无发绀，颈部浅表淋巴结未触及肿大，颈静脉无怒张，杵状指（+），成人胸，呼吸运动平稳，右下肺可闻及局限性哮鸣音，心率 92 次/分，律齐，心音适中，各瓣膜区未闻及病理性杂音。腹部平坦，无压痛、反跳痛，未及包块，肝、脾肋下未触及，墨菲征阴性，双肾区无叩痛，移动性浊音阴性。四肢肌力 V 级，双侧 Babinski 征阴性。双下肢未见水肿。

请思考以下问题：

一、咯血的病因有哪些？

二、如何构建整体性临床思维？

三、最可能的诊断是什么？需要完善哪些辅助检查？

四、诊断和诊断依据是什么？

五、转诊指征有哪些？

六、治疗方案是什么？

七、对该患者如何管理？

八、该案例给我们的启示是什么？

笔记

一、咯血的病因有哪些?

咯血(hemoptysis)是指喉以下(包含喉部)的气道及肺部组织出血,经口咯出的情况。根据咯血量的不同,可表现为痰中血丝,整口鲜血,短时间内出血量较大时,也可经口鼻同时涌出,如不及时清除血凝块,可造成窒息的严重后果。遇到咯血患者,应仔细检查鼻腔及口咽部,必须充分排除"假性咯血"的可能,即排除血液来自口咽、鼻腔及上消化道的可能。鼻咽部出血可借助"鼻咽镜"明确诊断。消化道呕出的血性液体,常因胃酸的作用,呈现为暗红色、咖啡色、棕色,可混有食物残渣,常伴有恶心、呕吐等症状,1~2天后可有明显的黑便;而咯血为鲜红色,常伴有泡沫痰液。此外,特殊颜色的痰液也应加以鉴别,如粉红色泡沫痰常是由急性左心衰竭引起的;铁锈色痰液常为大叶性肺炎的特殊表现;果酱样痰液提示肺部寄生虫感染可能,如肺吸虫病等;砖红色痰液可能为肺炎克雷伯菌感染;暗红色血痰常见于二尖瓣狭窄及肺栓塞患者。

咯血主要见于呼吸系统及心血管系统疾病,呼吸系统疾病常因肺泡毛细血管通透性增加、支气管黏膜下血管破裂、肺动脉分支小动脉破裂造成咯血,心血管疾病常因肺淤血造成肺泡或支气管黏膜内毛细血管破裂或支气管壁曲张的静脉破裂引起咯血。咯血的病因或相关因素见表3-8-1。

表 3-8-1　咯血的病因或相关因素

病因	疾病或相关因素
呼吸系统	支气管扩张、支气管肺癌、支气管/肺结核、慢性支气管炎、肺炎、肺脓肿、肺栓塞、肺部肿瘤、肺真菌病、肺寄生虫病、尘肺、肺含铁血黄素沉着症、肺泡蛋白沉着症、支气管异物等
心血管系统	二尖瓣狭窄、肺动脉高压、肺血管炎、支气管动脉畸形、支气管动脉肺动脉瘘、冠状动脉肺动脉瘘、心力衰竭
血液系统	白血病、再生障碍性贫血、血小板减少性紫癜、血友病、抗凝血药物应用等
传染病	肺出血性钩端螺旋体病、流行性出血热
免疫相关	SLE、AIDS、类风湿关节炎、肺小血管炎、白塞病
其他	结节性多动脉炎、Wegener肉芽肿、子宫内膜异位症

二、如何构建整体性临床思维?

(一)临床3问和鉴别思维

咯血在临床中非常常见,其中威胁生命安全的中度(100~500 mL)、重度(>500 mL)咯血约占1/3,其机制主要包括气道阻塞甚至窒息、严重的气体交换障碍、血流动力学不稳定3个方面,我们称之为"危及生命性咯血"(life-threatening hemoptysis,LTH),但有时威胁生命安全与咯血量并不完全成正比,如出血量虽少,但血凝块阻塞了主要的气管及支气管,导致窒息;又如患者的基础肺功能差

笔记

时，少量出血即可严重影响气体交换，造成低氧血症进而呼吸衰竭。所以我们将短时间内（1 h 内）出血量超过 100 mL 的，也考虑在 LTH 内。LTH 最常见的病因是支气管扩张、肺癌、肺结核。一旦考虑 LTH 应立即转诊上级医院专科诊治。下面用临床安全诊断策略——临床 3 问进行分析和鉴别（图 3-8-1，图 3-8-2）。

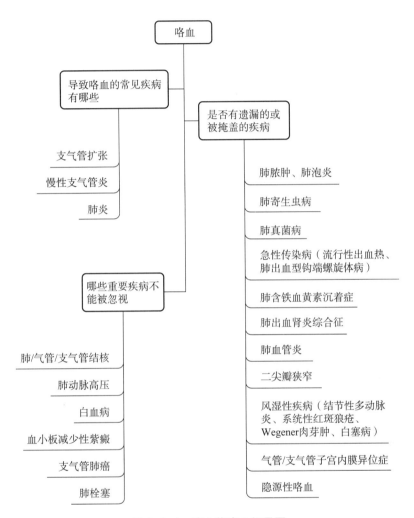

图 3-8-1　咯血临床 3 问导图

（二）以人为中心的问诊——RICE 问诊

病初，患者自认为是"感冒"，但随着疾病的进展，突然出现咯血，根据其既往的认知，明显表现得较为紧张、焦虑和不安。全科医生采用 RICE 问诊法，不仅能充分了解疾病的发生、发展，更能掌握患者的心理变化，稳定患者情绪，给予合适的心理治疗，体现生物 - 心理 - 社会医学模式，为实践个性化综合性诊疗提供可靠依据。当然在患者咯血量较大时，应积极抢救，先重点询问关键信息，始终围绕着咯血的"中心工作"——保持呼吸道通畅来开展救治。以下为 RICE 问诊概要内容。

221

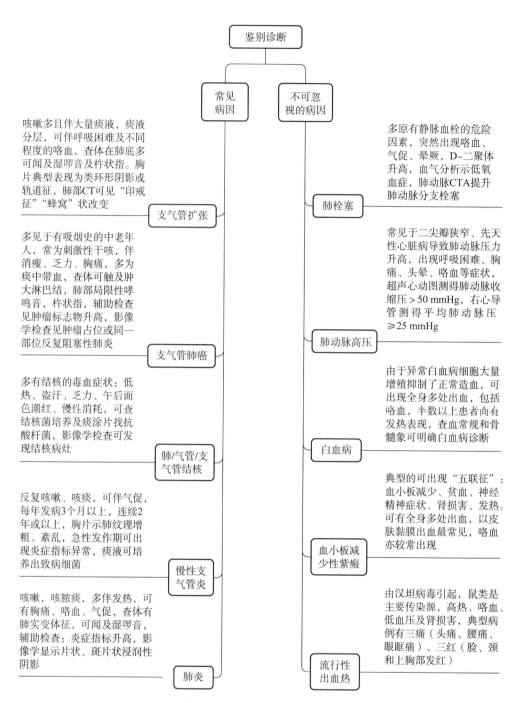

图 3-8-2　咯血鉴别思维导图

R（reason）——患者就诊的原因

患者抽烟 30 余年，近 2 个月出现干咳，服用止咳药和抗生素效果差。今晨自觉低热，早餐后出现咯血，为鲜红色血液，共 10 余口，为明确诊断和进一步治疗来就诊。

I（idea）——患者对自己健康问题的看法

患者认为这次发病是受凉引起，"感冒"的可能性大，但以前在电影、电视上看到咯血的人都是"肺痨病"，所以不放心，来看一下。

C（concern）——患者的担心

肺结核有传染性，患者担心会不会对家人造成影响。听说结核病非常难治好，要吃很长时间的"抗痨药"，而且药物的毒性非常大，会造成肝肾损害，影响整体健康。当然年纪大了，癌症也是他担心的，因为癌症要开"大刀"，而且肺癌的生存时间非常短。

E（expectation）——患者的期望

希望医生帮他止血，帮他明确诊断，早日治疗。

三、最可能的诊断是什么？需要完善哪些辅助检查？

1. 最可能的诊断：肺部恶性肿瘤？

2. 需要完善的辅助检查：血常规、C反应蛋白、降钙素原（了解有无感染，是否造成贫血）；大便常规+隐血试验（与消化道出血鉴别）、生化全套（了解基础肝肾功能，是否可能为全身性疾病引起咯血）、凝血功能+D-二聚体（排除凝血机制障碍、肺动脉栓塞引起的咯血）、血气分析（有无呼吸衰竭）、心电图、心脏超声、BNP（排除心源性咯血）；痰找抗酸杆菌、涂片、培养（病原学检查）；肿瘤标志物（有利于早期排查肿瘤）、胸部CT（能明确大部分肺源性咯血的病因）。（注意：在施行这些检查时应密切关注患者的生命体征，防止发生窒息。）

如出血量加大，则应尽快转送上级医院呼吸专科。根据病情选择纤维支气管镜（明确出血、病变部位、活检、刷检、肺泡灌洗液细胞学检查，细菌学检查，必要时尚能取阻塞气道的血栓，局部喷洒止血药物）、肺动脉CTA（排查肺动脉栓塞）、血管造影（明确犯罪血管）等检查。

结果：血常规：白细胞计数 10.2×10^9/L，余正常。C反应蛋白 18.2 mg/L。降钙素原正常范围。大便常规+OB、生化全套、凝血功能正常范围。D-二聚体：0.88 mg/dL。血气分析：pH 7.41，二氧化碳分压 36 mmHg，氧分压 90 mmHg，血氧饱和度97%。心电图：窦性心律，正常范围心电图。超声心动图：二尖瓣轻度反流，三尖瓣轻度反流。BNP在正常范围。痰找抗酸杆菌：未找到。涂片检查：少许革兰阴性杆菌，少许革兰阳性球菌。痰培养：正常菌群生长。肿瘤标志物：神经元特异性烯醇化酶（NSE）31.3 ng/mL，余正常范围。胸部CT（平扫）：左肺微小结节，右肺门占位。后经上级医院"纤维支气管镜"检查，病理提示：鳞状上皮细胞癌。

四、诊断和诊断依据是什么？

1. 诊断：中央型肺癌（鳞癌）［central lung cancer（squamous cell carcinoma）］。

2. 诊断依据：患者老年男性，刺激性干咳2个月，低热、咯血1天，既往有吸烟史30余年，查体：肺部可闻及局限性哮鸣音，杵状指。辅助检查：胸部CT

示左肺微小结节，右肺门占位。肿瘤标志物：NSE 31.3ng/mL。纤维支气管镜（病理）：鳞状上皮细胞癌。

五、转诊指征有哪些?

1. 出现"危及生命性咯血"（生命体征不平稳，如血氧饱和度 < 90%、血压 < 90/60 mmHg），包括短时间内出血超过 100 mL、有窒息危险的患者。

2. 诊断不明确的咯血。

3. 诊断虽已明确，但经过规范化治疗，仍有反复咯血。

4. 疑似肿瘤、中毒、心源性、血源性咯血。

全科医生是连续性医疗服务的提供者和医疗资源的有效协调者，故在转诊的过程中应与上级医院的专科医生做好交接工作，动态了解患者的治疗经过，以便后续治疗的跟进。

六、治疗方案是什么?

咯血的治疗原则是：防止窒息、止血和病因治疗，具体选择治疗方案应根据出血病因和出血部位、出血的血管、出血量等确定，在转上级医院前，基层医院的处理包括以下方面。

1. 一般治疗：绝对卧床，避免不必要的搬动，患侧卧位，隔离出血，避免血液流入健侧，如出现呼吸困难、氧饱和度下降者给予吸氧治疗。心理安慰，避免紧张焦虑。保持大便通畅，防止屏气、剧烈咳嗽等动作，以免加重出血。对症支持，密切监视各项生命体征，准备插管等紧急抢救器械。

2. 药物治疗

（1）垂体后叶素（血管加压素）：5 ~ 10 U 缓慢静脉推注，后以 10 ~ 20 U 缓慢静脉滴注治疗。

（2）α受体阻滞剂：酚妥拉明可使血管平滑肌舒张，降低肺动静脉压力而起到止血效果。

（3）止血药物：可选择氨甲苯酸（止血芳酸）、6- 氨基己酸、酚磺乙胺、巴曲酶、维生素 K_1 等。此外，卡络磺钠可降低毛细血管通透性而起到止血效果，不影响凝血系统，故对深静脉血栓风险高危的患者较为适合。

（4）抗生素：考虑合并存在肿瘤引起的阻塞性肺炎，可在留取细菌病原学标本后抗感染治疗。

为防止镇咳治疗影响血凝块的排出，一般不常规镇咳治疗，鼓励患者将血凝块咳出，但若患者剧烈咳嗽，可能导致加重出血的，可适当予以镇咳治疗，一般禁用吗啡类中枢镇咳药。

3. 专科非药物治疗：转上级医院后，专科非药物治疗包括：

（1）纤维支气管镜：可喷洒去甲肾上腺素、凝血酶等局部止血。

（2）支气管动脉栓塞（BAE）：在支气管动脉造影确定出血部位后局部动脉栓塞，降低出血肺组织的支气管动脉供血压力，从而能较好地止血。

笔记

（3）手术：类似该案例考虑恶性肿瘤的患者，应限期行肺癌手术。术后根据患者的情况，行肿瘤的综合治疗（如化疗、放疗、免疫治疗等）。对于反复咯血，药物、微创或介入治疗效果不佳，可在排除禁忌证后手术。手术方式包括结扎支气管动脉、将出血部位的肺组织（叶或段）手术切除。

七、对该患者如何管理？

社区对咯血患者应根据具体病因进行针对性管理。如肺结核引起的咯血，患者应纳入社区结核病患者的规范化管理，规范抗结核治疗，定期到结核病专科医院随访复查。

对咯血患者，应加强健康教育，主要包括：咯血的病因，病变的部位，咯血时如何摆放体位，如何防止窒息，如何紧急求救，让患者掌握咯血的基本急救技能。指导如何预防咯血反复发生。

对于反复咯血的患者应注意其凝血功能、血红蛋白的变化，防止严重贫血及失血性休克的发生。还应加强合并其他基础疾病的控制。大咯血时常因血凝块的吸收而出现吸收热，如炎症指标升高，查体发现啰音增多，肺部 CT 提示炎性病灶的，应予积极抗感染治疗。

对于病因不明确的"隐源性咯血"，主要是疾病早期，症状不典型，病灶较小或位置隐蔽造成的，故应定期复查炎症指标及影像学检查，防止漏诊"不可忽视的疾病"。

八、该案例给我们的启示是什么？

咯血是社区急诊中遇到的严重疾病，其进展迅速，死亡率高，详细的病史采集、规范的体检、综合分析辅助检查，对于明确咯血的病因有举足轻重的作用。隔离出血和防止窒息，是社区救治的重点。恰当的药物治疗，多学科联合救治，可以为抢救成功赢得宝贵的时间，为专科治疗提供良好的基础条件。

全科医生应通过详细的症状及伴随症状的询问、认真而全面的体格检查、必要的辅助检查，进行综合分析、判断咯血的原因。

1. 应关注患者的性别、年龄、既往史。女性与月经周期相关的咯血应考虑子宫内膜异位症；幼儿咯血需考虑先天性心脏病、支气管内异物可能；儿童慢性咳嗽、咯血、贫血可见于含铁血黄素沉积症；中青年多见于肺结核、支气管扩张症、二尖瓣狭窄；中老年人、既往吸烟患者应排除恶性肿瘤可能；既往有反复咳嗽、咳痰、咯血病史的，应考虑支气管扩张症可能；既往有长期心肺基础疾病的，要考虑心力衰竭的可能；既往有无服用影响凝血功能的药物（如抗凝血、抗血小板药物等），有无毒物、疫水疫源地接触史。

2. 观察伴随症状、体征亦有助于对病因的判断。伴刺激性干咳应考虑气道异物及肿瘤；顽固低钠血症、消瘦甚至恶病质的应排除恶性肿瘤可能；发热、脓痰者应考虑感染性疾病，如肺炎、急性传染病等；低热、盗汗、乏力、午后面色潮红、长期咳嗽、慢性消耗应做进一步检查排除结核可能；伴胸痛需考虑肺炎、肺栓塞、支气管肺癌可能；伴皮肤黏膜出血者应排查血液系统疾病、流行性出血热、肺出血型钩端螺旋体病可能；杵状指常见于支气管扩张、肺脓肿、肺癌患者；浅表淋巴结肿大见于肺部肿瘤转移、肺结核伴发淋巴结结核、淋巴瘤等。肺部局限性哮鸣音见于肺部肿瘤、支气管异物等。

3. 合理地应用辅助检查结果，有利于我们的综合判断。血常规中白细胞计数、中性粒细胞比例有助于感染程度的判断，如发现异常血细胞需排查白血病可能，嗜酸性粒细胞比例升高要考虑过敏性疾病及寄生虫疾病，血红蛋白有助于判断咯血的严重程度及有无肿瘤恶病质情况；出、凝血指标有助于排查血液系统疾病；痰细菌学检查、T-SPOT、找抗酸杆菌、红细胞沉降率等对特殊病原体感染有较大的诊断价值；抗核抗体、抗中性粒细胞胞质抗体等检测有助于自身免疫病、ANCA 相关性血管炎的诊断；胸部 CT、肺动脉 CTA 有助于肺部感染、支气管扩张、肺部肿瘤、肺动脉栓塞的诊断。

【知识拓展】

1. 肺组织的血供　肺有双重血供，即肺动脉和支气管动脉，肺动脉为肺组织提供 95% 以上的血供，但肺动脉的压力相对较低，如发生破裂出血，一般出血速度不快，大咯血相对较少；支气管动脉的血液来自主动脉，相对压力较高，出血量往往较大。有学者统计大咯血的患者 90% 由支气管动脉破裂出血造成。

2. 隔离出血　即防止血液流进健侧肺部，影响健侧肺的通气和血氧交换。如知道患者出血病变的部位，则最简单的方法为患侧卧位，利用重力的影响，使血液局限于患侧肺部。如不知道出血的部位，还可使用选择性支气管内插管（selective endobronchial intubation，SEI）、放置支气管阻塞器、双腔气管插管（double lumen endotracheal tube，DLT）技术，进行肺隔离。选择性支气管内插管：通过纤维支气管镜的引导，将气管导管插入健侧主支气管，球囊充气防止血液渗入，从而保证健侧肺的良好通气。

3. 窒息的抢救　早期识别突然出现的烦躁不安，咯血突然停止或减少，呼吸多于 30 次 / 分，大汗淋漓，意识不清。头朝下抱起、拍背或体位引流，仍未排出血凝块的，用吸引器吸出血块，必要时气管内插管，恢复气道通畅。建立静脉通路，使用静脉止血药、必要时抗感染、兴奋呼吸中枢、补充血容量等治疗，窒息解除后可使用支气管镜肺泡灌洗，吸除血凝块，治疗肺不张。

（柴栖晨）

思考题

1. 简述咯血常见原因的鉴别。
2. 简述咯血的转诊指征。

第四章

常见传染性疾病的临床诊疗思维

教学要求

1. 掌握传染性疾病的整体性临床思维、诊断、鉴别诊断及转诊指征。

2. 熟悉传染性疾病的病因、各案例的患者管理及治疗方案。

3. 了解各案例的知识拓展。

案例 ❶

发热伴咽痛

【案例简介】

患者，张先生，32 岁，已婚，职员。因"发热、咽痛 2 天"前来就诊。

患者 2 天前受凉后出现发热，体温 38.4℃，咽痛，吞咽时加重，周身肌肉酸痛，乏力。发热时头痛，热退减轻，无寒战，无咳嗽、咳痰，无腹痛、腹泻，无尿频、尿急和尿痛，无皮疹，无呼吸困难，口服阿奇霉素 3 天无好转来诊。患者 6 岁儿子 1 周前曾发热 2 天后好转。既往身体健康，否认糖尿病、传染病等病史，无肿瘤家族史和遗传病史。无吸烟及饮酒嗜好。

自发病以来，精神尚可，食欲下降，大小便正常，睡眠差，体重无明显下降。

查体：T 37.8℃，P 100 次 / 分，BP 115/70 mmHg，R 20 次 / 分，神志清楚，一般状态可，呼吸平稳，口唇无发绀，颈部未触及肿大淋巴结，甲状腺无肿大，咽部充血，双扁桃体无肿大，双肺呼吸音清，心率 100 次 / 分，律齐，各瓣膜区未闻及病理性杂音。腹部触软，无压痛、反跳痛及肌紧张，肝脾肋下未触及。双下肢无水肿。

请思考以下问题：

一、发热伴咽痛的病因有哪些？

二、如何构建整体性临床思维？

三、最可能的诊断是什么？需要完善哪些辅助检查？

四、诊断和诊断依据是什么？

五、转诊指征有哪些？

六、治疗方案是什么？

七、对该患者如何管理？

八、该案例给我们的启示是什么？

一、发热伴咽痛的病因有哪些？

发热是最常见的临床症状，病因复杂，包括感染性疾病和非感染性疾病。在感染性疾病中包括病毒、细菌、寄生虫等各种病原体感染，非感染性疾病包括风湿性疾病和肿瘤等。咽痛也是门诊常见的临床症状之一，病因很多，包括扁桃体炎等感

228

染性疾病，也包括外伤、异物等非感染性疾病。对于发热伴咽痛的可能病因，我们也可以从感染性疾病和非感染性疾病进行考虑，临床上以感染性疾病最为常见，但也可能是非感染性疾病。可能的病因或相关因素见表4-1-1。

表 4-1-1　发热伴咽痛的病因

病因		疾病或相关因素
感染性疾病	病毒感染	普通感冒、流行性感冒、新型冠状病毒肺炎、病毒性咽峡炎
	细菌感染	传染性单核细胞增多症、急性咽炎
非感染性疾病	甲状腺疾病	亚急性甲状腺炎
	风湿性疾病	白塞病、成人 Still 病
	肿瘤	鼻咽部 NK/T 淋巴瘤

二、如何构建整体性临床思维?

(一)临床 3 问和鉴别思维

发热伴咽痛的原因比较复杂。既可以是咽部局部病变，如扁桃体炎、咽炎所致，也可能是全身疾病的局部症状，如成人 Still 病；既有如普通感冒、流行性感冒等常见疾病，也有如鼻咽部 NK/T 淋巴瘤等较少见疾病；既有急性扁桃体炎等普通细菌感染，也可以有白喉等传染性疾病。因此，全科医生在面对发热伴咽痛的患者时，通过全面的问诊，可以快速而准确地判断可能的病因。下面用临床安全诊断策略——临床 3 问进行分析和鉴别（图 4-1-1，图 4-1-2）。

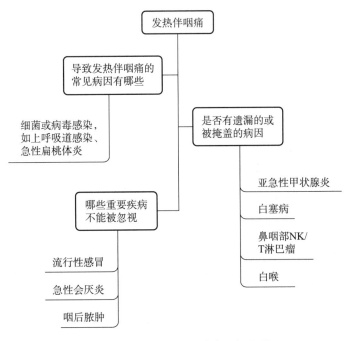

图 4-1-1　发热伴咽痛临床 3 问导图

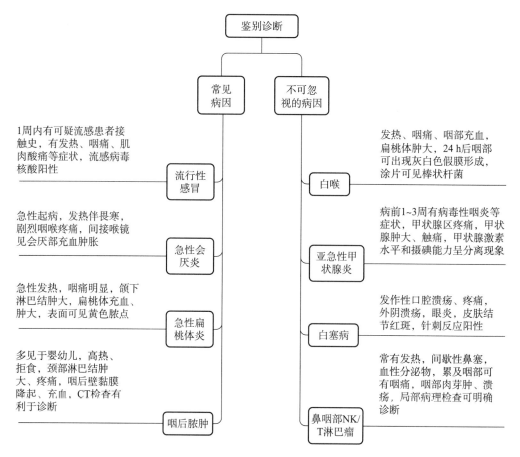

图 4-1-2　发热伴咽痛鉴别思维导图

（二）以患者为中心的问诊——RICE 问诊

问诊对于患者的临床诊断、病情轻重的判断有非常重要的作用。问诊中需要注意询问发热的诱因，有无流行性感冒和新型冠状病毒肺炎患者的接触史，有无伴随症状如头晕头痛、咳嗽咳痰、肌肉酸痛等情况。还要了解患者的感觉、想法、担忧和期望。

R（reason）——患者就诊的原因

全科医生：张先生您好！我是李医生。看您的面色不是很好，有什么不舒服的吗？（创造轻松氛围，首先询问主要的就诊原因）

患者：李医生，我发热 3 天了。感到头痛、嗓子疼，浑身酸痛。

全科医生：最高体温多少度？感觉身体寒冷吗？有没有咳嗽、咳痰、流鼻涕？（询问发热的伴随症状）

患者：最高体温 39℃，稍有咳嗽。

全科医生：发热前有受凉、劳累等情况吗？（询问诱因）

患者：最近工作比较忙，有些累。

全科医生：有头痛、头晕吗？（初步判断患者病情的轻重）

患者：发热时有些头痛，热退了就不痛了。

笔记

全科医生：有没有感到气短、恶心和呕吐？（初步判断患者病情的轻重）

患者：没有。

全科医生：有排尿次数增多、排尿痛或尿量减少等情况吗？（询问发热的伴随症状，除外其他原因发热）

患者：没有。

全科医生：有没有腹痛、腹泻？（询问发热的伴随症状，除外其他原因发热）

患者：没有。

全科医生：家庭成员、单位同事等近期有发热的吗？（询问流行病学史）

患者：我儿子 1 周前发热了，不过 2 天就好了。

全科医生：最近去外地（包括国外）吗？接触过新型冠状病毒肺炎的病例吗？（注意排查新型冠状病毒肺炎）

患者：这段时间我一直在本地，没有接触过。

I（idea）——患者对自己健康问题的看法

全科医生：您对自己发热的原因是怎么想的？（了解患者对自己疾病的看法）

患者：会不会是被我儿子传染了？

C（concern）——患者的担心

全科医生：张先生，我认为您患的是流行性感冒。

患者：李医生，我的病严重吗？会传染给其他人吗？

全科医生：目前看不严重，但具有传染性。建议您做好相应的防护措施，如佩戴口罩、家庭通风等。

E（expectation）——患者的期望

患者：李医生，这两天我能好吧？我单位非常忙。

全科医生：张先生，您别着急，流行性感冒是自限性疾病，多数患者 1 周左右就好了。

三、最可能的诊断是什么？需要完善哪些辅助检查？

1. 最可能的诊断：流行性感冒？

2. 需要完善的辅助检查：血常规、血生化、流感病毒核酸、肺 CT。

检查结果：血常规：WBC 3.2×10^9/L，S 37%，L 52%，M 11%，Hb 140 g/L，PLT 130×10^9/L；CRP 26 mg/L；肝功能：ALT 85 U/L；流感病毒 H1N1 核酸阳性；肺 CT 无异常。

四、诊断和诊断依据是什么？

1. 诊断：流行性感冒（influenza）。

2. 诊断依据：患者在 1 周内有可疑流感患者密切接触史，有流感的临床表现，流感病毒核酸阳性。

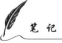

五、转诊指征有哪些?

1. 发热超过 5 天不缓解。

2. 发热不缓解并出现气短,甚至发绀。

3. 有心律失常、心功能不全,头痛伴恶心、呕吐、意识障碍等,出现中毒性心肌炎、脑炎等临床表现。

4. 出现以下情况之一者为重症病例:持续高热超过 3 天,伴有剧烈咳嗽,咳脓痰、血痰,或胸痛;呼吸频率快,呼吸困难,口唇发绀;反应迟钝、嗜睡、躁动等神志改变或惊厥;严重呕吐、腹泻,出现脱水表现;合并肺炎;原有基础疾病明显加重;需住院治疗的其他临床情况。出现以下情况之一者为危重病例:呼吸衰竭、急性坏死性脑病、休克、多器官功能不全、其他需进行监护治疗的严重临床情况。

六、治疗方案是什么?

1. 一般治疗:充分休息,多饮水,易消化、营养丰富的饮食。高热的患者注意补充水分。

2. 对症治疗:高热者可给予物理降温及解热药物。儿童忌用阿司匹林或含阿司匹林及其他水杨酸制剂。咳嗽、咳痰严重者给予止咳祛痰药物。

3. 抗病毒治疗:重症或有重症高危因素的病例,应当尽早给予经验性抗流感病毒治疗。发病 48 h 内给予抗病毒治疗可减少并发症、降低病死率及缩短住院时间;发病时间超过 48 h 的重症患者抗病毒治疗也可获益。非重症患者,根据治疗风险和收益,考虑是否给予抗病毒治疗。

具体抗病毒药物:神经氨酸酶抑制剂、血凝素抑制剂和 M2 离子通道阻滞剂。其中,M2 离子通道阻滞剂金刚烷胺和金刚乙胺对目前流行的流感病毒株耐药,现已不再使用。神经氨酸酶抑制剂对甲型和乙型流感都有效,常用的药物有奥司他韦、扎那米韦等。阿比多尔为血凝素抑制剂,也可用于成人甲、乙型流感的治疗,但临床应用数据有限。

七、对该患者如何管理?

1. 控制感染源:居家隔离,可隔离至病后 1 周或热退 2 天。保持房间通风,佩戴口罩。

2. 切断传播途径:流感流行期间公共场所及室内应加强通风、消毒等措施。

3. 保护易感者:接种流感疫苗是预防流感最有效的手段;建议对有重症流感高危因素的密切接触者(且未接种疫苗或接种疫苗后尚未获得免疫力)进行暴露后药物预防。

八、该案例给我们的启示是什么?

流行性感冒(简称流感)是由流感病毒引起的一种急性呼吸道传染病,呈季节

笔记

性流行，并易出现聚集性发病。本案例给我们的启示如下。

1. 在流感流行季节，出现聚集性发病者，应注意流感的可能。

2. 流感患者和无症状感染者是主要的传染源，从潜伏期末到疾病的急性期都具有传染性，因此应隔离感染者。

3. 轻症流感患者给予对症治疗，病情多在 1 周左右自愈；重症患者需尽早给予抗病毒治疗。

4. 每年接种流感疫苗是预防流感最有效的手段。接种疫苗不仅可以明显降低接种者患流感的风险，还能够减少流感患者发生严重并发症的风险。

【知识拓展】

1. 流行性感冒的定义及病原学

（1）定义：是由流感病毒引起的一种急性呼吸道传染病。其中，甲型和乙型流感病毒呈季节性流行，而丙型流感病毒多为散发病例。甲型流感病毒容易发生变异，可引起全球大流行。

（2）病原学：流感病毒属于正黏病毒科，为单链、负链 RNA 病毒。病毒表面有层由基质蛋白、脂质膜和糖蛋白突起构成的包膜。而糖蛋白突起由植物血凝素（HA）和神经氨酸酶（NA）构成，是甲型流感病毒分亚型的主要依据。流感病毒的核心则由核蛋白（NP）、多聚酶和 RNA 构成。根据核蛋白和基质蛋白的抗原性不同，将流感病毒分为甲、乙、丙型；根据 HA 和 NA 的抗原性不同，将甲型流感分为 18 个 H 亚型和 11 个 N 亚型（H 1 ~ 18，N 1 ~ 11）。人类流感主要与 H1 ~ 3，N1 ~ 2 有关。甲型流感特别容易发生变异，主要是 HA 和 NA 的变异。流感变异使患者很难获得持久的免疫力，给疫苗研发带来很大的困难。

2. 流行性感冒的流行病学

（1）传染源：流感患者和无症状感染者是主要的传染源，从潜伏期末到疾病的急性期都具有传染性。

（2）传播途径：流感病毒主要通过咳嗽、打喷嚏等飞沫传播，也可以通过接触被病毒污染的用具等间接接触感染。

（3）人群易感性：人群普遍对流感病毒易感。感染后可获得同亚型流感病毒的免疫力，但不同亚型间无交叉免疫。

3. 流行性感冒的临床表现　流感的潜伏期一般为 2 ~ 4 天。流感可以分为单纯型、胃肠型、肺炎型和中毒型 4 种类型。

（1）单纯型：急性起病，以发热、头痛、肌痛及周身不适为主要症状，可伴有乏力、食欲缺乏等表现，上呼吸道卡他症状多不明显，少数患者可能出现鼻塞、流涕、咳嗽等症状。发病 3 ~ 5 天后发热症状减轻，全身症状好转，部分人咳嗽症状会持续一段时间。

（2）胃肠型：除发热、周身不适等全身症状外，患者会出现恶心、呕吐、腹泻等消化道症状。

笔记

（3）肺炎型：患者发热症状不缓解，出现咳嗽、气短等表现并进行性加重，患者可发生发绀、呼吸衰竭等。本型患者死亡率较高，预后欠佳。

（4）中毒型：流感病毒可损伤神经、循环系统，患者可发生脑炎、脑膜炎、脊髓炎、心包炎和心肌炎等。病情严重者可出现心力衰竭、休克等表现，预后不良。

4. 流行性感冒的辅助检查

（1）血常规：白细胞总数正常或降低，淋巴细胞比例可升高，重症患者淋巴细胞计数可降低。

（2）血生化：肝功能天冬氨酸转氨酶、丙氨酸转氨酶可升高。另外，患者还可以出现乳酸脱氢酶、肌酐等指标升高。少数病例出现磷酸肌酶升高。

（3）血气分析：重症和肺炎型患者可出现动脉血氧分压、血氧饱和度和氧和指数下降。

（4）脑脊液：神经系统受累者脑脊液化验可表现为蛋白和细胞数正常或升高。

（5）病原学检查

1）病毒的培养和分离：从流感患者的鼻咽部、支气管分泌物等呼吸道标本中可培养及分离出流感病毒。

2）病毒抗原：可用胶体金法和免疫荧光法，但敏感性低于核酸检测，且阴性不能除外流感病毒感染。

3）病毒核酸检测：目前的检测方法主要包括实时荧光定量 PCR 和快速多重 PCR。核酸检测敏感性和特异性都很高，且可以区分亚型。

4）病毒抗体检测：恢复期流感患者血中 IgG 抗体水平比急性期升高 4 倍或以上有回顾性诊断意义。

（6）影像学检查：肺炎型患者的影像学可表现为肺内出现多发斑片状、磨玻璃影及多叶段渗出改变。进展迅速者可出现双肺弥漫性渗出病灶。

5. 流感疫苗

（1）流感疫苗分类：目前全球已经上市的流感疫苗可以分为流感灭活疫苗（inactivated influenza vaccine，IIV）、流感减毒活疫苗（live attenuated influenza vaccine，LAIV）和重组流感疫苗（recombinant influenza vaccines，RIV）。按照疫苗所含组分，流感疫苗包括三价和四价。我国批准上市的流感疫苗有三价灭活流感疫苗（IIV3）、四价灭活流感疫苗（IIV4）和三价减毒活疫苗（LAIV3）。我国还批准上市了一种鼻喷三价减毒活疫苗（LAIV3）。

（2）疫苗的保护作用：据估计在健康成年人中，接种灭活流感疫苗可预防59%（95%CI：51%～66%）的实验室确诊流感。孕妇在妊娠期接种流感疫苗，既可降低孕期患流感的风险，也可通过胎传抗体保护 6 月龄内无法接种流感疫苗的新生儿患流感的风险。对 6 月龄以上儿童来说，按免疫程序接种流感疫苗对流感病毒感染有保护作用。而开展基于学校的流感疫苗接种可降低学龄儿童流感感染的发生。老年人接种流感疫苗同样能够有效预防流感，研究表明流感疫苗对老年人的保护效力为58%（95%CI：34%～73%）。医护人员接种流感疫苗不仅可保护自身健康，有效减少医务人员将病毒传给流感高危人群的机会，还可维持流感流行季节医疗服务的正

笔记

常运转。

（3）疫苗的免疫持久性：人体接种流感疫苗后获得的免疫力会随时间延长而衰减。衰减的程度与接种人的年龄和身体状况、疫苗抗原等多个因素有关。临床试验显示，接种灭活流感疫苗的保护作用可维持6~8个月。因此不管前一季节是否接种流感疫苗，仍建议在当年流感季节来临前接种疫苗，即使流感疫苗组分与前一季节完全相同。

（4）建议优先接种流感疫苗的人群：新冠肺炎疫情以前，我国推荐孕妇、6月龄至5岁儿童、60岁及以上老年人、慢性病患者等流感高风险人群和医务人员为优先接种人群。结合目前的疫情形势，为尽可能降低流感的危害和对疫情防控的影响，推荐按照优先顺序对重点和高风险人群进行接种。

（李 冬 王 静）

 思考题

1. 流行性感冒的临床表现有哪些？

2. 流感患者的治疗方案有哪些？如何管理患者？

3. 导致发热伴咽痛的病因有哪些？相关疾病如何鉴别？

 笔记

案例 ❷

皮 肤 黄 染

患者，赵女士，65 岁，已婚，家庭主妇。因"乏力、厌油、腹胀 8 个月，加重伴周身皮肤黄染 1 周"前来就诊。

患者 8 个月前自感乏力，食欲缺乏，厌油食，腹胀。无发热，无恶心、呕吐，无腹痛、腹泻，无呕血、黑便。无皮肤瘀点、瘀斑。无皮肤黄染。发病初未重视，后上述症状逐渐加重，近 1 周来发现周身皮肤黄染，在某体检机构化验肝功能异常来就诊。既往高血压病史，口服氨氯地平片降压治疗，血压波动在 130～135/80～90 mmHg。否认病毒性肝炎、结核、糖尿病、冠心病等病史。无肿瘤和遗传病家族史。无外伤和手术史。

自发病以来，一般精神尚可，食欲下降，大小便正常，睡眠欠佳，8 个月来体重下降约 3 kg。

查体：T 36.7℃，P 84 次 / 分，BP 130/80 mmHg，R 18 次 / 分，神志清楚，一般状态可，呼吸平稳，口唇无发绀，颈部未触及肿大淋巴结，巩膜和周身皮肤黄染，甲状腺无肿大，双肺呼吸音清，心率 84 次 / 分，律齐，各瓣膜区未闻及病理性杂音。腹部触软，无压痛、反跳痛及肌紧张，肝肋下未触及，脾肋下约 1 cm，质韧。移动性浊音阳性。双下肢水肿。

请思考以下问题：

一、黄疸的病因有哪些？

二、如何构建整体性临床思维？

三、最可能的诊断是什么？需要完善哪些辅助检查？

四、诊断和诊断依据是什么？

五、转诊指征有哪些？

六、治疗方案是什么？

七、对该患者如何管理？

八、该案例给我们的启示是什么？

一、黄疸的病因有哪些？

黄疸是门诊常见的症状之一。引起黄疸的原因很多，常见于肝胆系统疾病，其他系统疾病也可引起。黄疸的常见病因见表 4-2-1。

表 4-2-1　黄疸的常见病因

病因		疾病
溶血性黄疸	先天性	地中海贫血、遗传性球形红细胞增多症
	后天性	自身免疫性溶血性贫血、新生儿溶血、葡萄糖 -6- 磷酸脱氢酶缺乏症、阵发性睡眠性血红蛋白尿症
肝细胞性黄疸		病毒性肝炎、肝硬化、感染中毒性肝炎、钩端螺旋体病
胆汁淤积性黄疸	肝内性	病毒性肝炎、药物性胆汁淤积、寄生虫病、原发性胆汁性肝硬化
	肝外性	胆总管狭窄、结石、炎性水肿、肿瘤及蛔虫阻塞
先天性非溶血性黄疸		Gilbert 综合征、Rotor 综合征、Dubin-Johnson 综合征

二、如何构建整体性临床思维？

（一）临床 3 问和鉴别思维

黄疸是全科医生在门诊常见的症状之一。很多疾病可以引起黄疸，包括肝胆系统疾病、血液系统疾病等。根据黄疸的伴随症状，可初步判断黄疸的病因。黄疸伴发热，多提示感染性疾病，如胆囊炎、胆管炎、肝脓肿、病毒性肝炎等。黄疸伴上腹部剧烈疼痛，需要注意胆道结石、胆道蛔虫及肝脓肿等。右上腹剧痛、寒战高热、黄疸三联征提示急性化脓性胆管炎。黄疸伴脾大常见于肝硬化、病毒性肝炎、钩端螺旋体病、败血症、疟疾、溶血性贫血和淋巴瘤等。黄疸伴腹水则需要考虑失代偿期肝硬化、肝癌和重症肝炎。黄疸的颜色对于鉴别诊断也有帮助。溶血性黄疸一般较轻，呈浅柠檬色。胆汁淤积性黄疸则多呈暗黄色。因此，对社区来诊的黄疸患者应围绕疾病的发生、发展、衍变及伴随症状进行问诊，同时关注患者的药物史、酗酒史、肝病史等，能够比较迅速、准确地做出初步诊断。下面我们通过临床安全诊断策略——"临床 3 问"进行分析和鉴别（图 4-2-1，图 4-2-2）。

（二）以人为中心的问诊——RICE 问诊

全面、仔细问诊，能够提供很多有用的信息，对于判断患者的病情有非常重要的作用。全科医生应详细询问黄疸的发生、发展，询问患者的流行病学史、家族史，还要鉴别酒精性肝病、药物性肝损害及其他病毒性肝炎等。下面用 RICE 问诊对该患者进行问诊。

R（reason）——患者就诊的原因

全科医生：赵阿姨，您好！我是李医生。看您的脸色不是很好，眼睛还稍微有点黄，您有什么不舒服的吗？（热情招呼，创造温暖的气氛，有利于病情的交流）

患者：李医生，我感觉乏力，不爱吃饭，经常腹胀，有大半年了，近一周感觉

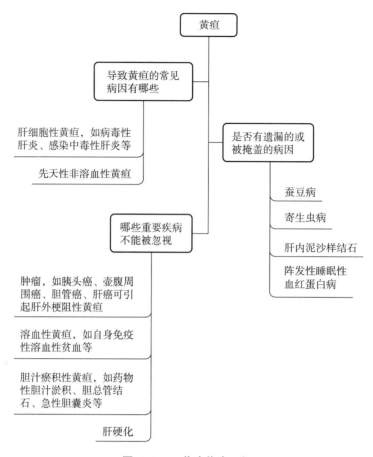

图 4-2-1 黄疸临床 3 问

越来越重，家里人还发现我眼睛有点黄，所以我去附近医院检查了一下，说我得了乙型肝炎。

全科医生：您有发热吗？肚子痛不痛？平时饮酒或服什么药物吗？（对肝炎的病因做鉴别诊断）

患者：没有发热，肚子不痛，就是胀，吃不下多少东西。平时不饮酒，药物只有降压药氨氯地平。

全科医生：大便什么颜色？身上有出血点吗？（注意黄疸的类型、有无消化道出血及出血倾向）

患者：大便还是跟以前一样黄色，身上没有出血点。

I（idea）——患者对自己健康问题的看法

全科医生：赵阿姨，从您的症状和化验结果来看，主要是肝功能不好，考虑是慢性乙型肝炎引起的。（了解患者对自身肝功能不好的想法）

患者：我因高血压一直吃降压药，会不会是降压药引起的肝功能不好？

全科医生：从您的化验分析，不像是药物性肝损伤。

患者：那会不会是高血压引起的呢？

全科医生：您的肝功能不好，也不考虑是高血压所致。

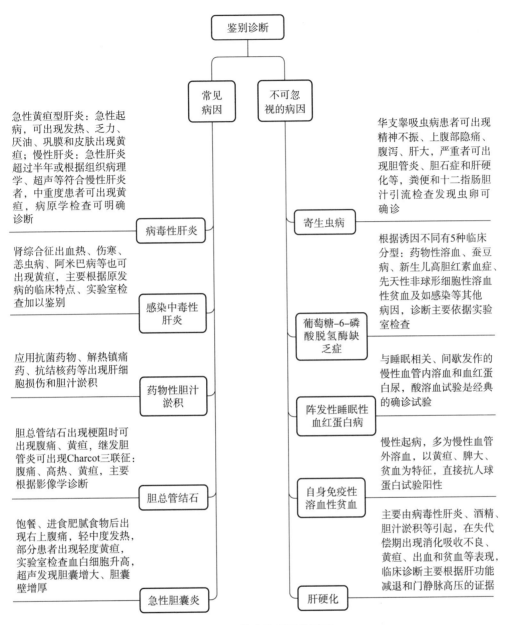

图 4-2-2　黄疸鉴别思维导图

C（concern）——患者的担心

患者：李医生，我乙肝是不是很严重？是肝硬化吗？

全科医生：赵阿姨，从您的症状和化验分析，是慢性乙型肝炎。是不是肝硬化还需要进一步检查。

患者：我听说肝硬化特别容易变成肝癌，所以非常担心。

全科医生：肝硬化患者确实有一定的比例会合并肝的恶性肿瘤。但坚持用药，定期复查肝功能和肝超声，最大限度地抑制 HBV 复制，尽可能地减轻肝的炎症及纤维化，会减少肝衰竭、肝细胞癌和其他并发症的发生，提高生活质量。

239

E（expectation）——**患者的期望**

患者：李医生，我的乙肝能治好不？

全科医生：现在对于乙型肝炎的治疗采用包括抗病毒治疗在内的综合治疗，能够减轻患者肝的炎症，减少乙型肝炎的并发症，降低 HBV 肝炎相关的肝癌的发病率。

患者：我一定积极配合治疗，定期复查，谢谢！

全科医生：不客气。

三、最可能的诊断是什么？需要完善哪些辅助检查？

1. 最可能的诊断：慢性乙型病毒性肝炎，肝硬化？

2. 需要完善的辅助检查：血常规、肝肾功能、肝炎标志物、凝血四项、肝胆脾 B 超。

检查结果：血常规：WBC 3.2×10^9/L，S 67%，L 33%，Hb 75 g/L，PLT 92×10^9/L；肝功能：ALT 112 U/L，AST 87 U/L，GGT 120 U/L，ALP 118 U/L，TP 45 g/L，ALB 25.5 g/L，T-BIL 84 mmol/L，D-BIL 46 mmol/L；肾功能：BUN 9.6 mmol/L，Cr 112 mmol/L；肝炎标志物：HBsAg（+），HBeAg（+），HBeAb（-），HBcAb IgG（+）；凝血四项：PT 15.2 s，APTT 53 s，INR 1.7；肝胆脾超声提示肝硬化、脾大、腹水。

四、诊断和诊断依据是什么？

1. 诊断：（1）慢性乙型病毒性肝炎（chronic viral hepatitis B）。

　　　　（2）肝硬化（失代偿期）。

　　　　（3）脾功能亢进。

2. 诊断依据：①患者乏力，食欲下降，厌油食，腹胀病史达 8 个月，后出现黄疸；②HBsAg（+），HBeAg（+），HBcAb IgG（+）；③血常规提示白细胞和血小板下降，贫血；④肝功能化验提示白蛋白降低、胆红素升高，为肝细胞性黄疸、凝血异常；⑤超声提示肝硬化、脾大、腹水。

五、转诊指征有哪些？

1. 随访期间出现严重乏力、食欲缺乏，肤黄尿黄；检查显示有肝衰竭或肝衰竭倾向。

2. 随访期间出现可疑肝硬化或肝癌，需进一步评估及处理。

六、治疗方案是什么？

慢性乙型病毒性肝炎需要最大限度地抑制 HBV 复制，尽可能减轻肝的炎症及纤维化，减少肝衰竭、肝细胞癌和其他并发症的发生，提高患者生活质量，延长其生存时间。

1. 抗病毒治疗：替诺福韦 1 片每日 1 次。

（1）抗病毒药的选择：恩替卡韦（entecavir）、富马酸替诺福韦酯

（tenofovirdisoproxil fumarate，TDF）、富马酸丙酚替诺福韦片（tenofovir alafenamide fumaratetablets，TAF）和替比夫定（telbivudine）等。初治患者首选强效低耐药物（恩替卡韦、TDF、TAF）治疗。定期检测 HBV DNA 定量，以便及时发现病毒耐药，并及早给予挽救治疗。对于已经开始服用拉米夫定或替比夫定的患者，如果治疗 24 周后病毒定量＞300 拷贝 /mL，改用替诺福韦或加用阿德福韦治疗；对于已经开始服用阿德福韦的患者，如果治疗 24 周后病毒定量较基线下降＜2 log 10 IU/mL，改用恩替卡韦或替诺福韦治疗。

（2）抗病毒治疗的适应证：①血清 HBV DNA 阳性、ALT 持续异常（＞ULN）且排除其他原因所致者，建议行抗病毒治疗；②血清 HBV DNA 阳性的代偿期乙型肝炎肝硬化患者和 HBsAg 阳性失代偿期乙型肝炎肝硬化患者；③血清 HBV DNA 阳性、ALT 正常，有下列情况之一者建议抗病毒治疗：a.肝活组织穿刺检查提示显著炎症和（或）纤维化 [G≥2 和（或）S≥2]；b.有乙型肝炎肝硬化或乙型肝炎肝癌家族史且年龄＞30 岁；c. ALT 持续正常、年龄＞30 岁者，建议行肝纤维化无创诊断技术检查或肝组织学检查，发现存在明显肝炎症或纤维化；d. HBV 相关肝外表现（如 HBV 相关性肾小球肾炎等）。

2. 干扰素 –α 治疗　我国已经批准使用 Peg-IFN-α 和 IFN-α 治疗慢性乙型肝炎。普通干扰素剂量推荐为 5 MU，每周 3 次皮下或肌内注射，疗程半年；长效干扰素每周一次，疗程 1 年。

干扰素治疗的禁忌证：

（1）绝对禁忌证：妊娠或短期内有妊娠计划、精神病史（具有精神分裂症或严重抑郁症等病史）、未能控制的癫痫、失代偿期肝硬化、未控制的自身免疫病、伴有严重感染，视网膜疾病，心力衰竭和慢性阻塞性肺疾病等基础疾病。

（2）相对禁忌证：甲状腺疾病，既往抑郁症史，未有效控制的糖尿病和高血压，治疗前中性粒细胞计数＜1.5×10⁹/L 和（或）血小板计数＜90×10⁹/L。

3. 其他治疗

（1）降酶、抗氧化和保肝治疗：甘草酸制剂、双环醇、水飞蓟素制剂、多不饱和卵磷脂制剂等药物具有抗炎、抗氧化和保护肝细胞等作用，可通过降低转氨酶、抑制肝细胞凋亡等多个方面减轻肝的炎症损伤。

（2）抗纤维化治疗：包括丹参、冬虫夏草、γ 干扰素等。

七、对该患者如何管理?

1. 密切随访乙肝三系、血常规、肝功能、乙肝病毒 DNA、AFP、肝胆 B 超等指标（表 4-2-2）。

2. 密切监测肾功能：定期复查尿常规、血肌酐、尿素氮 eGFR、血钙、血磷等指标

3. 健康教育

（1）戒酒，避免劳累；避免和他人共用牙刷；性生活（如不准备怀孕）应全程戴好安全套。伴侣应检查乙肝三系，如全部阴性的应注射乙肝疫苗。

表 4-2-2　抗病毒治疗过程中的检查项目及频率

检查项目	干扰素治疗患者建议检测频率	核苷类药物治疗患者建议检测频率
血常规	治疗第 1 个月每 1~2 周检测 1 次，以后每月检测 1 次至治疗结束	每 6 个月检测 1 次至治疗结束
生化指标	每月检测 1 次至治疗结束	每 3~6 个月检测 1 次至治疗结束
HBV DNA	每 3 个月检测 1 次至治疗结束	每 3~6 个月检测 1 次至治疗结束
乙肝三系	每 3 个月检测 1 次	每 6 个月检测 1 次至治疗结束
甲胎蛋白	每 6 个月检测 1 次	每 6 个月检测 1 次至治疗结束
肝硬度测定	每 6 个月检测 1 次	每 6 个月检测 1 次至治疗结束
甲状腺功能和血糖	每 3 个月检测 1 次，如治疗前已存在甲状腺功能异常或已患糖尿病，建议每月检测	根据既往病情决定
精神状态	密切观察，定期评估精神状态；对出现明显抑郁症状和有自杀倾向的患者，应立即停止治疗并密切监护	根据既往病情决定
腹部超声	每 6 个月检测 1 次，肝硬化患者每 3 个月检测 1 次，如 B 超发现异常，建议 CT 或 MRI 检查	每 6 个月检测 1 次至治疗结束
其他检查	根据具体情况决定	服用替比夫定的患者应每 3~6 个月检测肌酸激酶，服用替诺福韦或阿德福韦的患者应每 3~6 个月检测肌酐、肾小球滤过率、血磷

（2）尽可能避免使用肝损伤药物或随意服用保健品。

（3）按医嘱服药，不可擅自停药或改变用药剂量。

（4）按医嘱密切随访，定期复查相关指标。

八、该案例给我们的启示是什么？

我国人群乙肝表面抗原携带率较高，绝大多数症状不明显，常以体检发现前来就诊。此类患者的管理尤为重要。对于初诊患者，首先，要明确诊断，排除其他原因引起肝病的可能；其次，做好抗病毒指征的筛查；第三，对于符合抗病毒指征的患者，应根据具体情况制订个体化的抗病毒治疗方案，并确保患者能坚持执行；第四，要做好传染病防治的科普宣传，包括传播途径、如何预防等；最后，要做好健康宣教工作，坚持随访监测，尽可能控制病情稳定，延缓疾病进展。全科医生接诊此类患者时应做好以下 3 个方面。

1. 乏力、腹胀、厌油提示肝胆系统疾病，应尽早开展相关检查。

2. 掌握各种黄疸的特点，缩小诊断范围。

3. 慢性乙型肝炎易导致肝硬化，应注意监测。

笔记

【知识拓展】

乙型肝炎是由乙型肝炎病毒引起的，以肝损害为特征的全身性传染性疾病。急性乙型肝炎临床上较少见，临床上常见的是慢性乙型肝炎。

（一）乙型肝炎的病原学

乙型肝炎的病原体是乙型肝炎病毒（hepatitis B virus，HBV）。HBV 属嗜肝 DNA 病毒，其基因组编码 HBsAg、HBeAg、病毒聚合酶和 HBX 蛋白。HBV 基因组呈不完全的环状 DNA。HBV 主要通过肝细胞膜上的钠离子 – 牛磺胆酸 – 协同转运蛋白作为受体进入肝细胞。HBV 至少有 9 个基因型，A 型主要见于美国和北欧，B 型和 C 型主要在包括我国在内的亚洲和远东地区流行，D 型在全世界均有流行，E 型目前仅见于非洲。

（二）乙型肝炎的流行病学

HBV 感染在全世界范围内流行，但流行强度存在着很大的地区差异。据 WHO 报道，全球约有 2.5 亿慢性 HBV 感染者，每年约有 88 万人死于 HBV 感染相关疾病，其中肝硬化和原发性肝细胞癌死亡占比最高，分别为 52% 和 38%。我国疾病预防控制中心在 2014 年对全国 1 ~ 29 岁人群进行了乙型肝炎血清流行病学调查。结果显示，我国 1 ~ 4 岁、5 ~ 14 岁和 15 ~ 29 岁人群 HBsAg 流行率分别为 0.32%、0.94% 和 4.38%。目前估计我国一般人群 HBsAg 流行率为 5% ~ 6%，慢性 HBV 感染者约有 7 000 万例，其中慢性乙型肝炎患者为 2 000 万 ~ 3 000 万例。因此，我们应该重视慢性乙型肝炎的防治工作。

（三）乙型肝炎的辅助检查

1. HBV 血清学检测

（1）HBsAg：阳性表示 HBV 感染。

（2）HBsAb：为保护性抗体，阳性表示具有 HBV 免疫力。

（3）HBeAg：阳性表示病毒复制并具有传染性。

（4）HBeAb：阳性表示病毒复制多处于静止状态，传染性下降。但长期阳性不能排除病毒活动、复制的可能。

（5）HBcAb：HBcAb IgM 阳性提示急性乙型肝炎，HBcAb IgG 在血中可长期存在。只要感染过 HBV，无论病毒是否清除，HBcAb IgG 都为阳性。高滴度的 HBcAb IgG 常与 HBeAg 并存，提示 HBV 现症感染。

2. HBV 病毒学检测

（1）HBV DNA 定量：用来评估 HBV 复制水平，是抗 HBV 适应证选择和判断抗病毒药物治疗效果的重要指标。

（2）HBV 基因分型：有利于预测干扰素的疗效，判断疾病预后。

（3）耐药突变株检测：HBV 既可发生自然突变，也可以在抗病毒治疗过程中发生突变。检测耐药突变株有利于及时调整治疗方案。

3. 血清生物化学检测

（1）ALT 和 AST：临床上最常用的肝功能检测指标，能在一定程度上反映肝细胞损伤程度。

（2）γ-谷氨酰转移酶（GGT）：主要来自肝，在酒精性肝病、药物性肝病情况下升高，胆管炎合并肝内外胆汁淤积时升高更为明显。

（3）血清白蛋白：反映肝的合成功能。在慢性肝炎、重症肝炎和肝硬化患者中白蛋白下降。

（4）胆红素：肝细胞损伤、肝内外胆管阻塞、胆红素代谢异常等都可以升高，是反映肝细胞损伤的重要指标之一。

（5）凝血酶原活动时间（PT）、凝血酶原活动度（PTA）和国际标准化比值（INR）：反映肝合成凝血因子的功能。PTA≤40% 是诊断重型肝炎和肝衰竭的重要依据。

（6）血氨：重型肝炎和肝性脑病患者血氨升高。

（7）甲脂蛋白（AFP）：诊断肝细胞癌的重要指标。肝炎活动和肝细胞修复时也可以升高。

（8）胆汁酸：肝炎活动时胆汁酸升高。

（9）透明质酸酶、Ⅲ型前胶原肽、Ⅳ型胶原：对肝纤维化诊断有参考价值，但特异性差。

4. 影像学检查

（1）腹部超声检查：是临床最常用的肝影像学检查方法，可观察肝、脾大小、形态、实质回声等；还可以测定门静脉、脾静脉血流等，观察腹水的情况；对肝占位病变也有良好的效果。

（2）腹部 CT：可有效观察肝的形态，对于肝占位病变的性质具有很好的鉴别作用。磁共振成像（MRI）：对于肝病变的鉴别非常有效。一般认为，动态增强多期 MRI 扫描及肝细胞特异性增强剂显像对鉴别肝内占位性病变的能力优于增强 CT。

（3）肝组织病理学检查：对于肝硬化和纤维化的诊断，以及判断肝坏死程度和疗效的评价具有重要作用。

（四）妊娠相关情况处理

1. 准备妊娠女性应筛查 HBsAg，HBsAg 阳性者需要进一步检测 HBV DNA。有抗病毒治疗适应证的患者，可在妊娠前应用长效干扰素治疗，在妊娠前 6 个月应完成抗病毒治疗。在治疗期间采取可靠的避孕措施。若不适合应用长效干扰素或干扰素治疗失败，可采用 TDF 抗病毒治疗。

2. 妊娠期间首次诊断慢性乙型肝炎的患者，可使用 TDF 抗病毒治疗。

3. 妊娠前或妊娠期间开始服用抗病毒药物的慢性乙型肝炎的孕产妇，产后应继续坚持抗病毒治疗，并根据病毒学应答情况，决定下一步治疗方案。

（五）儿童乙型肝炎

1. 如果儿童处于免疫耐受期，暂不考虑抗病毒治疗。

2. 对于慢性乙型肝炎或肝硬化患儿，应及时抗病毒治疗。但需考虑长期治疗的安全性及耐药性问题。

（六）重型肝炎分类

重型肝炎分类见表 4-2-3。

表 4-2-3 重型肝炎分类

分类方法	肝炎的类型	肝炎的特点
按进展速度分类	急性重型肝炎（急性肝衰竭）	又称为爆发型肝炎。急性起病，以发病 2 周内出现Ⅱ度以上肝性脑病为特征的肝衰竭综合征。病程一般不超过 3 周。死亡率高
	亚急性重型肝炎	又称亚急性肝坏死。亚急性起病，发病后 2～26 周内出现肝衰竭综合征。根据首先出现的症状不同可以分为脑型和腹水型。病程一般超过 3 周至数个月。易转为慢性乙型肝炎和肝硬化
	慢加急性（亚急性）重型肝炎	在慢性肝病基础上发生的急性或亚急性肝衰竭
	慢性重型肝炎	在肝硬化基础上发生的以门静脉高压、腹水和肝性脑病为主要表现的肝衰竭
按时相分类	早期	极度乏力，以厌食、恶心、呕吐、腹胀等消化道症状为突出表现，化验 ALT 和（或）AST 明显升高，黄疸进行性加深（血清总胆红素≥171 mmol/L，或每日上升超过 17.1 mmol/L），有出血倾向，30%＜PTA≤40%（或 1.5＜INR≤1.9），无明显腹水或肝性脑病
	中期	在早期肝衰竭表现的基础上出现胆酶分离现象［ALT 和（或）AST 快速下降，总胆红素持续上升］，并出现下述症状之一者：①出现Ⅱ度以下肝性脑病和（或）明显腹水；②有皮肤瘀点、瘀斑等明显的出血倾向，20%＜PTA≤30%（或 1.9＜INR≤2.6）
	晚期	在中期基础上出现下面表现之一者：①有肝肾综合征、上消化道出血、难以纠正的离子紊乱等；②Ⅲ度以上肝性脑病；③严重出血倾向（PTA≤20%，INR≥2.6）

（七）肝硬化分类

肝硬化分类见表 4-2-4。

表 4-2-4 肝硬化分类

分类方法	肝硬化类型	主要特点
炎症的活动情况	活动性肝硬化	患者有乏力，有恶心、腹胀等消化道症状，有腹壁和食管静脉曲张、脾大、腹水等门静脉高压体征，肝功能化验有 ALT、胆红素升高，白蛋白降低等慢性活动性肝炎的表现
	静止性肝硬化	患者无慢性活动性肝炎的表现，但可存在门静脉高压的体征
代偿情况	代偿性肝硬化（肝硬化早期）	Child-Pugh A 级。肝功能：ALB≥35 g/L、TBIL＜35 μmol/L、PTA＞60%。可有脾大、腹壁和食管静脉曲张，无腹水、肝性脑病和消化道出血等

笔记

245

续表

分类方法	肝硬化类型	主要特点
	失代偿性肝硬化	Child–Pugh B、C 级。肝功能：ALB < 35 g/L、TBIL > 35 μmol/L、PTA < 60%。可有腹水、肝性脑病、食管 – 胃底静脉曲张破裂出血
纤维化程度	肝炎纤维化	未达到肝硬化标准，血清学指标如透明质酸酶、Ⅲ型前胶原肽等，肝瞬时弹性波扫描等对诊断有参考意义，肝组织病理是诊断的主要依据

（李　冬　丛衍群）

 思考题

1. 何为慢性乙型肝炎？传播途径是什么？如何预防？
2. HBV 血清学检测有哪些？
3. 导致黄疸的病因有哪些？相关疾病如何鉴别？
4. 慢性乙型肝炎的治疗方案是什么？如何管理患者？

笔记

案例 ❸

发热伴皮疹

📠【案例简介】

患儿，孙某，女，9岁，学生，以"低热2天，皮疹1天"来诊。

患儿2天前无明显诱因出现低热，体温37.8℃，畏冷，无寒战，1天前家长发现其躯干、四肢出现皮疹，呈水疱样，伴瘙痒，今日皮疹明显增加，颜面部也出现皮疹，瘙痒明显，部分水疱混浊和破溃。无咳嗽、咳痰，无腹痛、腹泻，无尿频、尿急和尿痛，无关节肿痛。既往体健。

发病来，一般精神佳，饮食正常，大小便正常，体重无明显下降。

体格检查：T 37.8℃，P 86次/分，BP 110/70 mmHg，R 18次/分，神志清楚，一般状态佳，呼吸平稳，口唇无发绀，颈部未触及肿大淋巴结。颜面、躯干和四肢可见皮疹，皮疹呈向心性分布，有粉红色小斑疹、米粒至豌豆大的圆形紧张水疱，周围明显红晕，有的水疱中央呈脐窝状（图4-3-1）。心肺听诊无异常。腹部触诊软，无压痛、反跳痛及肌紧张。双下肢无水肿。

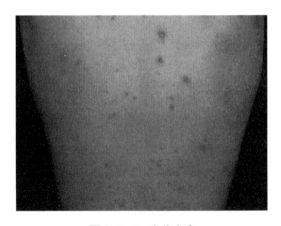

图 4-3-1　患儿皮疹

请思考以下问题：

一、发热伴水疱型或脓疱型皮疹的病因有哪些？

二、如何构建整体性临床思维？

三、最可能的诊断是什么？需要完善哪些辅助检查？

四、诊断和诊断依据是什么？

五、转诊指征有哪些？

六、治疗方案是什么？

七、对该患者如何管理？

八、该案例给我们的启示是什么？

一、发热伴水疱型或脓疱型皮疹的病因有哪些？

发热是临床上最常见的症状。引起发热的病因复杂，需要考虑各种感染性疾病和非感染性疾病。皮疹也是临床常见症状之一，引起皮疹的疾病也种类繁多。不同疾病的皮疹多有自身的特点。发热伴水疱型或脓疱型皮疹的病因见表4-3-1。

表4-3-1　发热伴水疱型或脓疱型皮疹的病因

病因		疾病
感染性疾病	病毒感染	水痘、带状疱疹、手足口病、天花、播散性疱疹病毒感染
	细菌感染	脓疱疹、烫伤样皮肤综合征、丹毒、坏死性脓疮
过敏性疾病	药疹	
嗜中性皮肤病	急性发热性嗜中性皮肤病、坏疽性脓皮病	

二、如何构建整体性临床思维？

（一）临床3问和鉴别思维

对发热伴水疱型或脓疱型皮疹的患者，根据皮疹出现的时间、皮疹的特点及伴随症状等进行综合分析，可迅速、准确地做出诊断。例如，水痘多在发热1~2天后出现皮疹，首先见于躯干，后蔓延至四肢和面部；而沿神经分布的疱疹则带状疱疹可能性最大；口腔、手足都出现疱疹则需考虑手足口病；有明确的用药史，需要注意药疹中的急性泛发性发疹性脓疱病；成年人正常皮肤上出现薄壁的大疱或水疱，易破裂形成痛性糜烂面，首先需要考虑天疱疮。因此，详细的有针对性的问诊对于判断发热伴皮疹的病因具有非常重要的作用。下面，我们利用临床安全诊断策略——临床3问进行分析和鉴别（图4-3-2，图4-3-3）。

（二）以人为中心的问诊——RICE问诊

问诊对于明确患者的临床诊断、判断病情轻重及了解患者的期望值都有非常重要的作用。问诊时注意询问发热与皮疹出现的时间关系及皮疹的特点，有无水痘患者接触史，有无伴随症状，如乏力、食欲减退、头晕头痛、四肢酸痛等情况。下面我们用RICE问诊法了解患者的想法、担心和期望。

R（reason）——**患者就诊的原因**

全科医生：您好，小朋友有什么问题吗？（开放式提问）

患儿母亲：医生，我女儿2天前发热，接着身上出现红点，现在有点像小水疱。

全科医生：发热前有受凉吗？测过体温吗？（了解起病情况）

患儿母亲：女儿昨天从学校回来，说喉咙有点痛。我摸了她的额头，有点烫，测体温38℃。

全科医生：哪个部位先出皮疹？最初皮疹是什么样子的？痒吗？（了解发热与

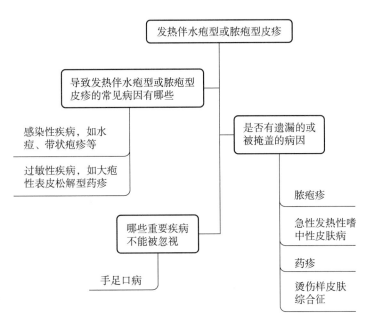

图 4-3-2 发热伴水疱型或脓疱型皮疹临床 3 问导图

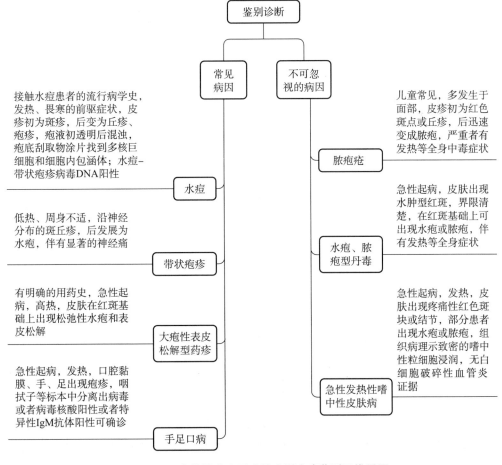

图 4-3-3 发热伴水疱型或脓疱型皮疹鉴别思维导图

出疹的时间关系）

患儿母亲：先在身上发现的，刚开始是红色的小点，今天早晨，脸上、手上和腿上都有了，而且变成一些小疱，有些疱中间凹下去。女儿说她身上很痒，就用手去抓。

全科医生：*以前有过这样的皮疹发作吗？有没有药物或食物过敏的情况？（鉴别过敏性皮疹和药疹）*

患儿母亲：没有。

全科医生：*班上的同学有和您女儿一样的情况吗？（了解流行病学史）*

患儿母亲：昨天跟老师请假时，老师说班里已经有十来个孩子因为出水痘不来上学了，整个学校患水痘的学生很多。

I（idea）——患者对自己健康问题的看法

患儿母亲：医生，我女儿是不是得了水痘？

全科医生：学校很多小朋友得水痘，而且她之前没生过水痘，目前考虑水痘。

三、最可能的诊断是什么？需要完善哪些辅助检查？

1. 最可能的诊断：水痘？

2. 需要完善的辅助检查：血常规、疱底刮取物涂片、水痘 – 带状疱疹病毒 DNA。

检查结果：血常规：WBC 5.6×10^9/L，S 67%，L 32%，M 1%，Hb 150 g/L，PLT 230×10^9/L。疱底刮取物涂片找到多核巨细胞和细胞内包涵体；水痘 – 带状疱疹病毒 DNA 阳性。

C（concern）——患者的担心

全科医生：您的孩子确实得了水痘。

患儿母亲：医生，那孩子不能上学了？

全科医生：水痘传染性强，传播途径主要是呼吸道飞沫或直接接触传染。确诊水痘，孩子需要隔离，暂时不要上学，在家注意休息，隔离至疱疹全部结痂或出疹后 72 h。（解释隔离的必要性，提高患者和家长依从性）

E（expectation）——患者的期望

全科医生：小朋友，身上痒吗？

患儿：嗯（点头）。

全科医生：痒也不能用手抓哦，抓破了会留下瘢痕，以后就不漂亮了。而且抓破了容易感染细菌，会更难受的。妈妈一定要多留意孩子的手，避免她去抓。（宣教护理要点）

患儿母亲：医生，我不可能 24 h 都盯着她呀，有什么好办法吗？

全科医生：我先给她开点外用的止痒药，孩子感觉痒时给她涂上。

患儿母亲：家里人会被传染吗？我们需要注意什么？

全科医生：得过水痘的人就不会再被传染上。水痘患者的护理非常重要，过一两天水疱会结痂，千万不要弄破它，要注意保持水疱周围的清洁。另外，家里人要

笔记

戴口罩，勤洗手，不要与其他小朋友接触，也不要让其他人来串门。（预防传播疾病的方法）

患儿母亲：好。谢谢！

四、诊断和诊断依据是什么?

1. 诊断：水痘（varicella，chickenpox）。

2. 诊断依据：患儿有接触水痘患者的流行病学史，发热与皮疹（斑丘疹、疱疹）同时发生，皮疹向心性分布，以躯干、头、腰处多见。疱底刮取物涂片找到多核巨细胞和细胞内包涵体，水痘－带状疱疹病毒 DNA 阳性。

五、转诊指征有哪些?

1. 进行性播散型水痘患者。

2. 水痘性肺炎、脑炎等严重病例。

3. 破溃皮肤继发严重细菌感染。

六、治疗方案是什么?

1. 一般治疗：注意休息，进食易消化饮食，皮肤清洁，避免皮肤抓破后继发感染。

2. 抗病毒治疗：阿昔洛韦是治疗水痘的首选药物。早期应用阿昔洛韦治疗，尤其是在出现皮疹 24 h 之内应用能够抑制皮疹发展，有利于早期康复。也可以试用干扰素等。

3. 局部治疗：以止痒和防止感染为主，可外搽炉甘石洗剂，疱疹破溃或继发感染者，可外用 1% 甲紫或抗生素软膏。继发感染全身症状严重时，可用抗生素。忌用皮质类固醇激素，以防止水痘泛发和加重。

七、对该患者如何管理?

1. 积极隔离患儿，防止传染。患儿早期隔离，直至皮疹全部结痂为止，一般不少于病后 2 周。与水痘患者接触过的儿童，应隔离观察 3 周。

2. 预防皮肤感染，保持清洁，勤换内衣，勤剪指甲，避免用手抓破疱疹。

3. 注意病情变化，如发现出疹后持续高热不退、咳喘，或呕吐、头痛、烦躁不安或嗜睡、惊厥时应及时转诊。

八、该案例给我们的启示是什么?

水痘患者是唯一的传染源，水痘病毒存在于呼吸道黏膜和疱疹液中，主要通过飞沫传播和直接接触传播，有时也可通过被污染的器具间接接触传播。本案例给我们的启示如下。

1. 水痘属于传染性疾病，问诊时询问流行病学史非常重要。

2. 典型的皮疹就可以做出临床诊断，应了解水痘的皮疹特点。

3. 患者需要隔离，污染物需要进行消毒。

4. 普通水痘常呈自限性过程，但对于进行性播散型水痘、水痘性肺炎和脑炎等严重病例需要尽早转诊至上级医院。成年人症状重，容易并发水痘性肺炎。

🖱 【知识拓展】

（一）水痘的定义及病原学

1. 定义　水痘是由水痘－带状疱疹病毒感染引起的以皮肤丘疹、疱疹和结痂为特征的感染性疾病。

2. 病原学　水痘－带状疱疹病毒属疱疹病毒科，只有一个血清型，外层为脂蛋白，核心为双链 DNA。人是自然界唯一的已知宿主。

（二）水痘的流行病学

1. 传染源　水痘患者是唯一的传染源，水痘病毒存在于呼吸道黏膜和疱疹液中。

2. 传播途径　主要通过飞沫传播和直接接触传播，有时也可通过被污染的器具间接接触传播。

3. 易感人群　人群普遍易感。痊愈后可获持久免疫力。

（三）水痘的典型临床表现

1. 前驱期　可有畏寒、低热、乏力、头痛、食欲缺乏等表现。婴幼儿可无症状或有轻微症状。

2. 出疹期　发热 1~2 天后可出现皮疹。初可见于躯干部，后蔓延至四肢和面部。开始为红色斑疹，数个小时后发展成丘疹，后变成疱疹。疱疹周围有红晕，疱疹易破，伴瘙痒。1~2 天后疱疹从中心开始干枯、结痂。1 周左右痂皮脱落，一般不留瘢痕。水痘皮疹多分批出现，因此在同一部位可同时见斑疹、疱疹和结痂。儿童症状多较轻，成年人症状重，容易并发水痘性肺炎。妊娠期患水痘可导致胎儿畸形、早产或死胎。少部分患者表现为出血型水痘，可有皮肤瘀点、瘀斑，内脏出血，甚至弥散性血管内凝血（DIC）等。也有患者的疱疹融合成大疱，皮肤大片坏死，形成坏疽型水痘。

（四）水痘的辅助检查

1. 血常规　白细胞总数多正常，淋巴细胞比例或计数增高，部分患者出现白细胞总数轻微升高或降低。

2. 血清学检测　可通过补体结合试验或酶联免疫试验检测特异性抗体，有时可出现假阳性。补体结合抗体多在出疹后 1~4 天出现，2~6 周达到高峰，6~12 个月后逐渐下降。

3. 病原学检测

（1）病毒分离：取病程 3 天的疱液做培养，可分离出病毒。

（2）取疱内液体用电镜观察，可见到病毒颗粒。

（3）用 PCR 方法检测鼻咽部分泌物、呼吸道上皮细胞或外周血白细胞中的病毒 DNA。

（五）水痘疫苗

目前控制水痘的最佳措施是免疫接种。水痘疫苗在我国属于二类疫苗，仅有部分省市免费接种。水痘疫苗分为：①减毒活疫苗，目前上市的均是减毒活疫苗，可提供约 85% 的保护，但不适用于免疫力低下人群；②灭活疫苗，与减毒活疫苗相比更加安全，但保护作用较减毒活疫苗可能稍差；③核酸疫苗，被称为第三代疫苗，但面临着超敏反应、自身免疫等多种安全问题，虽有很大的潜力，但目前尚无进入临床试验阶段的核酸疫苗出现。

（李　冬　王　静）

思考题

1. 水痘的典型表现是什么？

2. 水痘的治疗措施有哪些？如何管理患者？

3. 导致发热伴皮疹的病因有哪些？相关疾病如何鉴别？

笔记

案例 ④

发热伴血小板减少

患者，女，21岁，未婚，学生。因"发热、皮疹伴血小板减少6天"前来就诊。

6天前，患者独自一人前往印度西南部果阿、孟买两地旅游，自诉被蚊子叮咬，被咬处呈红点状，瘙痒，不痛，数天后自行消退。回家后感乏力和发热，最高体温达39.5℃，自服阿司匹林500 mg，次日夜间体温升至39.5℃，就诊于当地县级医院。查体：可见躯干散在红丘疹，血尿常规、肝肾功能基本正常，血涂片找原虫阴性，胸部CT未见明显异常。收入院后给予头孢曲松、奥司他韦抗感染后仍高热不退。今日患者来我院急诊，血常规示血小板进行性下降，由原188×10⁹/L下降至55×10⁹/L，肝功能示 ALT 54 U/L，AST 92 U/L，LDH 703 U/L，急诊予头孢曲松经验性抗感染、还原型谷胱甘肽保肝后，患者仍有发热症状，转来全科门诊就诊。

自发病以来，患者精神可，胃纳可，大小便无特殊，睡眠可，体重无明显改变。

查体：T 37.2℃，P 86次/分，BP 116/68 mmHg，R 20次/分，HR 86次/分，律齐，躯干及双上肢见散在蚊子叮咬后痕迹，双侧肩胛上、腋窝后皮肤见散在红色皮疹，双肺未闻及干、湿啰音，腹平软，无明显压痛，肝脾未触及肿大，未触及包块。双肾区无叩击痛，双下肢不肿。

请思考以下问题：

一、发热伴血小板减少的病因有哪些？

二、如何构建整体性临床思维？

三、最可能的诊断是什么？需要完善哪些辅助检查？

四、诊断和诊断依据是什么？

五、转诊指征有哪些？

六、治疗方案是什么？

七、对该患者如何管理？

八、该案例给我们的启示是什么？

一、发热伴血小板减少的病因有哪些?

血小板减少是指血小板计数低于正常低限,即血小板 $< 100 \times 10^9/L$。发热伴血小板减少的病因见表 4-4-1。

表 4-4-1 　发热伴血小板减少的病因

病因		疾病
感染性疾病	病毒	发热伴血小板减少综合征、肾出血热综合征、拉萨热、埃博拉出血热、黄热病、登革热、艾滋病、传染性单核细胞增多症
	细菌	恙虫病、钩端螺旋体病、流行性脑膜炎、布鲁菌病、粟粒性结核、无形体病
	寄生虫	黑热病、疟疾、巴贝吸虫病
非感染性疾病	血栓性微血管病	弥散性血管内凝血、血栓性血小板减少性紫癜、溶血性尿毒综合征
	血液病	再生障碍性贫血、急性白血病、特发性血小板减少性紫癜
	结缔组织病	抗磷脂综合征

二、如何构建整体性临床思维?

(一)临床 3 问和鉴别思维

发热伴血小板减少的病例临床上并不少见,原因既可能是感染性疾病也可能是非感染性疾病。急性发热伴血小板减少的病因以感染性疾病为多见,包括流行性脑膜炎和其他细菌引起的败血症、钩端螺旋体或立克次体感染、疟疾及病毒感染(包括登革热、新型布尼亚病毒感染、肾综合征出血热、黄热病、拉萨热、裂谷热及埃博拉和马尔堡病毒感染),上述疾病多呈现急性感染过程,很少迁延。

随着病程的延长,在始终不能明确诊断的发热患者中,感染引起的发热合并血小板减少的概率明显下降,肿瘤及非感染炎症性疾病的比例大大上升,病因可能是白血病、淋巴瘤、骨髓增生性疾病、多发性骨髓瘤、EB 病毒感染、CMV 感染、酒精性肝硬化、药物热、结节性多动脉炎、SLE、巴贝吸虫病、布鲁菌病、回归热、粟粒性结核、组织胞质菌病、内脏利士曼原虫病等。下面我们用临床安全诊断策略——临床 3 问进行分析和鉴别(图 4-4-1,图 4-4-2)。

(二)以人为中心的问诊——RICE 问诊

对于疾病的诊断来说,患者提供的信息是最重要的,其次是体格检查,再次是做相应的辅助检查帮助诊断。全科医生接诊发热伴血小板减少患者时,耐心倾听患者的诉说,是诊断疾病的基础和关键。本案例中患者有印度西南部果阿、孟买两地旅游史,自诉被蚊子叮咬,被咬处呈红点状,瘙痒,查体发现双侧肩胛上腋窝后皮肤见散在红色皮疹,是感染性疾病还是非感染性疾病导致的发热伴血小板减少?下面采用 RICE 问诊,围绕发热及相关伴随症状,详细询问流行病学史或旅居史,对产生症状的最可能病因做出诊断,同时排除严重疾病,从而避免可能发生

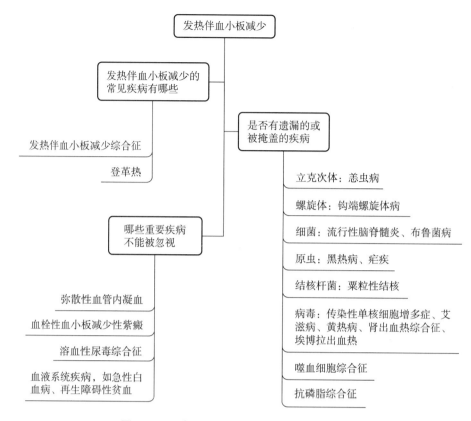

图 4-4-1 发热伴血小板减少的临床 3 问导图

的误诊或漏诊。

R（reason）——患者就诊的原因

全科医生：你好，我想对您的病史再核实一下，能具体描述一下您的感受吗？（亲切地称呼，营造轻松舒适的环境，开始"开放式问诊"）

患者：医生，我 6 天前突然出现发热，最高体温 39.5℃，有点怕冷和乏力，身上还有红色的皮疹。

全科医生：除了发热和皮疹，还有什么不舒服？比如寒战、关节痛、腹泻及体重下降？（了解伴随的症状，鉴别登革热、疟疾、伤寒及基孔肯亚热等疾病）

患者：没有。

全科医生：你周围有和你一样不舒服的人吗？（了解流行病学史）

患者：没有。

全科医生：最近有外出旅居史吗？（了解流行病学史）

患者：6 天前，我 1 个人去印度西南部果阿、孟买两地旅游。

全科医生：有没有被蚊虫叮咬过？（了解流行病学史）

患者：被蚊子咬过，当时被咬处呈红点状，瘙痒，不痛。

全科医生：你是乘坐什么工具去的？你旅游的地方是城市还是乡村呢？除了被蚊子叮咬，有没有被别的虫子咬过？（旅游的地理性区域、交通工具、暴露情况等

笔记

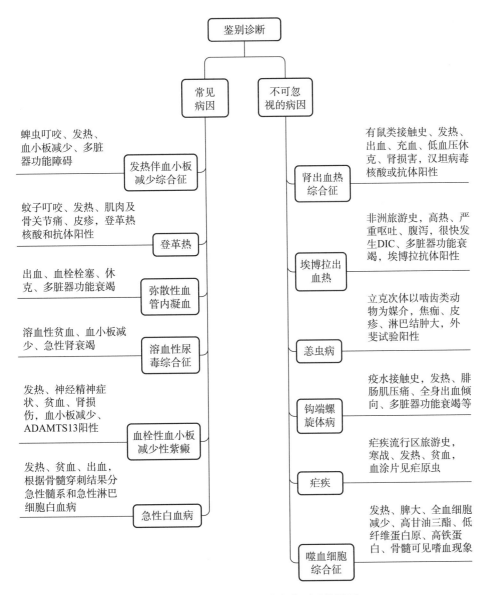

图 4-4-2　发热伴血小板减少鉴别思维导图

有助于诊断和鉴别诊断）

患者：我是乘坐飞机去的，旅行的地方有的是城市，有的是乡村。

I（idea）——患者对自己健康问题的看法

全科医生：出国前有服用预防疟疾的药物吗？（了解旅游前是否有预防性用药）

患者：没有。

全科医生：有性接触和静脉注射药物吗？（了解是否有不洁性生活和药物成瘾）

患者：没有。

医生：你觉得发热与之前去印度西南部果阿、孟买两地旅游有关系吗？（了解旅游史是否与疾病相关）

患者：出国以前我都好好的，从国外回来后突然发热，身上还有皮疹，血小板减少了。会不会在国外得了传染病。

全科医生：你的想法是有道理，但也不要太担心，我们查一下原因。（移情、安慰表达）

C（concern）——患者的担心

患者：医生，我是不是无药可治了？

全科医生：你怎么会有这样的想法？（了解患者的担心）

患者：发热已经 6 天，在当地医院住院过，做了很多检查，还是发热，连血小板都低于正常了。

全科医生：你以前身体健康，6 天前有旅行史，旅行的目的地为印度的热带地区，旅行季节为夏季，有被蚊子叮咬的情况，未服用"抗疟疾"化学预防用药。旅行归来，急性起病，次日出现发热和皮疹，并伴有血小板减少，现在需要你配合我们做一些检查进一步确诊。（肯定患者感受、鼓励患者、消除患者的顾虑）

患者：好。

E（expectation）——患者的期望

全科医生：针对你的旅游史，考虑你有感染疟疾、沙门菌和恙虫病的可能，在没有获得病原体的确诊前，先对症治疗，用头孢曲松和多西环素抗感染治疗，护肝和西替利嗪抗过敏，等病原学明确后，我们再调整方案，好吗？（告知患者诊疗计划，取得患者的信任和配合，告知患者一般预后较好，消除患者的顾虑）

患者：好。请医生尽快治好我的病，让我早点返回学校学习。

三、最可能的诊断是什么？需要完善哪些辅助检查？

1. 最可能的诊断：登革热？流行性出血热？

2. 需要完善的辅助检查：肺部 CT，心脏彩超。血清降钙素原，血气检测，流行性出血热抗体、登革热抗体，EB 病毒 DNA 检查。

检查结果：外周血涂片示中性粒细胞 15%，淋巴细胞 48%，异形淋巴细胞 28%，单核细胞 9%；铁蛋白 > 2 000 ng/mL；嗜伊红细胞 44×10^9/L；PCT 0.18 ng/mL。尿常规示隐血（++），蛋白（+），pH 7，白细胞酯酶（+），病理性管型（–）；抗核抗体（+）；肾功能正常；T–SPOT（–）；DIC：INR 0.95，PT 10.7，APTT 34.9 s，FIB 2.187 g/L，D– 二聚体 0.76，FDP 3.1 μg/mL，TT 24.6 s；呼吸道病原体 IgM 抗体九联检测阴性，登革热抗体 IgM 阳性，流行性出血热抗体阴性。腹部 B 超未见明显异常。肺部 CT 正常。

四、诊断和诊断依据是什么？

1. 诊断：登革热（dengue fever）。

2. 诊断依据：患者青年女性，既往体健，6 天前有旅行史，旅行目的地为印度的热带地区，旅行季节为夏季，旅行条件较差，有被蚊子叮咬情况，旅行归来时患者有特征性充血性皮疹和血小板减少，异形淋巴细胞高，就诊当天登革热抗体 IgM 阳性。

五、转征指征有哪些?

1. 重症患者,有下列情况之一者

(1)严重出血:呕血,黑便,阴道流血,肉眼血尿,颅内出血。

(2)休克:心动过速,肢端湿冷,脉压减小或血压测不出。

(3)严重的器官损害:肝损伤(AST 或 ALT > 1 000 IU/L),急性呼吸窘迫综合征(ARDS),急性心肌炎,急性肾衰竭,脑病/脑炎等。

2. 以下情况需警惕出现重症登革热

(1)高危人群:二次感染患者,伴糖尿病、高血压、冠心病、肝硬化、消化性溃疡、哮喘、慢性阻塞性肺疾病、慢性肾功能不全等基础疾病者,老年人或婴幼儿,肥胖或严重营养不良者。

(2)临床表现:退热后病情恶化;腹部剧痛;持续呕吐;胸闷、心悸;嗜睡,烦躁;明显出血倾向;血浆渗漏征;肝大 > 2 cm。

(3)实验室检查:血小板 < 50×10^9/L;血细胞比容升高:较基础值升高 > 20%。

六、治疗方案是什么?

目前尚无特效的抗病毒治疗药物,主要采取支持及对症治疗措施。治疗原则是早发现、早诊断、早治疗、早防蚊隔离。

1. 一般治疗:隔离,卧床休息;清淡饮食;解除防蚊隔离的标准是病程超过 5 天,且热退超过 24 h。如病情较重,建议转至感染科病房监测生命体征、出入量、血象、电解质、肝肾功能等。

2. 对症治疗:根据病情给予退热、补液等处理。如为重症患者,专科病房给予抗休克、止血、消炎镇痛等治疗。

七、对该患者如何管理?

本例患者虽然目前症状不重,但有血小板快速下降,尿隐血(++),属于重症登革热预警指征的倾向,转至上级医院传染病专科治疗和观察为宜。当时季节处在夏季,医院环境蚊虫较多,需使用蚊帐隔离。解除防蚊隔离的标准是病程超过 5 天,且热退 24 h 以上同时临床症状缓解。

对患者应进行健康教育,做好防蚊保护及隔离措施,防止病情进一步扩散,同时也要做好疾病知识宣讲,消除患者不必要的担忧和恐慌。

八、该案例给我们的启示是什么?

登革热是经伊蚊传播的登革病毒感染,属于乙类急性传染病,曾经在世界各地发生过多次大流行,公共卫生预防措施主要是防蚊灭蚊。中国疾病预防控制中心已经颁布全国登革热监测方案和诊断、治疗、预防控制指南。登革热的临床特点表现为:突起发热、全身肌肉骨关节疼痛、极度疲乏、皮疹、淋巴结肿大及白细胞和血

笔记

小板减少。登革热要经过血液（血细胞／血小板减少，病毒学，血清学）检查才能明确诊断。重症病例的早期识别和及时救治是降低病死率的关键，一旦发现重症病例预警指征的患者，应立即转上级医院诊治。

登革热一般是自限性疾病，目前尚无特效抗病毒治疗药物，主要采取支持及对症治疗措施，同时给予补允液体。治疗原则是早发现、早诊断、早治疗、早防蚊隔离。社区中常见基础疾病多的老年患者，病情变化快，需提高警惕，及时转入上级医院诊治。重症病例的早期识别和及时救治是降低病死率的关键。

登革热需要与流感、疟疾、出血热、基孔肯亚热，以及其他经蚊子传播的病毒性疾病相鉴别，通过流行病学史及实验室检查可以鉴别。

【知识拓展】

登革热是由登革病毒经蚊媒传播引起的急性虫媒传染病，是全球传播最广泛的蚊媒传染病之一，全球每年约 4 亿人感染登革病毒，其中约 1 亿例感染者出现临床表现，约 1 万例感染者死亡。第一个获得许可的登革热疫苗是四价型变性疫苗，但它尚未在所有国家获得批准。登革热的临床症状从轻度发热到严重登革出血热或登革休克综合征，并伴有血小板减少、白细胞减少和血管通透性增加。一旦发现重症病例预警指征的患者，应立即转上级医院诊治。预警指征包括：①退热后病情恶化或持续高热 1 周不退。②严重腹部疼痛。③持续呕吐。④胸闷、心悸。⑤昏睡或烦躁不安。⑥明显出血倾向（黏膜出血或皮肤瘀斑等）。⑦少尿。⑧发病早期血小板快速下降。⑨血清白蛋白降低。⑩ HCT 升高。⑪心律失常。⑫胸腔积液、腹水或胆囊壁增厚等。

（陈　玲　王　洪　王　静）

思考题

1. 登革热重症病例的预警指征是什么？

2. 登革热的鉴别诊断有哪些？

3. 导致发热伴血小板减少的病因有哪些？相关疾病如何鉴别？

4. 登革热的传播途径是什么？如何预防？如何管理患者？

案例 ❺

发热伴淋巴结肿大

患者，男，22岁，未婚，学生。因"发热伴淋巴结肿大3周"前来就诊。

患者3周前发现右颈部有一肿块，无触痛，无皮肤发红，自测腋温38.0℃，无畏寒，无咳嗽、咳痰，有时会腹泻，无腹痛，无尿频、尿急、尿痛等，无胸闷、气急等不适，到当地医院就诊。查血常规：白细胞计数 9.09×10^9/L，N 80%，给予头孢呋辛酯片 250 mg，2次/日，饭后口服；泰诺1片退热治疗，体温有所下降，但此后又升高，波动于 37.3~39.0℃，淋巴结较前增大。为求进一步诊治，以"发热伴淋巴结肿大"收住入传染科。

患者无手术及外伤史，无重大疾病病史，否认传染病、肿瘤及遗传病家族史。

自发病以来，一般精神尚可，睡眠一般，大便如上述，小便无特殊，近1个月来体重减轻约5 kg。

查体：T 38.0℃，P 102次/分，R 18次/分，BP 122/75 mmHg，神志清，精神可，口唇无发绀，皮肤巩膜无黄染，颈静脉无怒张。右侧颈部触及一黄豆大小淋巴结，质韧，无压痛，可推动。口腔内未见黏膜白斑。HR 102次/分，律齐，各瓣膜区未闻及病理性杂音。双肺呼吸音清，未及明显干、湿啰音。腹平软，全腹无压痛及反跳痛，肝脾肋下未触及，肿块未触及，墨菲征阴性，肝区叩痛阴性，移浊阴性，肠鸣音4次/分，双下肢无水肿。

请思考以下问题：

一、发热伴淋巴结肿大的病因有哪些？

二、如何构建整体性临床思维？

三、最可能的诊断是什么？需完善哪些辅助检查？

四、诊断和诊断依据是什么？

五、转诊指征有哪些？

六、治疗方案是什么？

七、对该患者如何管理？

八、该案例给我们的启示是什么？

一、发热伴淋巴结肿大的病因有哪些?

淋巴结肿大是指由多种原因引起的淋巴结内部细胞增生,或者从其他组织转移而来的肿瘤细胞浸润,导致的单个或多个淋巴结肿大。引起发热伴淋巴结肿大的病因见表4-5-1。

表 4-5-1 发热伴淋巴结肿大常见病因

	病因	疾病或相关因素
感染性疾病	病毒感染	传染性单核细胞增多症、EB病毒感染、艾滋病
	细菌感染	结核、扁桃体炎、蜂窝织炎
	真菌感染	组织胞质菌病
	立克次体感染	恙虫病
非感染性疾病	肿瘤	原发于淋巴结的肿瘤有淋巴肉瘤、网状细胞肉瘤、霍奇金病等 转移瘤常见的有肺癌、乳腺癌、肾癌、胃癌等
	血液病	急、慢性淋巴细胞白血病
	结缔组织病	系统性红斑狼疮、皮肌炎、Still病、Felty综合征等
	变态反应	血清病、药物反应
	原因未明	结节病、坏死性淋巴结炎、血管免疫母细胞淋巴结病

二、如何构建整体性临床思维?

(一)临床3问和鉴别思维

发热伴淋巴结肿大、皮肤瘙痒,应考虑变态反应性疾病;伴周期性发热,多见于淋巴瘤;伴低热、盗汗、消瘦,提示淋巴结结核。下面我们用临床安全诊断策略——临床3问进行分析和鉴别(图4-5-1,图4-5-2)。

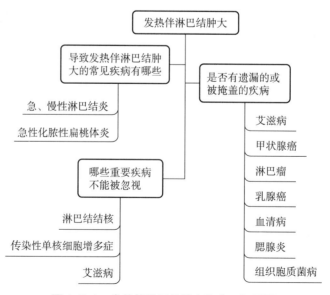

图 4-5-1 发热伴淋巴结肿大临床3问导图

笔记

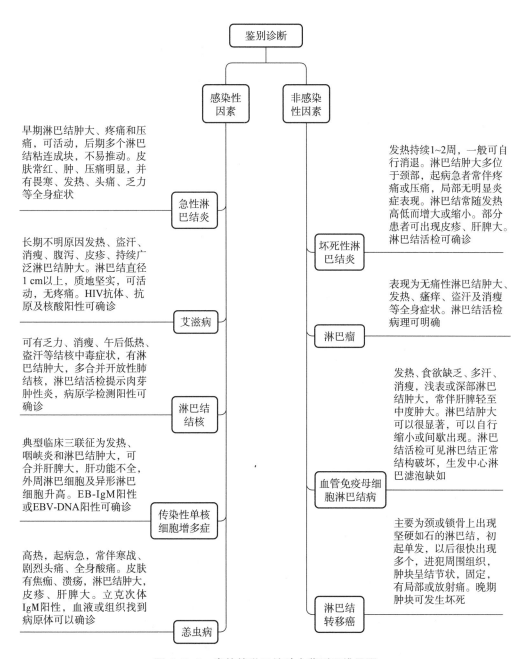

图 4-5-2　发热伴淋巴结肿大鉴别思维导图

（二）以人为中心的问诊——RICE 问诊

全科医生在接诊发热伴淋巴结肿大的年轻患者时，应重点询问流行病学史、病程、起病方式、伴随症状、发展过程等。如怀疑艾滋病，应询问有无免疫缺陷的表现。流行病学史应详细询问，同时注意保护隐私，告知其问诊的必要性，获得患者信任。本案例患者无明确流行病学史，发热伴淋巴结肿大是感染性的还是非感染性？下面采用 RICE 问诊，充分了解患者，从患者主诉的一系列问题中分清主要问题和次要问题，对产生症状的最可能病因做出诊断，同时排除严重疾病，从而避免可能发生的误诊或漏诊。

R（reason）——**患者就诊的原因**

全科医生：你好！我是刘医生，我想对你的病史再核实一下，能具体描述一下你的感受吗？（亲切地称呼，营造轻松舒适的环境，开始"开放式问诊"）

患者：刘医生，我突然发热，吃退热药后体温会下降，过段时间体温又会上升，人也瘦了很多，感觉力气不如以前。

全科医生：除了发热，体重下降，还有别的不舒服吗？比如咽痛、皮疹、盗汗、腹痛和腹泻？（了解发热的伴随症状，适当使用"封闭式提问"，与传染性单核细胞增多症、结核、恙虫病等鉴别）

患者：体温达 39.0℃会感觉头痛、全身酸痛，有时会腹泻，每天大便 3 次，比较稀，自己服用 2 天黄连素片就好了。

全科医生：腹泻时有腹痛吗？大便带血吗？（了解腹泻性质）

患者：没有。

全科医生：颈部肿块感觉疼痛吗，有没有触痛、皮肤红？（与淋巴结炎鉴别）

患者：没有。

全科医生：你平时身体好吗？容易感冒吗？（了解患者免疫状态）

患者：最近一年感觉体质比以前差，比较容易累，感冒过两次。

I（idea）——**患者对自己健康问题的看法**

全科医生：你觉得是什么原因导致身体比以前差？（了解患者对自身问题的看法）

患者：经常发热，颈部有肿块，会不会得了艾滋病？

全科医生：我很好奇，你怎么会有这样的想法？

患者：当地医生告诉我，HIV 抗体初筛阳性。我是同性恋，有过几次不安全性行为。

全科医生：你性伴侣有艾滋病吗？（了解流行病学史）

患者：不清楚，我们认识时间不长，不太了解。

全科医生：艾滋病的传播途径有很多，除了不洁性行为，还有输血、静脉注射毒品、文身等。（医生提出传播途径，了解患者可能存在的问题）

患者：除了同他有过几次不安全性行为，别的原因没有。

C（concern）——**患者的担心**

全科医生：你有什么担忧？（了解患者的心理状态）

患者：我感到害怕，如果真的感染艾滋病，我就完了。我是独生子，大学马上毕业了，父母工作都给我找好了，唉……

全科医生：先不要紧张，现在还没确诊。等待疾控中心确诊试验结果，再决定下一步的检查和治疗，好吗？（患者配合）

三、最可能的诊断是什么？需完善哪些辅助检查？

1. 最可能的诊断：获得性免疫缺陷综合征？

笔记

2. 需要完善的辅助检查：梅毒特异性抗体（TP-Ab）及梅毒非特异性抗体（TRUST）、其他传染病检测（乙肝、丙肝等）、血常规＋超敏 C 反应蛋白（HCRP）、尿常规、生化，心脏彩超、肝胆脾胰肾 B 超，肺部 CT，淋巴细胞计数。结核 T–SPOT 检查。

检查结果：白细胞计数 10.09×10^9/L，中性粒细胞百分比 83.8%，淋巴细胞百分比 10.4%，淋巴细胞绝对值 0.5×10^9/L，HCRP 29.41 mg/L；梅毒特异性抗体（TP-Ab）及梅毒非特异性抗体（TRUST）均呈阴性；HIV 抗体初筛阳性，送疾控中心确诊试验。结核 T–SPOT 检查阴性；乙肝病毒标志物及丙肝抗体检查均阴性；淋巴细胞亚群检查 CD4 细胞 50 个/μL；肺部 CT 平扫无明显异常；心脏彩超及肝胆脾胰肾 B 超无异常。

疾控中心做确诊试验，结果阳性，患者前来复诊。

患者：医生，我真得了艾滋病，怎么办呀？（患者含着眼泪）

全科医生：别紧张，艾滋病是可以治疗的，我们查一下病毒量，再决定下一步如何治疗，好吗？（安抚患者）

患者：得了艾滋病，我最怕别人嫌弃我，也怕传染给别人，不敢告诉同学和父母，怕他们担心，也怕周围的人知道，连累父母受歧视。

全科医生：国家法律有明文规定，要严格保护艾滋病患者的隐私。现在有很多志愿者，你有什么困难，可以寻求帮助。（向患者承诺保护隐私，增强信心）

患者：谢谢医生，听你这么说，我没有原来那样害怕了。

辅助检查结果：HIV–RNA 5.0×10^6 cop/μL，肺部 CT 提示两肺纹理增多。

患者再次来复诊。

E（expectation）——患者的期望

全科医生：根据你的病情，需要抗病毒治疗。

患者：听说要吃一辈子的药，不吃药会怎么样？

全科医生：如果不治疗，病情会加重，后期会并发肺炎、脑炎、淋巴瘤等，会影响生活质量，也会影响寿命。（告知患者不积极治疗的后果）

患者：我现在还没毕业，又不敢告诉父母，担心费用。

全科医生：艾滋病患者可享受国家免费治疗政策，你可以去当地疾控中心免费领药，每年免费检查一次。（打消患者经济方面的顾虑）

患者：我一直担心钱的问题，本来打算工作后再吃药的。听你这么说，我觉得有救了，感谢国家的好政策。另外，我知道是药三分毒，抗病毒的药有哪些副作用？

全科医生：抗病毒治疗会有不良反应，比如恶心、呕吐、腹泻、皮疹、白细胞减少，大多数都能耐受。（耐心解释，提高患者的医嘱顺从性）

患者：如果我遵照医嘱服药，还能活几年？

全科医生：很多艾滋病患者及时抗病毒治疗，可以同正常人一样生活。但你必须按照医生的嘱咐服药，按时检查，如果有不舒服及时就诊。（增强患者战胜疾病的信心）

患者：我一定听医生的。谢谢。

四、诊断和诊断依据是什么？

1. 诊断：获得性免疫缺陷综合征（acquired immunodeficiency syndrome，AIDS，艾滋病）。

2. 诊断依据：有流行病学史，长期发热，HIV 抗体初筛及确诊试验阳性，HIV-RNA 阳性。

五、转诊指征有哪些？

1. 肺孢子菌肺炎（PCP）。

2. 反复发生的细菌性肺炎。

3. 活动性结核或非结核分枝杆菌病。

4. 深部真菌感染。

5. 中枢神经系统占位性病变。

6. 中青年人出现痴呆。

7. 活动性巨细胞病毒感染。

8. 弓形虫脑病。

9. 马尔尼菲篮状菌病。

10. 反复发生的败血症。

11. 皮肤黏膜或内脏的卡波西肉瘤、淋巴瘤。

患者转上级医院时，全科医生应向专科医生交代患者的诊治经过及其个人、家庭社会背景资料，便于专科医生更好地开展诊疗。专科诊疗结束来复诊，全科医生应及时了解患者诊疗经过、后续的治疗方案（主要用药）、目前的病情、主要体征及各项主要指标的情况等，以实现连续性医疗服务。

六、治疗方案是什么？

一旦确诊 HIV 感染，无论 CD4$^+$ T 淋巴细胞水平高低，均建议立即开始 HAART（highly active anti-retroviral therapy，高效抗反转录病毒疗法）治疗。

1. 成年人及青少年初始 HAART 方案：初治患者推荐方案为 2 种 NRTIs（nucleoside reverse transcriptase inhibitors，核苷类反转录酶抑制剂）类骨干药物联合第三类药物治疗。第三类药物可以为 NNRTIs（non-nucleoside reverse transcriptase inhibitors，非核苷类反转录酶抑制剂）或者增强型 PIs（protease inhibitor，蛋白酶抑制剂，如利托那韦或考比司他）或者 INSTIs（integrase inhibitors，整合酶抑制剂）；有条件的患者可以选用复方单片制剂（表 4-5-2）。

2. 如患者存在严重的机会性感染和既往慢性疾病急性发作期，应参考前述机会性感染控制、病情稳定后开始治疗。启动 HAART 后，需终身治疗，并坚持随访。

3. 情感支持：医务人员不要带有偏见或歧视，引导患者调整好心态，帮助患者正确认识艾滋病，增强战胜疾病的信心。必要时请心理医生进行心理疏导。

笔记

表 4-5-2 成年人及青少年初治患者抗反转录病毒治疗方案

2 种 NRTIs	第三类药物
推荐方案	+NNRTI：EFV、RPV
TDF（ABCᵃ）+3TC（FTC）	或 +PI：LPV/r、DRV/c
FTC/TAF	或 +INSTI：DTG、RAL
单片制剂方案	
TAF/FTC/EVG/cᵇ	
ABC/3TC/DTGᵇ	
替代方案	+EFV 或 NVPᶜ 或 RPVᵈ
AZT+3TC	或 +LPV/r

注：TDF. 富马酸替诺福韦酯；ABC. 阿巴卡韦；3TC. 拉米夫定；FTC. 恩曲他滨；TAF. 丙酚替诺福韦；AZT. 齐多夫定；EFV. 依非韦伦；LPV/r. 洛匹那韦 / 利托那韦；RAL. 拉替拉韦；NVP. 奈韦拉平；RPV. 利匹韦林；a. 用于 HLA-B*5701 阴性者；b. 单片复方制剂；c. 对于基线 CD4⁺T 淋巴细胞 > 250 个 /μL 的患者要尽量避免使用含 NVP 的治疗方案，合并丙型肝炎病毒感染的患者避免使用含 NVP 的方案；d. RPV 仅用于病毒载量 < 105 拷贝 /mL 和 CD4⁺ T 淋巴细胞 > 200 个 /μL 的患者。

七、对该患者如何管理?

1. 抗病毒治疗监测：疗效评估、耐药监测及不良反应的评估及处理。

2. 健康教育：采取安全性行为，避免公用牙刷、剃须刀等用品。

3. 告知患者务必坚持抗病毒治疗，坚持随访监测。如出现发热、皮疹、新生物等应立即就诊。

第 2 次就诊

1 个月后患者复诊，神情正常，体温正常，服药后开始有恶心、呕吐、腹泻，尚能耐受，服药半个月后上述症状有改善，复查血常规正常，肝功能正常。

第 3 次就诊

3 个月后就诊，自诉没有明显不适，能够坦然面对疾病，对未来的生活充满信心，也有规划。复查 CD4 细胞较前升高。嘱坚持服药，定期随访。

八、该案例给我们的启示是什么?

目前，还有很多人认为自己离艾滋病很远，缺乏防范意识，抱有侥幸心理，不重视安全保护工作，导致艾滋病的防治形势严峻。全科医生除了要做好艾滋病的诊治工作，更要扮演起安全宣教员的角色，向人们普及健康知识。

全科医学的核心理念是以患者为中心，诊治过程中不但要关注疾病，更要关注经受疾病煎熬的"人"。本案例中的患者担心艾滋病影响生活和寿命，也担心被社会抛弃，全科医生通过建立良好的医患关系，帮助患者正确认识自己的疾病，消除患者顾虑，使其增加战胜疾病的信心。同时必须做好保密工作，防止患者隐私泄露。

HIV 的高危人群主要有：男同性恋者、静脉注射毒品依赖者、与 HIV 经常有性

笔记

接触者。本例是一位男同性恋者。因为肛门的内部结构比较薄弱，直肠的肠壁较阴道壁更容易损伤，精液里的病毒可通过这些小伤口，进入易感者体内。所以，有不安全性行为的人被艾滋病感染的风险特别高，正确管理好这些人群对艾滋病的防控具有重要意义。

【知识拓展】

免疫重建炎症综合征（immune reconstitution inflammatory syndrome，IRIS）是指免疫功能不全，进展状态（已知有 HIV 感染后的免疫功能不全进展情况）下，用抗 HIV 药物治疗后数周内出现具有 HIV 特征的机会性感染的病症。另外，已往发生的机会性感染在予抗 HIV 治疗后静息但又复发，或于治疗过程中恶化的病症亦应视为本综合征。

1. IRIS 诊断的参考标准

（1）患者接受 ART（anti-retroviral therapy，抗反转录病毒疗法）后，结核病或隐球菌脑膜炎等机会性感染的临床症状出现恶化。在患者对 ART 产生应答的同时，伴随着过度炎症反应，结核病病情加重及病灶扩大或新出现病灶，隐球菌脑膜炎患者出现头痛加重、颅内压升高等。

（2）临床症状加重与新的机会性感染、HIV 相关肿瘤、药物不良反应、耐药或治疗失败无关。

（3）ART 后病毒载量下降和（或）CD4$^+$ T 淋巴细胞计数增加。

2. IRIS 发病机制　目前尚不十分清楚。机体内的抗原刺激物（包括临床隐匿的结构完整的病原体、死亡或濒死的病原体及其残存抗原）是导致 IRIS 发生的必要因素。目前普遍认为，IRIS 是因为 HAART 后免疫功能恢复，机体产生了针对体内潜伏病原体或已治疗过的病原体抗原成分的过度免疫炎症反应，从而导致临床表现恶化。

3. IRIS 危险因素　主要包括：①机体处于显性/亚临床机会性感染，或体内存在残存的非活性病原体或其抗原成分；②机体基线 CD4$^+$ T 淋巴细胞计数低，如 CD4$^+$ T 淋巴细胞 $< 50 \times 10^6$/L，CD4/CD8 < 0.15；③采用 HAART 后患者体内病毒载量快速下降；④ HAART 起始时间距离机会性感染诊断或治疗时间过短。其他的危险因素如性别、年龄、特定的基因也有相关报道。例如，男性患者、年轻患者尤其婴幼儿发生风险高；巨细胞病毒（cytomegavirus，CMV）相关 IRIS 与人类白细胞抗原 –B44 有一定相关性；特异性调节的细胞因子如白细胞介素 –6、白细胞介素 –12、肿瘤坏死因子 –α 的基因多态性和对分枝杆菌抗原的 Th1 过度应答有关。因此，如果患者有弥漫性感染，CD4$^+$ T 淋巴细胞计数低，又过早开始 HAART，患 IRIS 的风险也较高。

4. IRIS 临床表现

（1）感染相关 IRIS

1）暴露 IRIS：即进行 HAART 前无相关感染表现，治疗后才出现，主要是针对活性病原体的反应。

2）矛盾 IRIS：即进行 HAART 前感染已存在或已治疗，治疗后反而出现恶化，主要是针对非活性病原体的持续抗原成分的应答。常见的病原体有分枝杆菌、真菌、病毒及肺孢子菌等。

3）TB 相关 IRI：发病率为 7% ~ 45%，几乎占到所有 IRIS 的 1/3。发生 IRIS 的危险因素包括：患者合并肺外或播散性 TB，HAART 在抗 TB 治疗 6 周内开始，HAART 开始时患者基线 CD4$^+$ T 淋巴细胞计数低、病毒载量高。表现为 TB 相关症状复发或恶化，如高热、淋巴结肿大甚至化脓、肺部症状恶化或影像学病变加重。腹型 TB 相关 IRIS 表现为腹痛和梗阻性黄疸。中枢神经系统 TB 相关 IRIS 出现较晚，一般在进行 HAART 后 5 ~ 10 个月。一旦出现，症状严重，故临床应高度警惕。

4）非典型分枝杆菌相关 IRIS：鸟分枝杆菌感染相关 IRIS 主要以局限性炎症反应为主，与 AIDS 晚期患者中常见的播散性感染不同，主要表现为高热和淋巴结肿大，部分患者有肺炎表现，X 线胸片显示肺部炎性浸润影，还有可能出现骨破坏和脑脓肿。该病多发生在进行 HAART 最初 3 个月内，影像学上同其他分枝杆菌感染难以鉴别。

5）隐球菌相关 IRIS：临床上主要有中枢神经系统损害（包括脑膜炎、脑实质疾病等）和淋巴结炎两大类表现。患隐球菌脑膜炎的 AIDS 患者进行 HAART 后较易发生隐球菌相关 IRIS。临床症状主要为头痛，在进行 HAART 后的 2 周至 4 个月均可发生，实验室检查有神经影像学上炎性改变和炎性脑脊液（cerebrospinal fluid，CSF）的改变。与治疗开始时比较，患者 CSF 压力更高，并可检测到更高的 WBC 计数，而隐球菌培养阴性。

6）CMV 相关 IRIS：该病最常见于眼部受累，表现为新发或复发视网膜炎，通常发生于进行 HAART 的最初 3 个月内。主要为轻微的细胞内炎症，而上述新发疾病主要为针对眼内 CMV 残留抗原或蛋白成分的炎症反应，表现为视力受损或眼前黑影飘动。

（2）非感染相关 IRIS

1）肉芽肿性炎症：是 IRIS 的表现之一，是免疫介导的炎症，类似肉瘤，但前者是对 HAART 的炎症反应，而后者是在未接受 HAART 的 HIV 阳性患者中常发生的疾病。

2）自身免疫性疾病：可以是新发或已有疾病的恶化，如毒性弥漫性甲状腺肿、系统性红斑狼疮、多肌炎、类风湿关节炎、吉兰 - 巴雷综合征等。

3）恶性疾病：如卡波西肉瘤和淋巴瘤也可见于 IRIS。卡波西肉瘤相关 IRIS 通常在进行 HAART 最初的 2 ~ 3 个月发生。皮肤型卡波西肉瘤表现为皮肤损害进一步扩大或疼痛；内脏型卡波西肉瘤一旦出现则是致命性的，给予细胞毒性药物治疗有效。

5. 治疗　IRIS 出现后应继续进行 ART。表现为原有感染恶化的 IRIS 通常为自限性，不用特殊处理而自愈；而表现为潜伏感染出现的 IRIS，需要进行针对性的抗病原治疗；严重者可短期应用激素或非甾体抗炎药控制。激素避免用于卡波西肉瘤患者及不确定的结核相关 IRIS 患者（即不能排除治疗无效的情况）。CMV 感染患者慎用激素，如需要使用，应当采取短程口服治疗。

（王　洪　刘翠雪　王　静）

思考题

1. 导致发热和淋巴结肿大的病因有哪些？相关疾病如何鉴别？

2. 艾滋病的传播途径是什么？如何预防？

3. 艾滋病的治疗方案是什么？如何管理患者？

笔记

案例 ❻

尿频、尿痛，尿道口红肿流脓

患者，男，28 岁，未婚，银行职员。因"尿频、尿痛，尿道口红肿流脓 5 天"前来就诊。

患者 5 天前因不洁性生活后出现尿频、尿痛，尿道口红肿流脓症状，当时无发热、头痛，无腹痛、腹泻症状。在家自行使用酒精清洗后症状无明显好转，为诊治来我院就诊。

自发病以来，患者精神可，胃纳可，睡眠可，大便正常，有尿频、尿痛不适，体重无明显变化。既往体健，无家族性及遗传性疾病史，无药物过敏史和传染病史。

查体：T 36.5℃，P 81 次 / 分，BP 115/72 mmHg，R 18 次 / 分。发育正常，营养中等，神志清，精神可，步入诊室，查体合作，全身皮肤黏膜无黄染及出血点，浅表淋巴结未触及肿大，头颅五官对称，眉毛无脱落，眼睑无水肿，眼球活动自如，结膜正常，巩膜无黄染，双侧瞳孔等大等圆，直径约 3 mm，对光反射存在，耳鼻对称无畸形，未见异常分泌物，唇无发绀，咽无充血，扁桃腺不大，颈软，气管居中，甲状腺不大，胸廓对称无畸形，双肺呼吸音清，未闻及干、湿啰音。心前区无隆起，心尖冲动在左锁骨中线第 5 肋间外侧约 2 cm，叩诊心界无扩大，心率 81 次 / 分，律齐，各瓣膜听诊区未闻及病理性杂音。腹平软，全腹无压痛、反跳痛，肝脾肋下未触及，肠鸣音正常。脊柱四肢无畸形，各关节活动正常，双下肢无水肿。生理反射存在，病理反射未引出。外生殖器发育正常，尿道口包皮处可见脓性分泌物，挤压尿道口可见脓性分泌物流出。

请思考以下问题：

一、尿频、尿痛、尿道口红肿流脓的病因是什么

二、如何构建整体性临床思维？

三、最可能的诊断是什么？需要完善哪些辅助检查？

四、诊断和诊断依据是什么？

五、转诊指征有哪些？

六、治疗方案是什么？

笔记

271

七、对该患者如何管理？

八、该案例给我们的启示是什么？

一、尿频、尿痛及尿道口红肿流脓的病因有哪些？

尿频、尿痛及尿道口红肿流脓的病因从临床实用角度及是否属于性病出发，可将其分为三大类。病因见表4-6-1。

表4-6-1　尿频、尿痛及尿道口红肿流脓的病因

病因	疾病
性传播疾病	淋菌性尿道炎、非淋菌性尿道炎等
非性病性感染性疾病	急性膀胱炎、急性肾盂肾炎、膀胱结核等
非感染性疾病	急性前列腺炎、慢性膀胱炎，膀胱癌，膀胱结石、后尿路结石嵌顿

二、如何构建整体性临床思维？

（一）临床3问和鉴别思维

尿频、尿痛及尿道口红肿流脓为尿道炎的主要临床表现。尿频伴有尿急、尿痛为膀胱刺激征，多见于膀胱炎、尿道炎；伴有会阴部、腹股沟和睾丸胀痛，见于急性前列腺炎。膀胱刺激征不明显且伴有双侧腰痛见于肾盂肾炎。伴有尿道口异常流脓多见于淋病。下面我们用临床安全诊断策略——临床3问进行分析和鉴别（图4-6-1，图4-6-2）。

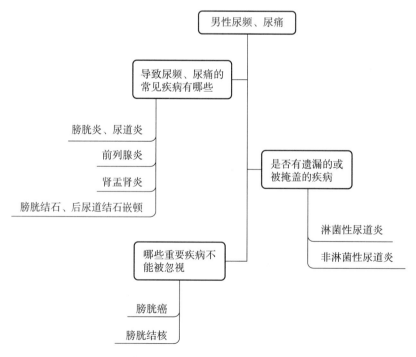

图4-6-1　尿频、尿痛及尿道口红肿流脓的临床3问导图

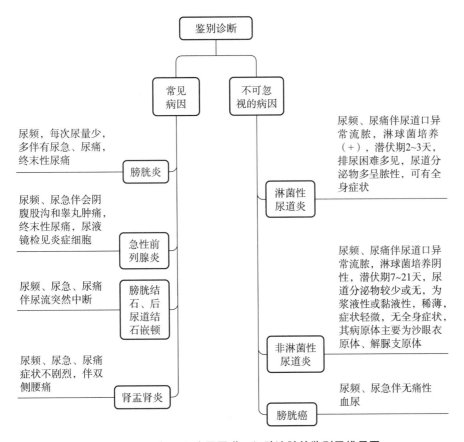

图 4-6-2 尿频、尿痛及尿道口红肿流脓的鉴别思维导图

（二）以人为中心的问诊——RICE 问诊

全科医生接诊尿频、尿痛伴尿道口红肿流脓患者时，应耐心倾听患者诉说，对产生症状的最可能病因做出诊断，同时排除严重疾病，从而避免可能发生的误诊或漏诊。该患者尿频、尿痛伴尿道口红肿流脓，是淋病吗？如果是，需进一步询问是否有冶游史？问诊要点需要围绕症状、起病经过、时间，既往有无尿路结石，体质情况，有无不洁性生活史，有无伴随其他症状等，并注意对患者隐私的保密，因后续治疗可能涉及抗生素使用，注意药物过敏史的询问。

R（reason）——患者就诊的原因

全科医生：你好，我是王医生，有什么问题吗？（开放式提问）

患者：王医生，我小便时痛。（害羞，指向私处）

全科医生：小便时有什么感觉？有黏液流出来吗？（了解伴随的症状）

患者：尿很急，很频繁，流出许多黄色的黏黏的水。

全科医生：什么时候发生的？以前出现过这种情况吗？（了解发病时间和既往史）

患者：昨天晚上开始的，以前从来没有过。

全科医生：平时有没有体检过，有没有尿路结石之类的疾病？（了解疾病史）

患者：上半年单位刚做过全身体检，没有发现结石。

全科医生：你平时身体怎么样？有药物过敏吗？（了解既往史和过敏史）

患者：平时我非常健康，好像没有药物过敏的情况。

I（idea）——患者对自己健康问题的看法

全科医生：你认为自己是什么问题？（了解患者的想法）

患者：医生，我觉得我就是小便感染了，你给我用点药，我只要小便不疼就没事了。

全科医生：你结婚了吗？（了解婚姻状况）

患者：还没有。

全科医生：有女朋友吗？（了解性伴侣的情况）

患者：有的。

全科医生：你认为现在的情况与你女朋友有关系吗？（了解性伴侣的情况）

患者：应该没有关系的。医生，我的情况很严重吗？

全科医生：你说呢？（开放式反问，引出患者担心的原因）

患者：医生，你会为我保密吗？

全科医生：保护患者隐私是我们的义务，不过你要如实回答。

C（concern）——患者的担心

患者：我前段时间到外面有过不安全的性生活。医生，我会不会得了什么传染病啊？

全科医生：你很担忧？

患者：是呀，我担心得性病。

全科医生：你认为什么情况下会得性病？（了解患者对性传播疾病的认知）

患者：听说性病是通过各种性接触传播的。

全科医生：你说得对，性病往往有不洁的性生活史。我先安排你做一些检查，进一步确诊，好吗？

患者：好的？

三、最可能的诊断是什么？需要完善哪些辅助检查？

1. 最可能的诊断：淋病？

2. 需要完善的辅助检查：尿常规、尿细菌培养及药敏试验，血常规、超敏 C 反应蛋白，必要时泌尿系 B 超检查。淋病患者尿常规可见大量白细胞，尿培养提示淋球菌阳性，血常规及超敏 C 反应蛋白可正常，泌尿系 B 超可排除泌尿系结石等疾病。

实验室检查结果如下：尿常规白细胞（+++）、尿细菌培养提示淋球菌阳性。

患者再次走进诊室。

E（expectation）——患者的期望

全科医生：你得了淋病，需要接受治疗。

患者：医生，我的病能治好吗？

全科医生：只要你配合我们的治疗，同时治疗你的性伴侣，健康性生活，就可以恢复到正常人的状态。（帮助患者认识自己的疾病，增强战胜疾病的信心）

患者：医生，我和女朋友刚刚认识，没有同居过，她不需要治疗吧？

全科医生：如果你们确实没有性生活和一起共同生活过，暂时不需要治疗。在你没有治愈之前，在交往中要注意卫生，避免间接传播，比如毛巾、浴具等不能共用。（健康宣教）

患者：好的。

四、诊断和诊断依据是什么？

1. 诊断：淋病（gonorrhoea）。

2. 诊断依据：患者有不洁性行为史，有尿频、尿急、尿痛、尿道口红肿流脓症状。实验室检查：尿常规中白细胞（+++），尿、尿道分泌物培养出淋球菌，尿道分泌物直接镜检找到革兰阴性双球菌，病原检测出淋球菌。

五、转诊指征有哪些？

1. 常规治疗效果不佳，病情反复；有发热、腰背酸痛等伴随症状等，需考虑是否合并其他疾病。

2. 淋病引发尿路外的损害，出现关节炎、中枢神经系统感染、脓毒血症等并发症时。

3. 合并 HIV 感染时。

六、治疗方案是什么？

1. 药物治疗：①无并发症的急性患者，头孢曲松 250 mg/ 头孢噻肟 1 g/ 大观霉素 2 g（宫颈炎 4 g）肌内注射 1 次；环丙沙星 500 mg/ 氧氟沙星 400 mg，一次口服，必要时可加大剂量或延长疗程。②慢性患者头孢曲松 250～500 mg/ 大观霉素 2 g，每天肌内注射 1 次，共 10 天；氧氟沙星 200 mg，每天口服 2 次，共 10 天。肝肾功能不良、孕妇及儿童禁用。

2. 治愈标准：①淋病治疗后 2 周内无再感染病史，症状和体征消失；②治疗结束后第 4 天和第 8 天，男性患者取尿道分泌物或通过前列腺按摩取前列腺液，女性患者取宫颈的分泌物，进行涂片和培养检查，淋球菌均阴性。

七、对该患者如何管理？

治疗后定期随访 1 个月。在随访期间应予以健康教育。

1. 养成良好的卫生习惯，不使用消毒不彻底的公共清洁物品。杜绝不安全的性行为。

2. 对患者的配偶或性伴侣进行检查，如尿液阳性，需同时给予治疗，治疗期间禁止性生活。

3. 健康教育

（1）忌酒，多饮水，保持小便通畅，注意私处卫生。

（2）注意健康性生活，慎重选择性伴侣，使用安全套等。

（3）对配偶、性伴侣等进行检查，必要时给予治疗。

（4）加强锻炼，增强体质。

复诊情况：治疗1周后患者前来复诊，自诉"感觉好多了"，小便情况恢复正常，尿道口脓性分泌物消失，查尿常规提示白细胞阴性。

八、该案例给我们的启示是什么？

全科医生是居民健康的守护者，第一时间收到患者的各种咨询，其中不乏类似于此例中涉及个人隐私的疑虑。本案例给我们的启示如下。

1. 病史采集对于本病的诊断至关重要，医患沟通过程中需建立相互信任的医患关系，注意对患者隐私的保护。

2. 淋球菌通常对头孢或喹诺酮类药物敏感，但近来随着抗生素的广泛应用，细菌可能产生不同程度的耐药，需做药敏试验以确定淋球菌对抗生素的敏感性，合理选择用药。

3. 通过问诊，患者已认识到不洁性生活与疾病直接相关，医生可再次向患者强调健康、卫生的性生活的重要性。

【知识拓展】

淋病是淋球菌感染引起的泌尿生殖系统的化脓性感染，全球每年约有7800万人新发感染。2012—2017年，淋病报告发病率年均增长5.90%。

1. 淋病诊断要点

（1）不洁性交史或间接接触史。

（2）有尿道炎、宫颈炎表现，有大量脓性分泌物。

（3）实验室检查中淋球菌镜下涂片/培养阳性。

2. 淋病并发症

（1）男性淋病并发症：前列腺炎、精囊炎、附睾炎、膀胱炎、尿道狭窄，也可引起阴茎背部淋巴管炎、尿道旁脓肿或瘘管、血栓性静脉炎、单侧尿道球腺炎。

（2）女性淋病并发症：可沿生殖器黏膜上行，引起淋菌性盆腔炎；如子宫内膜炎、输卵管炎、盆腔脓肿及腹膜炎等。部分淋菌性盆腔炎患者可无症状，仅月经周期延长，月经来潮时血量增多，月经过后高热、寒战、头痛、恶心、呕吐及食欲缺乏；部分患者有下腹痛、脓性白带增多，双侧附件增厚、压痛等；输卵管卵巢脓肿和盆腔脓肿，若脓肿破裂，则可引起腹膜炎，甚至中毒性休克。慢性反复发作的输卵管炎可引起输卵管狭窄、增厚粘连、堵塞，造成不孕症或异位妊娠。

此外，女性的淋菌性宫颈炎需与生殖道衣原体感染、念珠菌性阴道炎及滴虫性阴道炎相鉴别，鉴别要点主要在于白带性状的不同和病原体的鉴定（表4-6-2）。上述疾病淋球菌检查阴性，但临床上淋病与生殖道衣原体感染常并存，导致疗效不佳、迁延不愈，需引起临床医生注意。

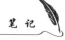
笔记

表 4-6-2 四种阴道炎的鉴别

鉴别点	淋菌性宫颈炎	滴虫性阴道炎	念珠菌性阴道炎	生殖道衣原体感染
病原体	淋病奈瑟菌	阴道毛滴虫	白色念珠菌	沙眼衣原体
白带改变	乳白色黏稠状或含血丝，感染重者呈脓性	灰黄色，污秽稀薄，含泡沫，有腥臭味	白色稠厚的豆渣样或凝乳块状	白带增多，黏液性，非月经期或性交后出血
尿道症状	常有	常有	常有	可有
腰酸、小腹坠胀	常有	常无	常无	感染宫颈时可有
发热	可有	可有	可有	可有

（陈 英 王 洪 王 静）

◆ 思考题 --

1. 淋病的传播途径和临床表现有哪些？

2. 简述淋病的治疗方案和治愈标准。

3. 尿频、尿痛，尿道口红肿流脓的常见疾病有哪些？相关疾病如何鉴别？

笔记

案例 ❼

生殖器溃疡

【案例简介】

患者，男性，68岁，已婚，退休工人。因"发现生殖器硬结伴糜烂3天"前来就诊。

患者3天前洗澡时无意中发现生殖器上有一个硬结，不痛也不痒，无红肿、疼痛感，开始未重视，后发现硬结稍有增大，表面出现糜烂及少量渗液，渗液为透明状，无明显臭味。患者无畏寒发热、乏力、食欲缺乏、腹痛腹泻、尿频尿急等症状，为明确诊断来我院门诊检查。

患者无外伤和手术史，无重大脏器疾病史，无传染病、家族性肿瘤史和遗传病史。否认高血压、冠心病、糖尿病等病史，无烟酒嗜好。3周前曾有不洁性生活史。

自发病以来，患者精神尚可，胃纳一般，大小便无特殊，睡眠可，体重无明显改变。

查体：T 36.8 ℃，P 80次/分，BP 120/70 mmHg，R 20次/分，HR 80次/分，律齐，全身皮肤未见皮疹，双肺未闻及干、湿啰音，腹平软，无明显压痛，肝脾未触及肿大，未触及包块。双肾区无叩击痛，双下肢不肿。右侧腹股沟可触及一枚蚕豆大小肿大淋巴结，无压痛，质较硬，表面无红肿。外生殖器上可见一椭圆形硬结性溃疡，直径约为1.5 cm，边界清楚，周围堤状隆起，绕以红晕，基底呈肉红色，上有少量透明渗出物。

请思考以下问题：

一、生殖器溃疡的病因有哪些？

二、如何构建整体性临床思维？

三、最可能的诊断是什么？需要完善哪些辅助检查？

四、诊断和诊断依据是什么？

五、转诊指征有哪些？

六、治疗方案是什么？

七、对该患者如何管理？

八、该案例给我们的启示是什么？

笔记

一、生殖器溃疡的病因有哪些？

生殖器溃疡的病因从临床实用角度及是否属于性病出发，可将其分为六大类。病因见表4-7-1。

表4-7-1 生殖器溃疡的病因

	病因	疾病
性病	性传播疾病	梅毒、尖锐湿疣，生殖器疱疹、性病性淋巴肉芽肿等
非性病	非性病性感染性疾病	糜烂性龟头炎、结核性溃疡等
	过敏性皮损	固定性药疹
	外伤性皮损	昆虫蜇伤、粗暴性交等
	肿瘤性皮损	外生殖器癌前病变、恶性肿瘤、良性肿瘤等
	全身性疾病的局部表现	Stevens-Johnson综合征或白塞综合征中的生殖器黏膜溃疡、广泛性皮肤病累及生殖器

二、如何构建整体性临床思维？

（一）临床3问和鉴别思维

生殖器溃疡是临床中较为常见的症状，由于发病部位的私密性，往往需要在临床医师与患者建立充分信任的基础上，通过全面问诊和仔细查体之后再进行判断。男性生殖器溃疡的原因颇多，可由于性传播疾病引起，如梅毒、尖锐湿疣、生殖器疱疹等，也常见于非性病性感染，如葡萄球菌感染引起的外生殖器毛囊炎、生殖器念珠菌病、糜烂性龟头炎、结核性溃疡等。除了感染性疾病，药物过敏性皮损也可引起生殖器皮损，如服用磺胺类药物或解热镇痛药后，外生殖器皮肤出现一至数个圆形或椭圆形红斑，不痛不痒，停药后自行消退，即为固定性药疹。还有局部药物反应，如局部使用巴龙霉素乳膏或硼酸制剂后偶发的溃疡。另外，昆虫蜇伤外生殖器引起的红肿水泡、粗暴性交引起的擦伤血肿等外伤性皮损，广泛性皮肤病累及生殖器、系统性疾病的皮肤表现，如Stevens-Johnson综合征或白塞综合征中的生殖器黏膜溃疡，以及外生殖器的良性肿瘤和赘生物、癌前病变及恶性肿瘤，都需要全科医生逐一排查。下面我们用临床3问进行分析和鉴别（图4-7-1，图4-7-2）。

（二）以人为中心的问诊——RICE问诊

全科医生接诊生殖器溃疡病变患者时，患者提供的信息是最重要的，其次是体格检查，再次是做相应的辅助检查帮助诊断。耐心倾听患者的诉说，取得患者的信任，详细了解其个人史及生活状况，也许能帮助我们发现患者疾病的深层次原因。该患者出现生殖器肿物伴溃疡糜烂，问诊要点：注意阴性症状的询问，如有无他处皮肤黏膜疼痛与瘙痒、骨痛、视力受损、胸闷气急、头痛、神志改变等；注意对传播途径和病程的询问；注意有无不洁性生活史；注意对患者隐私的保护。

R（reason）——患者就诊的原因

全科医生：陈大伯，您好！我是王医生，有什么问题吗？（亲切地称呼，营造

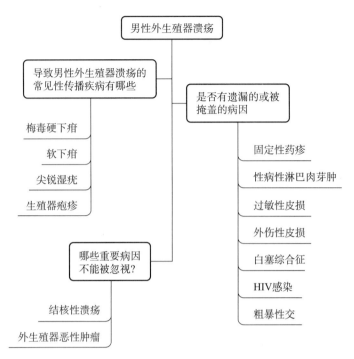

图 4-7-1　生殖器溃疡临床 3 问导图

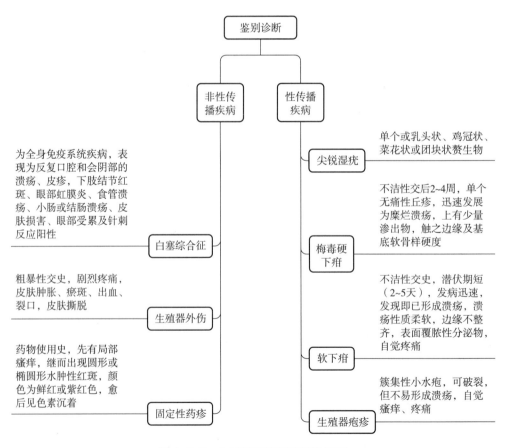

图 4-7-2　生殖器溃疡鉴别思维导图

轻松舒适的环境，开始"开放式问诊"）

患者：王医生，我……（患者红着脸，不好意思地低下头）

全科医生：您是指生殖器吗？能具体描述一下吗？（了解溃疡部位和性质，鉴别特征性性病皮损与一般皮损）

患者：上面有个圆形的突起，上面皮肤烂了，摸上去硬硬的。

全科医生：发现多久了？有没有感觉疼痛或者瘙痒？（了解起病时间）

患者：之前没太注意，前天洗澡的时候无意中发现的，不痛也不痒。

全科医生：除了生殖器上的皮肤不一样，还有什么不舒服吗？身上其他部位的皮肤有什么变化？肛门口有没有异常？（了解伴随症状，与全身性皮肤病、皮肤梅毒等鉴别）

患者：好像都没有。

全科医生：有没有眼睛看不清、头痛、胸闷气急等？（鉴别神经梅毒、心脏梅毒）

患者：都没有。

全科医生：平时身体好不好？最近有没有用药？有药物过敏吗？（了解既往史、用药史、过敏史）

患者：我平时身体都很好的，没有吃过药，也没有什么东西过敏的。

I（idea）——患者对自己健康问题的看法

全科医生：陈大伯，您觉得是什么原因引起的呢？（了解患者对自身问题的看法）

患者：王医生，您会替我保密吗？（流露出不好意思的表情）

全科医生：保护患者隐私是我们的职责，不过您要如实告诉我，您有没有过婚外性行为？

患者：3 周前，我出去旅游的时候，在外面有过一次。医生，会不会跟这个有关系？

全科医生：使用安全套了吗？（了解有无采取保护措施）

患者：没有。

全科医生：我先给您检查一下，再抽血化验确诊一下，好吗？

患者：好。

三、最可能的诊断是什么？需要完善哪些辅助检查？

1. 最可能的诊断：梅毒（一期，获得性）?

2. 需要完善的辅助检查：梅毒特异性抗体（TP-Ab）及梅毒非特异性抗体（TRUST）、其他传染病检测（乙肝、丙肝、HIV 等）、血常规 +HCRP、尿常规、生化，必要时心脏彩超、肝胆脾胰肾 B 超、腰椎穿刺脑脊液检测等。

辅助检查结果：患者梅毒特异性抗体（TP-Ab）及梅毒非特异性抗体（TRUST）均呈阳性，其他传染病检测（乙肝、丙肝、HIV 等）、血尿常规、生化、心脏彩超、肝胆脾胰肾 B 超等检查无异常。

患者再次走进诊室。

C（concern）——患者的担心

患者：王医生，我得了什么病？

全科医生：您得了一期梅毒，需要治疗。

患者：医生，我的病严重吗？

全科医生：您现在没有全身症状，还是在早期，通过及时的治疗，可以避免发展到心血管梅毒、神经梅毒等严重并发症。现在您需要做到：一是治疗期间禁止性生活，避免再感染或引起他人感染；二是治疗后要定期随访，至少坚持随访3年，防止梅毒复发；三是您的配偶或性伴侣也要接受检查，必要时要同时治疗。您需要和您的老婆进行一次沟通。

患者：医生，我老婆会不会也传染上了？能不能不要告诉我老婆呀？（患者流露出不好意思的表情）

全科医生：您有担忧？（了解患者的家庭关系）

患者：是呀，如果老婆知道我得这种病，还传染给她，肯定很生气，也许会和我离婚的。

全科医生：看来您非常珍惜您的家庭。（同理性，也让患者意识到自己的问题会伤害到家人）

患者：当然。我和老婆风风雨雨过了大半辈子，受过很多苦。现在儿女都成家了，我做了这样的事情，真的很对不起家人。我真不知道该如何开口和老婆讲。

E（expectation）——患者的期望

全科医生：您希望我怎样帮您？（了解患者对疾病的认知）

患者：王医生，这个病能不能完全治好啊？最好不要告诉我老婆！

全科医生：这个病需要你老婆的配合才能根治，不和你老婆说明情况，你老婆不可能配合你的治疗，对吗？（开放式反问，了解患者内心的期望）

患者：医生，您就帮帮我吧！

全科医生：如果瞒着你老婆的话，是会耽误你的疾病彻底治愈的。现在事情已经发生了，您最好面对，敢于承认错误，争取得到老婆的谅解。如果你不好意思开口，我可以和你老婆沟通，一定劝她来检查治疗，一期梅毒预后通常比较好，通过规范的用药完全可以治愈。（健康宣教，建立联系）

患者：医生，您是说，我的病能完全治好？

全科医生：是的。（肯定的答复，给患者信心）

患者：医生，只要能彻底治好我的病，我都听您的。

全科医生：明天带你老婆一起来，我先给她检查一下，您得有心理准备，这也是对您和家人负责，您认为呢？（建议配偶就诊筛查）

患者：好的。医生，冒昧地问问，这两个抗体（梅毒特异性抗体和梅毒非特异性抗体）分别代表什么？

全科医生：梅毒感染者一般至少会产生两种抗体，一种是非特异性抗体，敏感性非常高，随病情的发展而变化，像您这样的早期患者如果治疗充分，其滴度可以

笔记

逐渐下降至完全消失；病情复发或再感染可由阴转阳或滴度逐渐上升。另一种是梅毒特异性抗体，这种抗体特异性强，一旦产生，在血清中可长期甚至终生存在。

患者：医生，谢谢您！

四、诊断和诊断依据是什么？

1. 诊断：梅毒（syphilis）一期，获得性。
2. 诊断依据：根据典型临床表现和皮损特征，以及不洁性生活史。梅毒特异性抗体（TP-Ab）及梅毒非特异性抗体（TRUST）均为阳性。患者无其他系统并发症，诊断为一期梅毒。

五、转诊指征有哪些？

1. 当梅毒引发多部位损害和多样病灶，侵犯皮肤、黏膜、骨骼、内脏、心血管、神经系统等，尤其是发生心血管梅毒、神经梅毒等并发症时。
2. 在检查过程中，发现有合并 HIV 感染时。

六、治疗方案是什么？

1. 治疗原则：及早、足量、规则治疗。
2. 药物治疗方案：苄星青霉素 G240 万 U，分两侧臀部肌内注射，1 次 / 周，连续 2～3 次；或普鲁卡因青霉素 G 80 万 U/d，肌内注射，连续 10～15 天。如青霉素过敏，可选用头孢曲松钠 1.0 g/d 静脉滴注，连续 10～14 天，或连续口服四环素类药物或红霉素类药物 15 天。上述药物治疗方案针对早期梅毒，对晚期梅毒及二期复发梅毒，需延长疗程。

七、对该患者如何管理？

患者管理及随访：治疗后定期随访，至少 3 年，一般第 1 年每 3 个月复查 1 次，第 2 年每半年复查 1 次，第 3 年在年末复查 1 次；神经梅毒每 6 个月进行脑脊液检查。复发患者应加倍剂量复治，同时，应考虑腰椎穿刺进行脑脊液检查。患者在随访期间应予以健康教育。

1. 告诫患者进行健康、卫生的性生活，不要有非婚性行为或其他不安全的性行为。
2. 对患者的配偶或性伴侣进行检查，如梅毒阳性，需同时给予治疗，治疗期间禁止性生活。
3. 嘱咐患者做好随访工作，进行体格检查、血清学检查及影像学检查以观察疗效。

八、该案例给我们的启示是什么？

生殖器病变的诊断应基于详细而全面的问诊，并结合皮损的特征和相关的辅助检查综合判断。及时识别传染性疾病，对患者进行必要的教育和引导，同时不应遗

笔记

漏肿瘤性病变、非性病性感染、过敏性病变等。对于有可疑梅毒接触史的患者，应及时进行梅毒血清试验，及时发现、隔离和治疗。

以下总结本案例给我们的启示。

1. 问诊需要注意阴性症状的询问，以鉴别梅毒的临床分型与分期、有无器官的受累和并发症，注意对传播途径和病程的询问，以确定该患者为早期梅毒还是晚期梅毒、是先天性梅毒还是获得性梅毒。注意有无不洁性生活史，如为患儿应询问其母亲的病史。需要特别注意的是对患者隐私的保护。

2. 梅毒患者是梅毒的唯一传染源，患者皮损、血液、精液、乳汁和唾液中均有梅毒螺旋体存在，因此要对患者进行及时的诊断和治疗，避免其感染他人。

3. 梅毒的治疗需注意防治吉 - 海反应，泼尼松可用于预防吉 - 海反应。对心血管梅毒的治疗应从小剂量青霉素开始，逐渐增加剂量，疗程中如出现心动过速、胸痛、寒战发热、头痛、呼吸加快、心力衰竭症状加剧等，应暂停治疗。

4. 患者的性伴侣应接受相应的检查和必要的治疗，本例中患者对性伴侣的知情存在困惑，应加以开导。

【知识拓展】

1. 吉 - 海反应（Jarisch-Herxheimer reaction）　即患者接受高效能抗梅毒药物治疗后梅毒螺旋体被迅速杀死并释放大量异种蛋白，引起机体发生的急性超敏反应。全身反应似流感，包括发热、怕冷、全身不适、头痛、肌肉骨骼痛、恶心、心悸等。此反应常见于早期梅毒，发生时梅毒皮损可加重。在晚期梅毒中发生率虽不高，但反应较严重，特别是在心血管梅毒和神经梅毒患者中可危及生命。为减轻此反应，对心血管梅毒的治疗应从小剂量青霉素开始，逐渐增加剂量，可于治疗前口服泼尼松，每日 30 ~ 40 mg，分次给药，抗梅毒治疗后 2 ~ 4 日逐渐停用。此反应还可致孕妇早产或胎儿宫内窒息，应给予必要的医疗监护和处理，但不应就此不治疗或推迟治疗。

2. 血清固定现象　少数患者在正规抗梅毒治疗后，非梅毒螺旋体抗体滴度下降至一定程度即不再下降，且长期维持（甚至终身），即为血清固定现象。血清固定现象的机制尚不清楚，对于血清固定者应进行全面体检，包括 HIV 检测，心血管系统、神经系统和脑脊液检查，以早期发现无症状神经梅毒或心血管梅毒。

3. 一期梅毒硬下疳　应与软下疳、生殖器疱疹、固定性药疹和白塞病等进行鉴别（图 4-7-2）。

4. 二期梅毒　主要表现为皮肤黏膜损害，应与玫瑰糠疹、寻常型银屑病、病毒疹、股癣等鉴别。

（1）玫瑰糠疹：皮疹横列椭圆，长轴与肋骨平行，中央多呈橙黄色，边缘则呈玫瑰色，上覆糠状鳞屑，自觉瘙痒，淋巴结不肿大，无性病接触史，梅毒血清反应阴性。

（2）寻常型银屑病：皮疹为帽针头大小淡红色扁平丘疹，表面有厚积多层银白色鳞屑，剥除鳞屑后有筛状出血点，散在发生，不呈簇集状。

（3）病毒疹：由各种病毒感染引起的病毒性皮肤病，如麻疹、水痘、手足口病等，有流行病学史，需隔离治疗，梅毒血清反应阴性。

（4）股癣：常发生于阴囊对侧的大腿皮肤，一侧或双侧，多呈环状或半环状斑片。初于股上部内侧出现小片红斑，其上有脱屑，并逐渐扩展向四周蔓延，边界清楚，其上有丘疹、水疱、结痂、瘙痒。中央部位可自愈，有色素沉着或脱屑，久则于局部皮肤发生浸润增厚呈苔藓化，常伴痒感。

（5）神经梅毒：需鉴别其他中枢神经系统感染，如结核性脑膜炎、细菌性脑膜炎、病毒性脑膜炎等，可根据流行病学史、全身症状，脑脊液细胞学、生化、培养等指标鉴别。

5. 三期梅毒　标志为梅毒瘤，需与皮肤肿瘤、皮肤结核、麻风等疾病鉴别。

（1）皮肤肿瘤：皮肤恶性肿瘤的边界不清楚，边缘不整齐，表面可发生溃疡、出血，瘤体不对称，组织学检查瘤细胞核的大小、形态不一致，排列不规则，肿瘤呈浸润性、破坏性生长，最终将发生转移。

（2）皮肤结核：发生于皮下组织，易侵犯淋巴结，以颈部淋巴结多见，也可见于四肢，经过缓慢，不易自愈。破溃后形成的溃疡边缘菲薄不整，如鼠咬状穿凿，常形成窦道，分泌物稀薄，混有颗粒，愈后形成条索状瘢痕。抗结核治疗有效。

（3）麻风：有结核样型麻风、瘤型麻风等类型，由麻风杆菌引起，梅毒血清反应阴性。

（周　瑛　王　洪　王　静）

思考题

1. 梅毒的分期和各项临床表现是什么？

2. 梅毒的治疗方案和转诊指征是什么？

3. 梅毒患者如何管理？

4. 生殖器硬结伴糜烂的病因有哪些？相关疾病如何鉴别？

案例 ❽

发热伴干咳

【案例简介】

患者，孙女士，46 岁，因"发热、干咳 1 天"来诊。

患者 1 天前出现发热，体温最高 37.8℃，发热前无寒战，干咳，无喘息，无鼻塞、流涕，有嗅觉减退，乏力，周身酸痛，无腹痛、腹泻，无尿频、尿急和尿痛，无皮疹，自服阿奇霉素无好转来诊。患者同事 3 天前发热，两人曾一起进餐。既往身体健康，否认病毒性肝炎、结核、糖尿病、冠心病等病史。无肿瘤和遗传病家族史。无外伤和手术史。

自发病以来，一般精神尚可，食欲下降，大小便正常，睡眠欠佳，体重无明显变化。

查体：T 37.7℃，P 104 次 / 分，BP 130/80 mmHg，R 20 次 / 分，神志清楚，一般状态可，呼吸平稳，口唇无发绀，颈部未触及肿大淋巴结，甲状腺无肿大，双肺呼吸音清，HR 104 次 / 分，律齐，各瓣膜区未闻及病理性杂音。腹部触软，无压痛、反跳痛及肌紧张，肝脾肋下未触及。移动性浊音阴性。双下肢无水肿。

请思考以下问题：

一、急性发热的病因有哪些？

二、如何构建整体性临床思维？

三、最可能的诊断是什么？需要完善哪些辅助检查？

四、诊断和诊断依据是什么？

五、转诊指征有哪些？

六、治疗方案是什么？

七、对该患者如何管理？

八、该案例给我们的启示是什么？

一、急性发热的病因有哪些？

发热按病程分类，可以分为短期发热和长期发热。2 周内的发热为短期发热，起病急，以感染性疾病多见，但也有可能是非感染性疾病。急性发热的病因或相关因素见表 4-8-1。

笔记

表 4-8-1　急性发热的病因

病因		疾病或相关因素
感染性发热	病毒	流行性感冒、新型冠状病毒肺炎、病毒性咽峡炎、艾滋病、传染性单核细胞增多症、肾综合征出血热，发热伴血小板减少综合征等
	细菌	急性扁桃体炎、肺炎、急性支气管炎、尿路感染、肠道感染、皮肤软组织感染、急性胆囊炎、阑尾炎、中枢神经系统感染性疾病等
	真菌	侵袭性肺曲霉菌病、念珠菌病
	非典型病原体	肺炎支原体感染、肺炎衣原体感染
	结核杆菌	肺结核、结核性胸膜炎等
	立克次体	斑疹伤寒、恙虫病、Q 热等
	原虫	疟疾
非感染性发热	风湿性疾病	成人 Still 病、系统性红斑狼疮、血管炎等
	肿瘤	淋巴瘤、肝癌等
	其他	亚急性甲状腺炎、过敏、输液反应、药物热等

二、如何构建整体性临床思维？

（一）临床 3 问和鉴别思维

发热是最常见的临床症状。急性发热多为感染性疾病所致。发热的伴随症状对缩小发热的诊断范围具有很重要的作用。如发热伴周身酸痛，需要注意流行性感冒，新型冠状病毒流行期间还应注意新型冠状病毒肺炎可能；发热伴皮疹，病毒感染可能性大，如水痘、麻疹等传染性疾病；发热伴咳嗽、咽痛等症状，多提示呼吸道感染；发热伴浅表淋巴结肿痛，应该注意鉴别是急性扁桃体炎所致引流区域淋巴结增大，还是组织细胞坏死性淋巴结炎所引起；发热伴腹痛、腹胀、腹泻，多为腹腔感染；发热伴头痛、意识障碍，颅内感染可能性大；发热伴腰痛、尿频、尿急和尿痛等症状，可能为尿路感染；发热伴明显的寒战，需要注意输液反应、血流感染等疾病。因此，有针对性的、全面的问诊，得到有意义的信息，能够比较迅速地确定可能的诊断。下面我们用临床安全诊断策略——临床 3 问进行分析和鉴别（图 4-8-1，图 4-8-2）。

（二）以患者为中心的问诊——RICE 问诊

急性发热的病因复杂，涉及多学科、多系统，因此鉴别诊断非常重要。这就需要进行详细的、全面的问诊。在传染病流行季节和地区还应注意询问流行病学史，对于早期识别、早期诊断和早期治疗传染性疾病具有重要的作用。我们用 RICE 问诊对该患者进行问诊。

R（reason）——**患者就诊的原因**

患者因急性发热，伴有干咳、乏力来就诊。发病之前曾和发热的同事有密切接触。

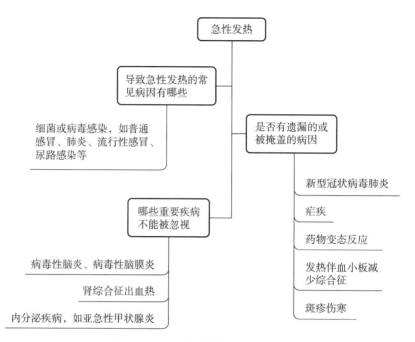

图 4-8-1 急性发热临床 3 问导图

I（idea）——患者对自己健康问题的看法

患者认为发热可能是与患病同事共同进餐而被同事传染。

C（concern）——患者的担心

患者担心同事患有某种传染病，自己可能会将疾病传染给家人。

E（expectation）——患者的期望

患者希望能尽早确诊发热原因，以尽快恢复正常的工作和生活。

全科医生和孙女士解释：患者和发热同事密切接触后出现发热伴干咳、乏力症状，考虑被传染的可能性大。患者和同事发热属于聚集性发病，需要注意病毒感染可能，如流感病毒或新型冠状病毒等。孙女士需要进行血常规、肺 CT 检查，同时进行病毒核酸检测，以尽快明确感染的病原体。

三、最可能的诊断是什么？需要完善哪些辅助检查？

1. 最可能的诊断：病毒感染？

2. 需要完善的辅助检查：血常规、血生化、病毒核酸、胸部 CT。

检查结果：血常规：WBC 4.6×10^9/L，S 72%，L 12%，M 15%，Hb 135 g/L，PLT 247×10^9/L；CRP 15 mg/L；肝功能：ALT 52 U/L；流感病毒核酸阴性；新型冠状病毒核酸阳性；胸部 CT 见右肺下叶和左肺上叶胸膜下多发磨玻璃影。

四、诊断和诊断依据是什么？

1. 诊断：新型冠状病毒肺炎（coronavirus disease 2019，COVID-19）（普通型）。

2. 诊断依据：患者有聚集性发病，发热伴干咳、乏力，有嗅觉减退，血常规

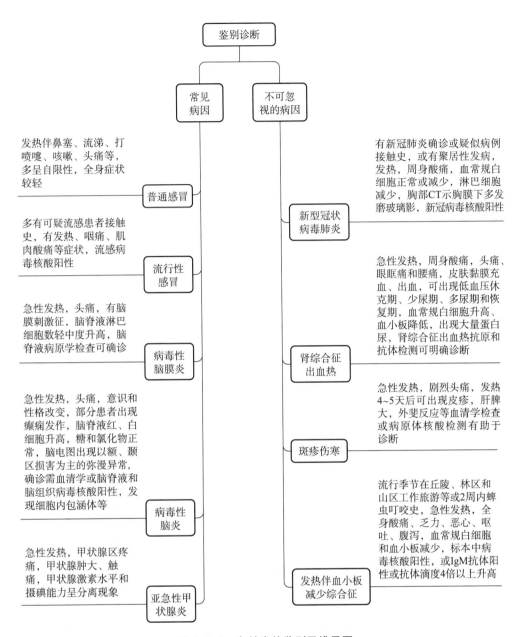

图 4-8-2　急性发热鉴别思维导图

示白细胞总数正常，淋巴细胞计数减少，新型冠状病毒核酸阳性，胸部 CT 见胸膜下多发磨玻璃影。

五、转诊指征有哪些?

发现符合新型冠状病毒肺炎的疑似病例后，应当立即进行单人单间隔离治疗，院内专家会诊或主诊医生会诊，并采集标本进行新型冠状病毒核酸检测，同时在确保转运安全前提下立即将疑似病例转运至定点医院。

六、治疗方案是什么？

1. 根据病情确定治疗场所：疑似及确诊病例应在具备有效隔离条件和防护条件的定点医院隔离治疗，疑似病例应单人单间隔离治疗，确诊病例可多人收治在同一病室。

2. 一般治疗

（1）卧床休息，支持治疗，保证能量摄入；维持内环境稳定；密切监测生命体征、指血氧饱和度等。

（2）根据病情监测血常规、尿常规、CRP、生化指标（肝酶、心肌酶、肾功能等）、凝血功能、动脉血气分析、胸部影像学等。

（3）及时给予有效氧疗。

3. 抗病毒治疗：PF-07321332 和利托那韦片。300 mg PF-07321332 与 100 mg 利托那韦同服，每 12 h 一次，连用 5 天。

4. 中药治疗：对症的方剂或成药。

5. 免疫治疗：根据患者病情可酌情应用康复者恢复期血浆、新型冠状病毒肺炎人免疫球蛋白和托珠单抗。

6. 糖皮质激素：对于氧合指标进行性恶化、影像学进展迅速、机体炎症反应过度激活状态的患者，酌情短期使用糖皮质激素，建议 3～5 日（不超过 10 日），糖皮质激素剂量相当于甲泼尼龙 0.5～1 mg/（kg·d）。

七、对该患者如何管理？

1. 2 h 内进行网络直报，排查密切接触人群。

2. 按照国家卫生健康委员会印发的《新型冠状病毒感染的肺炎病例转运工作方案（试行）》转至具备有效隔离条件和防护条件的定点医院隔离治疗。

八、该案例给我们的启示是什么？

新型冠状病毒肺炎为新发急性呼吸道传染病，目前已成为全球性重大的公共卫生事件。通过积极科学防治，我国疫情得到基本控制。但由于全球疫情仍在蔓延，新冠肺炎在我国传播和扩散的风险也将持续存在。该案例给我们的启示：

1. 重视新型冠状病毒肺炎的流行病学调查。

2. 对疑似病例进行新型冠状病毒核酸检测。

3. 对新型冠状病毒肺炎应做到早发现、早报告、早隔离和早治疗。

【知识拓展】

1. 新型冠状病毒肺炎（新冠肺炎，COVID-19）

（1）病原学特点：冠状病毒科可分为 4 个属，即 α、β、γ 和 δ 属，使哺乳动物致病的冠状病毒种类隶属于 α 或 β 属。新型冠状病毒（2019-nCoV）属于 β 属。

笔记

新型冠状病毒由核蛋白（N）包裹 RNA 基因组构成，其外面为病毒包膜（E）。病毒包膜内有基质蛋白（M）和刺突蛋白（S）等。刺突蛋白通过结合血管紧张素转化酶 2（ACE-2）进入细胞。

（2）流行病学特点

1）传染源：新型冠状病毒感染的患者和无症状感染者，在潜伏期即有传染性，发病后 5 天内传染性较强。

2）传播途径：呼吸道飞沫和密切接触传播是最主要的传播途径。接触病毒污染的物品也可以造成感染。

3）易感人群：人群普遍易感。感染后或接种新型冠状病毒疫苗后可获得一定的免疫力。

2. 抗体依赖增强作用（antibody-dependent enhancement，ADE）

（1）病毒疫苗 ADE 是指疫苗接种后，当再次感染病毒时出现的对病原易感性增加或疾病发病加重的表现。

（2）ADE 的发生机制比较复杂，常见的有 Fc 片段受体（FcγR）介导机制和补体受体（CR）介导机制

（3）ADE 的发生主要是由于中和抗体水平较低，非中和抗体水平较高及一些异型病原之间的交叉性的非中和免疫反应。当机体再次遇到该病原感染时，体内的这些抗体不但不能中和病原、提供保护作用，反而会增加机体对病原的易感性。

（李　冬）

思考题

1. 急性发热的病因有哪些？
2. 新型冠状病毒肺炎的治疗方案是什么？

第五章

常见妇科症状的临床诊疗思维

教学要求

1. 掌握常见妇科症状的整体性临床思维、诊断、鉴别诊断及转诊指征。
2. 熟悉常见妇科症状的病因、各案例的患者管理及治疗方案，避孕措施咨询。
3. 了解各案例的知识拓展。

案例 ❶

阴 道 流 血

【案例简介】

患者，姜女士，29 岁，已婚，未孕未产，银行职员。因"月经不规则一年余，阴道流血 10 余日"前来就诊。

患者 1 年前开始出现月经不规则，周期 30 ~ 60 日不等，经期 7 ~ 15 日，量时多时少，无明显痛经，平时无腹痛，无性交痛，无阴道流液，无尿频、尿急等不适症状。一年前曾因"停经 2 个月"在当地医院就诊，查尿妊娠试验阴性，予黄体酮胶囊口服 10 日，停药 5 日后月经来潮，后未继续治疗。末次月经 1 个多月前，10 余日前出现阴道流血，量少，每天仅用护垫即可，至今未净，自测尿妊娠试验阴性，无腹痛，无发热等不适。无重大脏器疾病史，无放射线接触史，无不良药物和激素类保健品服用史，无传染病、家族性遗传病史。近一年未避孕未孕。

自发病以来，精神尚可，胃纳良好，大小便无特殊，睡眠可，近 2 年体重增加约 5 kg。

查体：T 36.8 ℃，P 80 次 / 分，BP 120/70 mmHg，R 20 次 / 分，HR 80 次 / 分，律齐。身高 158 cm，体重 66.0 kg，体重指数 26.43 kg/m²，余体格检查无异常。妇科检查：外阴已婚未产式，阴道通畅，见少量血液，子宫颈轻度糜烂，无接触性出血，无举痛；子宫前位，正常大小，质地中等，活动度可，无压痛，双附件区未触及明显包块及压痛。

思考以下问题：

一、阴道流血的病因有哪些？

二、如何构建整体性临床思维？

三、最可能的诊断是什么？需要完善哪些辅助检查？

四、诊断和诊断依据是什么？

五、转诊指征有哪些？

六、治疗方案是什么？

七、对该患者如何管理？

八、该案例给我们的启示是什么？

笔记

一、阴道流血的病因有哪些?

女性生殖道的任何部位,包括阴道、子宫颈、子宫体及输卵管均可发生出血,虽然绝大多数出血来自子宫体,但不论其源自何处,除正常月经外,均称为"阴道流血"。女性不同时期的阴道流血病因见表 5-1-1。

表 5-1-1　阴道流血的病因

生命阶段	生理性	内分泌性	炎症性	肿瘤性	与妊娠相关	其他
新生儿及幼儿期		母体激素撤退、性早熟	外阴阴道炎、异物性阴道炎、尿布疹	阴道葡萄样肉瘤、卵巢生殖细胞肿瘤		全身性疾病,骑跨伤
青春期	月经	青春期功能失调性子宫出血、外源性激素使用	外阴阴道炎、输卵管结核	卵巢生殖细胞肿瘤	流产、异位妊娠	全身性疾病,初次性交
生育期	月经	功能失调性子宫出血、排卵期出血、外源性激素使用	阴道炎、子宫颈炎、子宫内膜炎、附件炎、盆腔炎	子宫肌瘤、子宫内膜息肉、滋养细胞肿瘤	流产、异位妊娠、早产、前置胎盘、胎盘早剥、产后出血、妊娠合并炎症或肿瘤	子宫内膜异位症、宫内节育器、创伤、全身性疾病
围绝经期	月经	围绝经期功能失调性子宫出血、外源性性激素使用	阴道炎、子宫颈炎、子宫内膜炎、附件炎、盆腔炎	宫颈癌、子宫内膜癌、子宫肉瘤、卵巢癌、输卵管癌	流产、异位妊娠	全身性疾病
绝经后期		外源性性激素使用	老年性阴道炎、宫腔积脓	子宫内膜癌、宫颈癌、子宫肉瘤、阴道癌、卵巢癌		全身性疾病

二、如何构建整体性临床思维?

(一)临床 3 问和鉴别思维

阴道流血是妇科最常见的主诉之一,引起阴道流血的原因很多,妊娠、生殖器炎症、生殖器肿瘤、全身器质性病变、性激素类药物使用不当、宫内节育器或异物等都会引起阴道流血。对于育龄期妇女,常见阴道流血的鉴别诊断首先需排除妊娠相关疾病,如流产、异位妊娠等,尤其是异位妊娠,如伴剧烈腹痛等情况,需警惕异位妊娠包块破裂等可能。确定非妊娠相关疾病后,需要进一步与生殖器器质性病变、生殖器炎症、卵巢内分泌功能失调等相鉴别,如反复阴道流血,应注意不能忽

笔记

视的原因及隐藏的疾病，如宫颈癌或子宫内膜癌等生殖器恶性肿瘤。排除生殖系统疾病后，还应考虑全身器质性病变，如血液病、肝功能异常或甲状腺功能异常。最后，不能遗漏医源性因素，如性激素类药物使用不当、宫内节育器或异物引起的阴道流血。下面我们用临床安全诊断策略——临床 3 问进行分析和鉴别（图 5-1-1，图 5-1-2）。

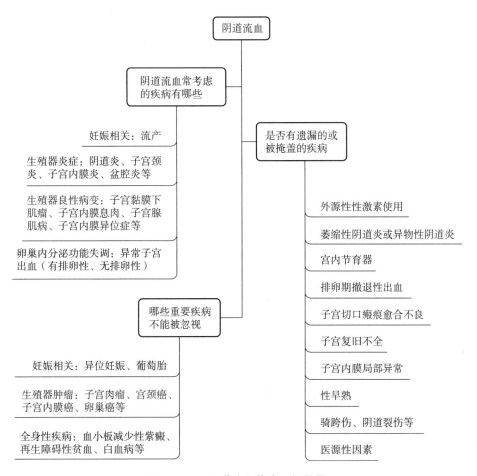

图 5-1-1 阴道流血临床 3 问导图

（二）以人为中心的问诊——RICE 问诊

患者月经不规则 1 年，阴道流血 10 余日。临床上遇到以"阴道流血"为主诉的病例时，应详细询问病史，包括阴道流血的开始及持续时间、阴道流血的特点（流血量及有无血块）、有无诱因（服用药物及外伤等）、伴随症状（腹痛、恶心、呕吐及发热等）及诊疗情况，还应询问既往是否有类似情况发生。同时，需详细询问月经史。其他情况包括体重、睡眠、婚育史、避孕措施及家族史等也不能遗漏。该患者阴道流血的原因是什么？是"妊娠相关疾病"还是"生殖器质性病变"导致患者阴道流血？患者是不是还有话没有说？全科医学强调以人为中心，要将全人照顾的核心理念贯彻于疾病诊疗和健康服务的整个过程，不限于器质性疾病的诊

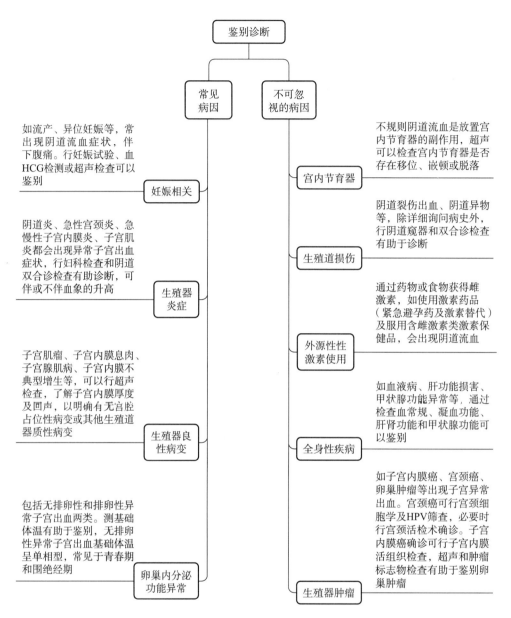

图 5-1-2　阴道流血鉴别思维导图

断和治疗，还要关注患者的心理，了解患者对疾病的看法、担忧和期望。在温馨的全科诊室，全科医生采用以患者为中心的问诊（RICE）方法，与患者进行深入访谈。

R（reason）——**患者就诊的原因**

全科医生：你好，请坐！我想核对一下你的病史，能跟我具体描述下你的情况吗？（营造轻松舒适的环境，让患者感受来自医生的情感支持，开始"开放式问诊"）

患者：医生，我下面流血，都十几天了，一直没法干净。

全科医生：你以前发生过这种情况吗？平时月经是否规则？最近的一次月经什

么时候来的，还记得吗？（关注月经频率与规律，鉴别有无排卵障碍，有排卵障碍的患者，可出现月经稀发及周期不规律）

患者：这样出血不干净今年是第 2 次了。这一年多来，月经都不太规则，有时候 30 天来一次，有时候会推迟一个月才来，最近一次大概是 1 个多月前来的，我有点记不清了。

全科医生：正常情况下月经一般几天会干净？经量有没有变化？（关注月经经期长度和出血量）

患者：一般 6～7 天会干净，但有时候大概半个月才干净。月经量有时候多，有时候少。我这次出血，每天的量就很少，用护垫就可以了。

全科医生：你有没有避孕？可能怀孕吗？自己做过早孕测试吗？（排除妊娠相关疾病）

患者：月经推迟 10 多天没来，又一直出血，我担心"宫外孕"，这两天每天早上都用早孕试纸测试，是一条杠，应该没有怀孕。

全科医生：有没有其他的不舒服？比如发热、腹痛、呕吐、恶心或者头晕等？（鉴别生殖器炎症，生殖器炎症可以出现发热和腹痛等症状）

患者：感觉人没力气。

全科医生：下体有过外伤吗？（鉴别生殖器损伤）

患者：没有外伤。

全科医生：一年来，你的体重有什么变化？（顺便问一下身高，计算体重指数）

患者：这两年重了 10 多斤，估计有 130～140 斤了吧，具体没有称过。

全科医生：你的妈妈或者姐妹有这种情况吗？（了解家族史）

患者：妈妈不清楚，我有一个姐姐，以前也有这种情况，后来她服用避孕药之后就好了。

I（idea）——患者对自己健康问题的想法

全科医生：你认为是什么原因引起阴道流血的？（了解患者对自身问题的理解）

患者：是不是内分泌异常导致的月经不调呀？我之前因为想怀孕，测过基础体温，发现我的基础体温没有规律，曲线很乱的。

全科医生：你月经不太规则一年多，确实不排除这个可能性。（肯定患者的想法）

C（concern）——患者的担心

患者：医生，这个出血会影响我怀孕吗？

全科医生：你结婚几年了？平时使用什么方法避孕？（了解患者到底担心什么）

患者：结婚两年了，这一年没有采取避孕措施。

全科医生：你曾经怀孕过吗？（了解患者的妊娠史）

患者：从来没有过，所以很担心。

全科医生：我对你的病情基本了解了，希望我怎样帮助你？

患者：医生，我就想着月经能正常，能早点怀上宝宝。

全科医生：我非常理解你的感受，我会帮你查找原因对症治疗，现在安排你做一些相关的检查，进一步了解你的情况，你愿意吗？（同理心，建立良好的医患关系）

患者：好。

三、最可能的诊断是什么？需要完善哪些辅助检查？

1. 最可能的诊断：异常子宫出血？

2. 辅助检查：生殖激素六项、盆腔超声、子宫颈细胞学检查、人乳头瘤病毒检查。

结果如下：生殖激素提示黄体生成素（LH）12.5 U/L，卵泡刺激素（FSH）6.3 U/L，睾酮（TTE）1.2 mmol/L，雌二醇（E_2）210.2 pmol/L，孕酮（P）1.21 nmol/L，催乳素（PRL）10.8 ng/mL，其他实验室检查均在正常范围；子宫颈 TCT 提示未见上皮内病变或恶性病变（NILM），高危 HPV 检测阴性；经阴道超声提示子宫正常大，子宫内膜双层厚 1.5 cm，回声不均匀，宫壁回声均匀，双卵巢正常大，回声无特殊。

E（expectation）——**患者的期望**

全科医生：良好的生活习惯是保障月经规律、正常排卵的基础，这样才有机会怀上宝宝。所以，你平时要注意作息规律，合理饮食，降低体重，保证充足的睡眠时间。我相信你一定会有一个健康的宝宝的！（鼓励患者、健康宣教）

患者：太好了，医生。

全科医生：这是我的电话，你可以随时和我联系咨询。（建立联系）

患者：好，谢谢！

四、诊断和诊断依据是什么？

1. 诊断：（1）无排卵性异常子宫出血（anovulatory abnormal uterine bleeding）；

　　　　（2）原发不孕（primary infertility）。

2. 诊断依据：生育期妇女，无生育史，阴道流血 10 余日；未服用性激素类药物；月经不规则 1 年多，30~60 日来潮一次；自测尿妊娠试验阴性。体格检查：体重指数 26.43 kg/m^2，子宫及双附件无特殊。辅助检查：B 超提示双层子宫内膜厚1.5 cm，回声不均匀；生殖激素结果提示 LH 12.5 U/L，FSH 6.3 U/L，E_2 210.2 pmol/L，P 1.21 nmol/L。

五、转诊指征有哪些？

1. 异常子宫出血伴中重度贫血。

2. 异位妊娠、宫颈妊娠或剖宫产切口部位妊娠等特殊部位妊娠。

3. 妊娠或产后合并阴道流血，量大于月经量。

4. 生殖器良、恶性肿瘤伴有阴道大量流血。

5. 内、外生殖器损伤或破裂致活动性出血，需手术治疗或伴中重度贫血。

笔记

6. 阴道流血合并急性盆腔炎，经治疗无好转或需手术治疗。

7. 阴道流血合并严重内、外科疾病。

8. 经治疗阴道流血无改善或月经周期仍不规则。

9. 患者需辅助生育等情况。

患者转上级医院时，全科医生应向专科医生交代患者诊治经过及其个人、家庭、社会背景资料，便于专科医生更好地开展诊疗。专科诊疗结束来复诊，全科医生应及时了解患者诊疗经过、后续的治疗方案（主要用药）、目前的病情、主要体征及各项主要检查指标的情况、随访要求等，以实现连续性医疗服务。

六、治疗方案是什么?

无排卵性异常子宫出血的治疗原则是出血期止血，血止后调整周期，预防子宫内膜增生和异常子宫出血的复发，有生育要求的患者促排卵治疗。该患者有生育要求，故全科医生接诊后应予以止血治疗，后续可转至妇科内分泌门诊调整月经周期，或转至生殖门诊促排卵治疗。

1. 止血：性激素为首选药物。雌孕激素联合用药或者单纯孕激素，如短效口服避孕药，用法为每次 1~2 片，每 8~12 h 一次，血止 3 日后逐渐减量，血止 3 天后全科门诊复诊。

2. 调整月经周期：可转至妇科内分泌门诊调整月经周期。常用的方法有孕激素治疗，口服避孕药和雌孕激素序贯法。

3. 促排卵：可转至生殖门诊进行促排卵治疗。常用的药物有氯米芬、人绒毛膜促性腺激素（hCG）和尿促性素（hMG）。

4. 调整生活方式：控制饮食和增加运动，降低体重，争取恢复排卵及生育功能。

5. 丈夫精液检查：在促排卵治疗前，应行丈夫精液常规检查，排除男性不育因素。

七、对该患者如何管理?

第 2 次就诊

4 天后患者复诊，诉服用"优思明"片，每次 1 片，每 12 h 一次，服药第 2 天阴道流血止。现已血止 3 天，来复诊。改"优思明"片每天 1 片，维持至 21 天周期结束。患者自诉阴道流血停止后，心情好转。建议患者清淡饮食，控制体重，适当运动。

第 3 次就诊

患者服"优思明"片共 21 天后来复诊，自诉通过饮食控制加运动，减重 1.5 kg。嘱其停药，待月经来潮后前往妇科内分泌门诊就诊调整月经周期，由专科医生判断是否进行促排卵治疗。

8 个月后，患者体重降至 60 kg，经专科医生治疗成功妊娠。

八、该案例给我们的启示是什么?

阴道流血是临床上常见的症状,年龄对诊断异常子宫出血(AUB)有重要参考价值。全科医生应掌握不同年龄段的妇女出现阴道流血的常见病因,在 RICE 问诊过程中,围绕月经临床评价的指标开展问诊。全科医生也应该鼓励患者积极面对病因开展治疗,嘱患者保持生活作息规律,合理饮食,适当运动,注意体重,保证充足的睡眠时间,维持良好的生活习惯。如平时出现阴道流血症状,需及时上医院就诊,排除相关疾病,并及时治疗。如在使用性激素药物止血或调整周期中有任何不适,需及时联系医生。

【知识拓展】

阴道流血是女性最常见的症状之一,大部分女性阴道流血来源于子宫,为了与国际接轨,我国在 2014 年制定了 AUB 的诊断与治疗指南。AUB 是一种总的术语,指与正常月经的周期频率、规律性、经期长度、经期出血量中的任何 1 项不符(表 5-1-2)。

表 5-1-2　异常子宫出血(AUB)术语范围

月经临床评价指标	术语	范围
周期频率	月经频发	<21 天
	月经稀发	>35 天
周期规律性(近 1 年)	规律月经	<7 天
	不规律月经	≥7 天
	闭经	≥6 个月无月经
经期长度	经期延长	>7 天
	经期过短	<3 天
经期出血量	月经过多	>80 mL
	月经过少	<5 mL

AUB 病因分为两大类 9 个类型,按英语首字母缩写为"PALM-COEIN","PALM"存在结构性改变,可采用影像学技术和(或)病理学方法明确诊断,而"COEIN"无子宫结构性改变。"PALM-COEIN"具体指:子宫内膜息肉(polyp)所致 AUB(AUB-P)、子宫腺肌病(adenomyosis)所致 AUB(AUB-A)、子宫平滑肌瘤(leiomyoma)所致 AUB(AUB-L)、子宫内膜恶变和不典型增生所致 AUB(AUB-M),全身凝血相关疾病(coagulopathy)所致(AUB-C)、排卵障碍(ovulatory dysfunction)相关的 AUB(AUB-O)、子宫内膜局部异常(endometrial)所致的 AUB(AUB-E)、医源性(iatrogenic)AUB(AUB-I)及未分类(not yet

笔记

classified）的 AUB（AUB-N）。导致 AUB 的原因，可以是单一因素，也可以多种因素并存。

　　无排卵性 AUB 常见于青春期、绝经过渡期，生育期妇女因应激、肥胖或多囊卵巢综合征等因素影响，也可发生无排卵。该病例为生育期女性，体重指数为 26.43 kg/m^2，属于超重范畴，与不排卵关联性大。各种原因引起的无排卵均可导致子宫内膜受单一雌激素作用而无孕酮对抗，从而引起雌激素突破性出血。

（陈芳雪　阮恒超　王　静）

思考题

1. 无排卵性异常子宫出血的治疗原则是什么？
2. 阴道流血全科转诊指征有哪些？
3. 阴道流血的病因有哪些？相关疾病如何鉴别？

案例 ❷

阴道分泌物异常

患者，来女士，33岁，已婚，2-0-2-2，农民。因"阴道分泌物增多、外阴瘙痒2个月"前来就诊。

患者2个月前无明显诱因下阴道分泌物增多，呈黄绿色泡沫状，有臭味，伴外阴瘙痒，无腹痛，无异常阴道流血，无发热，无尿频、尿急、尿痛，无排尿障碍等其他不适，未引起重视。末次月经12日前，已干净1周。因近期有再生育计划，故来院进行检查。患者无重大脏器疾病史，无放射线接触史，无不良药物和激素类保健品服用史，无肿瘤、传染病、家族性遗传病史。

自发病以来，精神佳，胃纳良好，大小便正常，睡眠安好，近来体重无明显变化。

体格检查：T 36.5℃，P 86次/分，R 18次/分，BP 110/72 mmHg，HR 86次/分，律齐。身高161 cm，体重60.0 kg，体重指数23.15 kg/m²，余体格检查未发现异常。妇科检查：外阴已婚已产式，见抓痕；阴道黏膜充血，有散在出血斑点，阴道内中等量黄绿色分泌物，性状稀薄，呈泡沫状，有腥臭味；子宫颈有出血点，呈"草莓样"改变，无明显赘生物，无接触性出血，无举痛；子宫前位，正常大小，质地中等，活动度好，无压痛，双附件区未扪及包块，无压痛。

请思考以下问题：

一、阴道分泌物异常的病因有哪些？

二、如何构建整体性临床思维？

三、最可能的诊断是什么？需要完善哪些辅助检查？

四、诊断及诊断依据是什么？

五、转诊指征有哪些？

六、治疗方案是什么？

七、对该患者如何管理？

八、该案例给我们的启示是什么？

一、阴道分泌物异常的病因有哪些？

阴道分泌物（也称"白带"）是从女性阴道里流出来的一种带有黏性的白色液

体，是由子宫颈腺体、子宫内膜腺体分泌物和阴道黏膜的渗出液混合而成，其形成与雌激素作用有关。正常的阴道分泌物呈白色稀糊状或者蛋清样，高度黏稠，无腥臭味，量少，对妇女健康无不良影响，称之为生理性白带。当生殖道出现炎症时，阴道分泌物显著增多且性状亦有改变，称为病理性白带。患者发生病理性白带时，常以阴道分泌物异常的主诉来就诊。

女性阴道是一个复杂的微生态体系，健康女性阴道寄生着 50 多种微生物，如乳酸杆菌、双歧杆菌、肠球菌等，形成健康的生物膜。当感染破坏了阴道微生态，改变了阴道生物膜的平衡，就会出现白带异常。例如，外阴阴道假丝酵母菌病是由假丝酵母菌引起的常见外阴阴道炎症。白假丝酵母菌为条件致病菌，10%～20% 非孕妇女及 30% 孕妇阴道中有此菌寄生，但菌量少，呈酵母相，并不引起炎症反应，只有在宿主全身及阴道局部免疫能力下降、假丝酵母菌大量繁殖并转变为菌丝相，才出现症状。导致阴道分泌物异常伴外阴瘙痒的病因或相关因素见表 5-2-1。

表 5-2-1　阴道分泌物异常、外阴瘙痒的病因或相关因素

病因	疾病或相关因素
感染性因素	细菌性阴道病、外阴阴道假丝酵母菌病和滴虫性阴道炎 非特异性外阴阴道炎，如淋病奈瑟菌、衣原体、支原体等导致的宫颈炎
非感染性因素	外阴色素减退性疾病、绝经后女性的低雌激素水平、异物（如留置的卫生棉条、阴茎套等）、刺激物（经血、尿液、粪便等）
妊娠相关	妊娠期肝内胆汁淤积症
全身疾病	糖尿病、严重贫血、自身免疫病
其他因素	药物过敏、维生素（A、B）缺乏

二、如何构建整体性临床思维?

（一）临床 3 问和鉴别思维

阴道分泌物异常是妇科最常见的主诉之一。引起阴道分泌物异常的原因很多，外阴阴道炎最为常见。外阴阴道与尿道、肛门毗邻，局部潮湿，易受污染。生育期妇女性生活较活跃，且外阴阴道是分娩、宫腔操作的必经之道，容易受到损伤及外界病原体的感染。绝经后妇女及婴幼儿雌激素水平低，局部抵抗力下降，也易发生感染。

外阴瘙痒是女性的常见症状之一，可由各种不同病变引起。引起外阴瘙痒的原因很多，有生殖道局部原因、妊娠相关疾病（如妊娠期肝内胆汁淤积症）、全身性原因等。临床上因外阴瘙痒来就诊的女性患者，常见于外阴阴道炎症性疾病（外阴阴道假丝酵母菌病、滴虫性阴道炎、细菌性阴道炎、萎缩性阴道炎）、外阴色素减退性疾病、阴虱、妊娠期肝内胆汁淤积症、药物过敏、不良卫生习惯、全身性疾病（糖尿病、黄疸、维生素缺乏、白血病）及性传播疾病等。现采用临床安全诊断策略——临床 3 问对该患者进行分析和鉴别（图 5-2-1，图 5-2-2）。

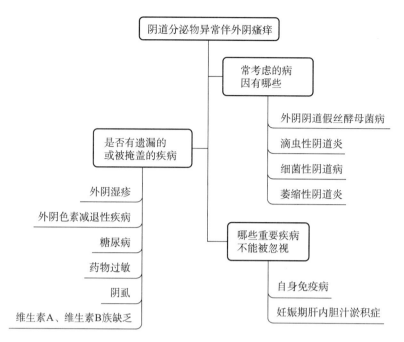

图 5-2-1 阴道分泌物异常伴外阴瘙痒临床 3 问导图

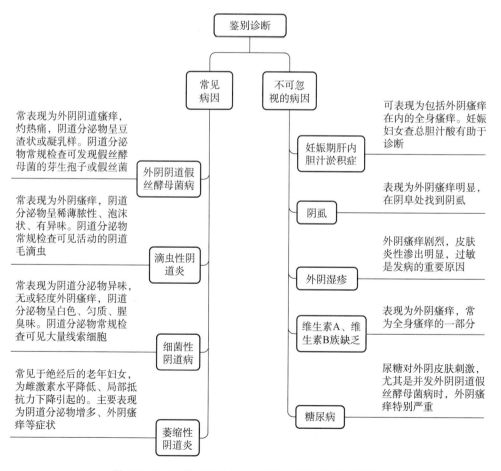

图 5-2-2 阴道分泌物异常伴外阴瘙痒鉴别思维导图

（二）以人为中心的问诊——RICE 问诊

全科医学强调以人为中心，要将全人照顾的核心理念贯彻于疾病的诊疗和健康服务的整个过程，不限于器质性疾病的诊断和治疗，还要关注患者的心理，了解患者对疾病的看法、担忧和期望。患者阴道分泌物异常伴外阴瘙痒2个月，无其他不适主诉。该患者外阴瘙痒的原因是什么？如何去除病因，解除瘙痒不适等症状？在温馨的全科诊室，全科医生采用以患者为中心的问诊（RICE）方法，与患者进行深入访谈，了解患者的背景，包括想法、关注和期望。

R（reason）——患者就诊的原因

全科医生：您好，请坐，有什么问题吗？（亲切打招呼，有利于建立良好的医患关系）

患者：医生，我最近白带特别多，阴道口处还有点痒，有时还有点热辣辣的疼。

全科医生：多长时间了？和性生活有关系吗？（询问发病时间和诱因）

患者：两个多月了。每次同房后都会加重。

全科医生：您描述一下白带好吗？比如颜色、气味等。（了解白带的性状）

患者：黄绿色的，像流脓水一样，有时候上厕所擦一下能看到白带像泡沫一样。每天换短裤都很臭。

全科医生：有没有疼痛或者大小便时不舒服？（询问伴随症状）

患者：都没有。

全科医生：您最近在生活上，比如心情、睡眠、饮食、性生活和平时不一样吗？（询问一般状况）

患者：因为白带的问题，心情不太好，胃口、睡眠还可以，就是和老公在一起同房很不舒服。

全科医生：白带增多后去医院检查过吗？（了解患者的诊治经过）

患者：没有。

全科医生：今天怎么想起来医院检查了？（询问就诊目的）

患者：现在国家"三孩政策"放开，我和我老公还想生一个，所以想来检查一下，会不会影响生三胎。

全科医生：您抽烟、饮酒吗？最近体重有变化吗？（询问一般状况及个人史）

患者：不吸烟，很少饮酒，体重没有变化。

I（idea）——患者对自己健康问题的想法

全科医生：您认为是什么原因导致的呢？（了解患者对自身问题的理解）

患者：单位的公用厕所是坐便器，大家共用，会不会与这个有关系？

全科医生：有可能，有些疾病往往与这些因素有关。比如共用公共场所的坐便器、公共浴池的毛巾等。（肯定患者的想法）

患者：医生，会不会是我老公传染给我的？

全科医生：您跟丈夫提过您现在的问题吗？他有没有不适？（了解患者性伴侣的情况）

患者：老公抱怨说有臭味。每次同房后，他下面也会痒。

C（concern）——患者的担心

全科医生：还有什么问题吗？（了解患者有无其他关心的问题）

患者：医生，和我老公有关系吗？

全科医生：您有担忧？您为什么有这样的想法？（了解患者看法的依据）

患者：是啊，他是做生意的，常常和朋友在外面浴室里洗脚洗澡的，我想那种地方肯定很脏。

全科医生：你们夫妻关系好吗？（了解患者婚姻情况）

患者：还好吧。

全科医生：我先替您检查一下，再验一下白带。看看是什么问题，好吗？（表明初步检查方案，征询患者意见）

患者：好。

三、最可能的诊断是什么？需要完善哪些辅助检查？

1. 最可能的诊断：滴虫性阴道炎？

2. 需要完善的辅助检查：阴道分泌物常规检查、B 型超声检查，可以协助判断子宫颈、子宫腔内是否存在赘生物等异常情况。

检查结果：①阴道分泌物常规检查：白带呈黄绿色，稀薄脓性，有臭味，有气泡，pH 5.2，清洁度Ⅲ度。②阴道分泌物湿片法：在显微镜下见到呈波状运动的滴虫及明显增多的白细胞被推移。③影像学检查：B 超提示子宫正常大小，双附件未探及异常包块。

E（expectation）——患者的期望

全科医生：根据化验结果，您得了滴虫性阴道炎。（明确告诉患者诊断）

患者：医生，您能否解释一下我的阴道炎是如何得的吗？

全科医生：阴道炎是比较常见的一种疾病，不一定是由不洁性生活引起的，可因其他途径的污染而得病，就像您刚才讲的坐便器共用，也是传播途径之一。让您老公也来检查一下，有利于治疗。平时要注意卫生习惯，保持外阴清洁，勤换内裤，少去公共浴池泡澡。（医生给予心理支持，适时健康教育）

患者：好。

四、诊断及诊断依据是什么？

1. 诊断：滴虫性阴道炎（trichomonas vaginitis）。

2. 诊断依据：①病史：患者为生育期女性，自觉白带增多伴外阴瘙痒 1 周余。其丈夫曾告知过患者白带有臭味，同房后也有瘙痒等不适。平时月经规则，末次月经 12 日前，无重大脏器疾病史，无药物过敏史。②体格检查：外阴可见抓痕，阴道分泌物明显增多，黄绿色，稀薄脓性，可见泡沫，有腐臭，可见"草莓样"子宫颈。③实验室检查：阴道分泌物湿片法镜下可见滴虫。

五、转诊指征有哪些?

严重、复发性外阴阴道炎,妊娠合并阴道炎,如发生胎膜早破、早产及低出生体重儿,当地医院治疗经验不足时,应及时转诊。

六、治疗方案是什么?

1. 药物治疗:甲硝唑 2 g,单次口服;或替硝唑 2 g,单次口服。替代方案为甲硝唑 400 mg,每日 2 次,连服 7 日。

2. 性伴侣的治疗:性伴侣应同时进行治疗,并告知患者治愈前应避免无保护的性生活。

3. 治疗失败的处理:若患者初次治疗失败且排除再次感染,可增加甲硝唑剂量及疗程。如重复应用甲硝唑 400 mg,每日 2 次,连服 7 日。若再次治疗失败,给予甲硝唑或替硝唑 2 g,每日 1 次,连服 5 日,同时进行耐药性监测。

七、对该患者如何管理?

1. 随访管理:由于滴虫性阴道炎患者再感染率很高,可考虑让患者治疗后 3 个月重新进行筛查。

2. 生育指导:因滴虫性阴道炎可导致胎膜早破、早产及低出生体重儿等不良妊娠结局,建议患者治愈后再考虑妊娠。

常见外阴阴道炎的治疗和随访管理见表 5-2-2。

表 5-2-2　常见外阴阴道炎的治疗和随访管理

治疗与管理	滴虫性阴道炎	细菌性阴道病	外阴阴道假丝酵母菌病
药物	硝基咪唑类	硝基咪唑类	抗真菌类
性伴侣	需治疗	不需治疗	需治疗
随访	需要	需要	需要

八、该案例给我们的启示是什么?

外阴瘙痒、阴道分泌物增多是最常见的外阴阴道炎的临床表现。育龄期妇女常见的外阴阴道炎包括滴虫性阴道炎、细菌性阴道病和外阴阴道假丝酵母菌病,这三种疾病的病原体、好发因素、传播途径均有所不同,阴道分泌物的性状、是否伴有瘙痒,以及瘙痒的特征也是不同的,可以通过病史询问得出初步诊断。

除外阴阴道炎外,子宫颈炎、盆腔炎也可表现为阴道分泌物增多,阴道分泌物刺激外阴可引起外阴瘙痒等不适。一些外阴皮肤病、外阴寄生虫病也可表现为外阴瘙痒。因此,在查体时,即使考虑为外阴阴道炎的患者,也必须建议做全面细致的妇科检查。

女性阴道分泌物异常的发生与年龄、职业、收入、个人生活方式、行为,以及健康观的树立正确与否有关。因此要加强广大妇女对常见外阴阴道炎疾病的认识，加大妇科保健知识的宣传教育，利用各种形式，如到基层单位讲座及通过电视、广播、报纸等宣传妇幼保健知识，提高妇女自我保护能力，做好预防措施。叮嘱患者要保持良好健康的生活和卫生习惯，注意对自己的外阴进行清洁，经常更换内衣裤。如有异常感觉出现，及时到医院进行诊治，查明导致异常的原因，而不要盲目自行使用药物。医生耐心解释病情，必要时积极进行心理疏导，帮助患者建立正确的人生态度，避免心身疾病的发生。

【知识拓展】

1. **外阴阴道假丝酵母菌病**　主要致病菌为白假丝酵母菌，属于机会致病菌，主要为内源性感染。妊娠、应用广谱抗生素、糖尿病、大量应用免疫抑制剂、长期口服避孕药为其高危因素，临床特点为外阴重度瘙痒伴烧灼感，部分患者合并菌群异常。阴道分泌物检查发现假丝酵母菌的芽生孢子或假菌丝可确诊，分为单纯性和复杂性两大类。治疗选择局部或全身抗假丝酵母菌药物治疗，根据疾病分类决定疗程长短。

2. **滴虫性阴道炎**　病原体为阴道毛滴虫，以性接触为最主要传播方式，也可经公共浴池、浴盆、浴巾、游泳池、坐便器、衣物等间接传播。滴虫感染的性伴侣为其主要的高危因素。临床特点为阴道分泌物增多，稀薄，脓性，泡沫状，伴轻度瘙痒。可靠的诊断方法为阴道分泌物湿片法，显微镜下见到活动的阴道毛滴虫。治疗采用口服抗滴虫药物，强调性伴侣同时治疗，常用药物为甲硝唑及替硝唑。

3. **细菌性阴道病**　是阴道内乳杆菌缺乏、加德纳菌及厌氧菌等增加所导致的内源性混合感染疾病，反复阴道冲洗、频繁性交、多个性伴侣为其发病高危因素，临床特点为阴道分泌物增多，呈白色、匀质、稀薄，伴有鱼腥臭味，无或轻度瘙痒，阴道检查无炎症改变。临床诊断标准为阴道分泌物特性、高倍显微镜下线索细胞阳性、pH > 4.5 及胺臭味试验阳性 4 项中符合 3 项。主要采用针对厌氧菌的治疗，常用药物包括甲硝唑、替硝唑、克林霉素等。

4. **阴道分泌物实验室常规检查**　注意查找滴虫、假丝酵母菌的芽生孢子和假菌丝、线索细胞等。临床上常用阴道分泌物湿片法，如滴虫性阴道炎患者的阴道分泌物可在显微镜下见到呈波状运动的滴虫及增多的白细胞被推移，敏感性为 60% ~ 70%。若多次湿片法未能发现滴虫，可送培养，准确性达 98% 左右。注意事项：取阴道分泌物前 24 ~ 48 h 避免性交、阴道灌洗或局部用药等，取分泌物时阴道窥器不涂润滑剂，分泌物取出后应及时送检并注意保暖，否则滴虫活动力减弱，造成辨认困难。

5. **影像学检查（B 型超声）**　可以协助判断子宫颈、子宫腔内是否存在赘生物等异常情况。

6. **鉴别诊断**　常见外阴阴道炎的鉴别诊断见表 5-2-3。

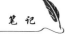

表 5-2-3　常见外阴阴道炎的鉴别诊断

临床表现	滴虫性阴道炎	细菌性阴道病	外阴阴道假丝酵母菌病
症状	分泌物增多，轻度瘙痒	分泌物增多，无或轻度瘙痒	重度瘙痒，烧灼感
分泌物特点	稀薄，脓性，泡沫状	白色，匀质，腥臭味	白色，凝乳状或豆渣样
阴道黏膜	散在出血点	无异常	水肿，红斑
阴道 pH	> 4.5	> 4.5	< 4.5
胺试验	可为阳性	阳性	阴性
显微镜检查	阴道毛滴虫，多量白细胞	线索细胞，极少白细胞	芽生孢子及假菌丝，少量白细胞

（徐向荣　阮恒超　王　静）

思考题

1. 如何鉴别滴虫性阴道炎、细菌性阴道病、外阴阴道假丝酵母菌病？

2. 如何对阴道分泌物异常患者开展健康教育？

3. 阴道分泌物异常伴外阴瘙痒的病因有哪些？

笔记

案例 ❸

下 腹 痛

📠【案例简介】

患者，杨女士，27岁，已婚，教师。因"停经45日，阴道流血3日伴突发左下腹痛1h"前来就诊。

患者平素月经规律，月经周期30日，行经5日，量中等，无痛经。末次月经45日前，量及性状同前。停经35日自测尿妊娠试验阳性。3日前患者无明显诱因下出现阴道流血，量少于月经量，色暗，当时无下腹痛，无肛门坠胀感，无恶心、呕吐，无腹泻，患者未予重视，阴道流血持续至今。1h前患者无明显诱因下出现左下腹撕裂样疼痛，伴恶心呕吐，有肛门坠胀感，无晕厥，遂前来就诊。

自发病以来，患者精神尚可，胃纳良好，小便无特殊，今起便意感明显。

查体：T 36.5℃，P 91次/分，BP 100/65 mmHg，R 20次/分，HR 91次/分，律齐。神志清楚。呼吸平稳。面色略苍白。巩膜无黄染。双肺呼吸音清。听诊肠鸣音正常。肝脾肋下未触及，墨菲征阴性，移动性浊音阴性。双下肢无水肿，生理反射存在，病理反射未引出。

妇科检查：外阴已婚已产型，阴道内见少量暗红色血性分泌物；宫颈光滑，宫口闭，未见组织物嵌顿，无接触性出血，举痛明显；子宫饱满，前位，质软，活动好，无压痛；左附件区可触及5cm×4cm×4cm大小包块，活动欠佳，轻压痛，右附件区未触及明显包块及压痛。

请思考以下问题：

一、女性下腹痛的病因有哪些？

二、如何构建整体性临床思维？

三、最可能的诊断是什么？需要完善哪些辅助检查？

四、诊断和诊断依据是什么？

五、转诊指征有哪些？

六、治疗方案是什么？

七、对该患者如何管理？

八、该案例给我们的启示是什么？

笔记

一、女性下腹痛的病因有哪些?

下腹痛为非创伤性下腹部位的疼痛,可由多种疾病引起,从轻度和自限性到危及生命的疾病均可见,女性多为妇科疾病所引起,少部分为下腹其他部位的疼痛。根据疼痛起病的缓急、部位、性质、时间、放射部位、伴随症状等考虑不同的疾病,见表 5-3-1。

表 5-3-1 女性下腹痛的病因或相关因素

下腹痛	具体描述	疾病或相关因素
起病缓急	起病缓慢逐渐加剧	内生殖器炎症或恶性肿瘤
	急骤发病	卵巢囊肿蒂扭转或破裂、子宫浆膜下肌瘤蒂扭转
	反复隐痛后突然出现撕裂样剧痛	输卵管妊娠破裂或流产型
疼痛部位	下腹正中	子宫病变引起
	一侧下腹痛	附件病变,如卵巢囊肿蒂扭转、输卵管卵巢急性炎症、异位妊娠
	右侧下腹痛	急性阑尾炎
	双侧下腹痛	盆腔炎性疾病
	下腹痛或全腹疼痛	输卵管妊娠破裂、卵巢囊肿破裂、盆腔腹膜炎
疼痛性质	持续性钝痛	炎症或腹腔内积液
	顽固性疼痛	晚期生殖器肿瘤
	阵发性绞痛	子宫或输卵管收缩
	撕裂性锐痛	输卵管妊娠或卵巢肿瘤破裂
	下腹坠痛	宫腔内积血、积脓
疼痛时间	月经周期中间	排卵性疼痛
	经期	原发性痛经、子宫内膜异位症
	周期性下腹痛无月经来潮	先天性生殖道畸形、术后宫腔、子宫颈管粘连
	与月经周期无关	下腹部手术后组织粘连、阑尾炎、子宫内膜异位症、盆腔炎性疾病后遗症、盆腔静脉淤血综合征、妇科肿瘤
放射部位	放射至肩部	腹腔内出血
	放射至腰骶部	宫颈、子宫病变
	放射至腹股沟及大腿内侧	该侧附件病变
伴随症状	伴随停经史	妊娠并发症
	伴恶心、呕吐	卵巢囊肿蒂扭转
	伴畏寒、发热	盆腔炎性疾病
	休克症状	腹腔内出血
	肛门坠胀	直肠子宫陷凹积液
	恶病质	生殖器晚期肿瘤

笔记

311

二、如何构建整体性临床思维?

(一)临床3问和鉴别思维

下腹痛为临床常见的症状,女性下腹痛多由妇科疾病所致,也可以来自生殖系统以外的疾病。急性下腹痛起病急剧,疼痛剧烈,可伴有恶心、呕吐、出汗及发热等症状。有性生活史的生育期妇女出现急性下腹痛,首先应明确有无停经史,区分妊娠与非妊娠相关疾病,注意仔细询问病史,尤其是月经史和末次月经情况。同时,结合腹痛的起病缓急情况、疼痛部位、疼痛性质、疼痛时间、放射部位及伴随症状等,进一步分析导致下腹痛的病因。重点关注患者生命体征,以及是否存在腹腔内出血征象,如伴有心率加快、血压下降,需警惕异位妊娠破裂致腹腔内大出血从而出现休克的风险。全科医生需具备全科思维,对于转移性右下腹痛,要考虑急性阑尾炎的可能;出现整个下腹痛或全腹痛,要考虑是否存在盆腔腹膜炎的情况。下面我们用临床安全诊断策略——临床3问进行分析和鉴别(图5-3-1,图5-3-2)。

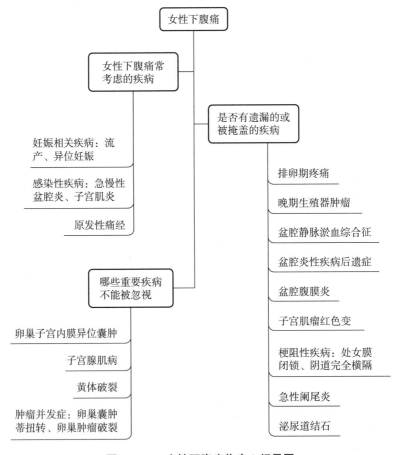

图 5-3-1 女性下腹痛临床3问导图

笔记

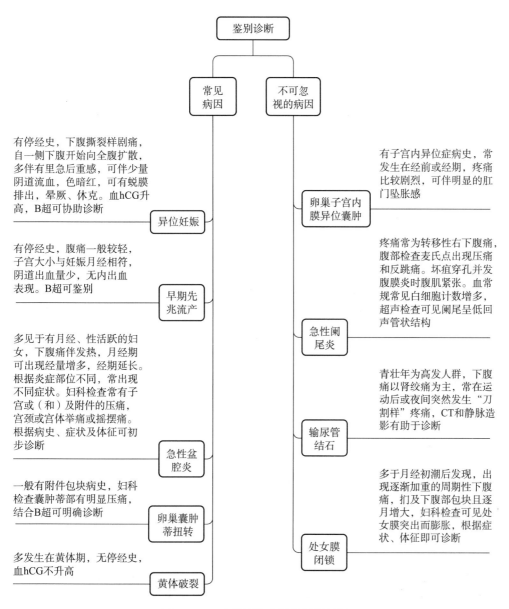

图 5-3-2　女性下腹痛鉴别思维导图

（二）以人为中心的问诊——RICE 问诊

对于疾病的诊断来说，患者提供的信息是最重要的，其次是体格检查，再次是做相应的辅助检查帮助诊断。著名的加拿大医学教育家威廉·奥斯勒说过一句话：跟患者说话吧，患者的语言揭示了诊断。全科医生接诊下腹痛的女性患者，应仔细询问病史，不遗漏任何诊治要点。患者"停经 45 日，阴道流血 3 日伴突发左下腹痛 1 h"，自测尿妊娠试验阳性，妇科查体示左附件区压痛包块。该患者阴道流血和下腹痛的原因是什么？是否是妊娠相关原因？是"异位妊娠"还是"先兆流产"？是否存在"卵巢囊肿"？患者是不是还有话没有说呢？下面采用 RICE 问诊，了解患者的背景，包括想法、关注和期望。

R（reason）——患者就诊的原因

全科医生：杨女士，你好，看你很不舒服，可以和我说说情况吗？（开放式提问，考虑到急腹症，抓紧时间开始问诊）

患者：医生，我小肚子很痛，刚才痛得受不了了。

全科医师：除了小肚子痛，还有其他的不舒服吗？（全面了解症状）

患者：前两天下面有点出血，断断续续的。

全科医生：你最后一次月经是什么时候来的？（了解是否有停经史，与妊娠相关疾病鉴别）

患者：大概40多天前。

全科医生：你平时月经规律吗？月经多久来一次？有没有经常推迟或提前？（核算孕周）

患者：月经比较准的，一个月来一次，前后相差1~2天。

全科医生：2天前出血是在什么情况下出现的？（了解阴道流血的诱因）

患者：2天前早上起来小便的时候，发现内裤上有暗红色的分泌物，我开始没当一回事。

全科医生：阴道流血量和平时月经比较，有没有增多或减少？颜色怎么样？（了解阴道流血的性质、疾病进展、缓解因素）

患者：出血量不多，和平时快干净的时候差不多，颜色暗红的，有时候有，有时候没有。

全科医师：今天突然出现下腹部疼痛是在什么情况下？是不是剧烈运动了？（了解下腹痛的诱因）

患者：没有运动。因为之前有点出血，家人就让我多躺躺保胎治疗，我吃完早饭躺在沙发上玩手机，肚子就开始痛起来了。

全科医生：是哪个部位痛？疼痛厉害吗？持续痛还是阵发痛？胀痛还是绞痛？（了解腹痛性质、疾病进展）

患者：开始是隐隐的痛，就像来例假一样，有点坠坠的痛，小腹左边痛得厉害一点，后来越来越痛，痛得我有点受不了了，感觉左下腹里面像什么东西撕裂了一样。

全科医生：疼痛有加重或者缓解吗？（了解缓解因素）

患者：撕裂样痛，前后大概有半小时，之后就好受多了。

全科医生：当时还有别的不舒服吗？有发热吗？（了解伴随症状）

患者：当时我忍不住恶心、呕吐，把早饭都吐出来了，出了一身冷汗。发热倒是没有。

全科医生：有没有头晕、胸闷、黑蒙、晕厥？有没有想拉大便的感觉？（判断是否有腹腔内出血征象）

患者：头晕、胸闷倒是没有，但是现在总是觉得很想拉大便，去上厕所又拉不出什么。

全科医生：你下腹痛的时候，下面有没有肉样的组织物或血块样的东西排出

笔记

来?（鉴别流产）

患者：没有。

全科医生：有没有畏寒发热、尿频尿急?（鉴别感染性疾病）

患者：没有。

全科医生：近段时间，饮食、睡眠怎么样? 大小便正常吗?

患者：睡眠、饮食都和往常一样，小便正常的，今天很想拉大便，但拉不出来。

I（idea）——患者对自己健康问题的看法

全科医生：你认为是什么原因引起剧烈的下腹痛?（了解患者对自身问题的理解）

患者：医生，我是不是流产了呀? 我 10 天前因为月经没来，自己买了早孕试纸，测出来有两条杠。

全科医生：你有停经史，又有阴道流血和下腹痛，确实不排除流产的可能性。但你腹痛这么剧烈，也没有组织物掉出来，流产的可能性不是很大。（肯定患者的想法，提出自己的观点）

C（concern）——患者的担心

患者：医生，不是流产的话，难道是"宫外孕"?

全科医生：按照你目前的描述，结合你的月经情况，宫外孕的可能性比较大。

患者：医生，那怎么办? 宫外孕很危险的，听说会大出血! 我好像出血并不多。（患者流露出害怕、担忧和怀疑）

全科医生：宫外孕也分几种情况，宫外孕破裂会导致大出血，情况会比较危急。目前你的生命体征还是平稳的，先给你开通静脉通路，马上会给你做个床边 B 超，妇科医生也在前来会诊的路上了，你不要担心。（及时给予解释，安慰患者）

E（expectation）——患者的期望

患者：医生，你一定要帮我治疗好，我还要生二胎的。

全科医生：你放心，我会和妇科医生一起讨论后续的治疗方案，具体还是要根据各项检查结果和你的病情变化来决定，你一定会好起来的。（移情、鼓励患者）

患者：谢谢你，医生。那我现在需要注意什么?

全科医生：宫外孕可能会出现包块破裂、腹腔内大出血的情况，所以你就安心在留观室病床上休息，等待检查结果和医生的处理。如果这中间出现阴道流血增多、腹痛加剧、头晕、胸闷等情况立即告诉我们。（健康宣教，建立良好的医患关系）

患者：好。谢谢你!

三、最可能的诊断是什么? 需要完善哪些辅助检查?

1. 最可能的诊断：异位妊娠?

2. 辅助检查：查人绒毛膜促性腺激素、孕酮、血常规、凝血功能、生化、盆腔超声。

结果如下：血人绒毛膜促性腺激素（β-hCG）2100 U/L，血孕酮（P）15 nmol/L。血常规提示白细胞（WBC）8.5×10⁹/L，中性粒细胞 75%，血红蛋白 105 g/L。凝血功能、生化功能无异常。床边超声提示子宫前位，饱满，宫内未见胚囊样组织。双卵巢正常大，回声无特殊，左宫旁可见 5.5 cm×4.8 cm×4.2 cm 不均质包块，内见卵黄囊，直肠窝液体 3.5 cm，液稠。

四、诊断和诊断依据是什么？

1. 诊断：（1）异位妊娠（ectopic pregnancy）。

（2）轻度贫血（mild anemia）。

2. 诊断依据：患者，育龄期女性，有正常性生活，未避孕；停经 45 日，3 日前出现阴道少量流血，1 h 前出现左下腹撕裂样疼痛。目前生命体征尚稳定，面色略苍白，移动性浊音阴性；妇科检查发现子宫颈举痛明显，子宫饱满，左附件区可触及 5 cm×4 cm×4 cm 大小包块，活动欠佳，轻压痛。10 日前自测早孕试纸阳性。血 hCG 为 2100 U/L；床边 B 超提示宫内未见胚囊样组织，左宫旁可见 5.5 cm×4.8 cm×4.2 cm 不均质包块，内见卵黄囊，可以排除难免流产，考虑异位妊娠。血常规提示 Hb 105 g/L，B 超提示直肠窝液体 3.5 cm，液稠，考虑有内出血情况，与患者轻度贫血相符。

五、转诊指征有哪些？

1. 在问诊和查体过程中，出现晕厥、休克、生命体征不平稳等腹腔内出血症状，边纠正休克症状边转诊。

2. 在辅助检查中发现中重度贫血（或短期内下降明显）、血 β-hCG > 3000 U/L 或持续升高、B 超提示子宫外妊娠结构有胎心搏动或附件区包块直径 > 4 cm。

3. 拟采用药物治疗者。

4. 拟行手术治疗者。

5. 期待治疗后病情变化，有手术指征者。

6. 保守手术治疗随访考虑持续性异位妊娠者。

7. 随诊不可靠者。

8. 病情复杂，考虑合并其他脏器疾病者。

患者转上级医院时，全科医生应向妇科医生交代患者诊治经过及其个人、家庭社会背景资料，便于妇科医生更好地开展诊疗。妇科诊疗结束来复诊，全科医生应及时了解患者诊疗经过、后续的治疗方案（主要用药）、目前的病情、主要体征及血 β-hCG 及盆腔超声复查情况等，以实现连续性医疗服务。

六、治疗方案是什么？

1. 建立良好的医患关系，同时开展心理治疗。

2. 异位妊娠的治疗包括手术治疗、药物治疗和期待治疗，其中手术又分为保守手术和根治手术两大类。

（1）手术治疗

1）有生育要求的年轻妇女，特别是对侧输卵管已切除或有明显病变者，可采用保守手术。

2）对于无生育要求的输卵管妊娠，或出现内出血并发休克的急症患者，可采用根治手术。

3）重症患者应在积极纠正休克的同时，手术切除输卵管，并酌情处理对侧输卵管。

4）无论是保守手术还是根治手术，通常在腹腔镜下完成，除非生命体征不稳定者，需要快速进腹止血并完成手术。

（2）药物治疗：主要适用于病情稳定的输卵管妊娠患者及保守性手术后发生持续性异位妊娠者，采用化学药物治疗。

（3）期待治疗：是全科门诊最常见的异位妊娠治疗方法，适用于病情稳定、血清 hCG 水平较低（＜1 500 U/L）且呈下降趋势者。

1）建立良好的医患关系，与患者及家属充分沟通，说明病情并征得同意后进行。

2）告知在期待治疗过程中，病情可能加重，出现急性腹痛、输卵管破裂症状，导致大出血、休克等情况，严重者危及生命。

3）注意休息，避免剧烈运动，禁性生活。

4）每隔 3 日动态观察血 hCG 和盆腔超声检查，了解血 hCG 趋势和包块大小情况，直至血 hCG 连续 3 次阴性。

七、对该患者如何管理？

该患者诊断异位妊娠明确，考虑到患者有生育要求，盆腔包块较大，血 hCG 为 2 100 U/L，在给患者开通静脉通路的情况下，将患者转运至上级医院妇科进一步治疗。

第 2 次就诊

一周后患者复诊，患者已在上级医院因"左输卵管妊娠"全麻下行腹腔镜下保守手术，术后恢复可，目前已无明显阴道流血，无腹痛，无发热等不适。今来全科门诊随访血 hCG，已降至正常。全科医生安慰患者，告诉患者术后恢复很好，过一周再来复查，期间有下腹痛、阴道流血等不适，随诊前往门诊就诊。

第 3 次就诊

又一周过去了，患者再次前来全科门诊就诊。复查血 hCG 再次正常。全科医生告知患者，血 hCG 已两次正常，本次异位妊娠已治愈。好好休息半年后再准备怀孕，但备孕前最好去妇科看一下，做些孕前检查，必要时做个输卵管造影，了解输卵管通畅情况。

八、该案例给我们的启示是什么?

异位妊娠是妇产科最常见的急腹症之一，典型临床表现为停经后腹痛与阴道流血。在临床工作中常发现有些患者症状不典型，容易误诊、漏诊。因此，全科医生在接诊有性生活的育龄期女性时，若有阴道不规则流血或下腹疼痛，务必首先排除妊娠状，是否存在异位妊娠的可能。若考虑异位妊娠可能，在接诊过程中需密切注意患者生命体征，一旦发现生命体征不平稳或有明确急诊手术指征，应积极处理并同时转诊。该疾病可能涉及后续生育问题，制订治疗方案时应充分与患者沟通并详细告知利弊及相关风险。异位妊娠的期待治疗可在全科门诊进行，全科医生需与患者及其家属建立良好的医患关系，详细告知期待治疗过程中需严密随访血 hCG 和盆腔超声检查，密切注意患者阴道流血及下腹痛情况，帮助患者正确认识疾病的风险，消除患者顾虑，积极配合治疗，最终取得满意效果。

【知识拓展】

1. 异位妊娠（ectopic pregnancy）　习称宫外孕，是指受精卵在子宫体腔以外着床。根据受精卵种植部位不同，异位妊娠分为输卵管妊娠、宫颈妊娠、卵巢妊娠、腹腔妊娠、阔韧带妊娠等，其中以输卵管妊娠最常见（占 90%～95%），输卵管妊娠多发生在壶腹部（75%～80%），其次为峡部，伞部及间质部妊娠少见。

2. 持续性异位妊娠（persistent ectopic pregnancy）　是指输卵管妊娠行保守手术后，残余滋养细胞有可能继续生长，再次发生出血，引起腹痛等，发生率为 3.9%～11.0%。全科医生在管理输卵管妊娠保守手术后随访患者时，应密切监测血 hCG 水平，每周复查一次，直至降至正常水平，如发现术后血 hCG 不降或升高，或术后 12 日未下降至术前的 10% 以下，均可诊断为持续性异位妊娠。术前血 hCG 水平过高、上升速度过快或输卵管肿块过大，发生持续性异位妊娠的可能性增大。可选用甲氨蝶呤药物治疗，必要时再次手术。

3. 剖宫产瘢痕部位妊娠（caesarean scar pregnancy，CSP）　是指受精卵植床于前次剖宫产子宫切口瘢痕处的一种异位妊娠。CSP 为剖宫产的远期并发症之一，近年来由于国内剖宫产率居高不下，CSP 的发生率呈上升趋势。CSP 是一个限时定义，仅限于早孕期，临床表现为既往有子宫下段剖宫产史，此次停经后伴不规则阴道流血，临床上常被误诊为宫颈妊娠、难免流产或不全流产，有时也被误诊为正常早孕而行人工流产导致大出血或流产后反复出血。大多数 CSP 预后凶险，因此全科医生应在早孕期精准识别 CSP，并及时转诊。经阴道超声检查是诊断 CSP 的主要手段，妇科医生对 CSP 常选择个体化方案，包括药物治疗或手术治疗，子宫动脉栓塞术是重要的辅助治疗手段。

（杨　敏　阮恒超）

思考题

1. 简述异位妊娠的转诊指征。
2. 异位妊娠期待治疗的适应证是什么？如何开展期待治疗？
3. 女性下腹痛的病因有哪些？相关疾病如何鉴别？

案例 ❹

下 腹 肿 块

患者，李女士，女，28岁，银行职员，因"自觉下腹肿块1周"前来就诊。

患者5年前发现子宫肌瘤，呈逐渐增大趋势，1年前超声提示肌瘤直径5cm，后未复查。平时月经规则，经量偏多，无腹痛，无发热等不适，时有头晕，偶有尿频，无便秘，无大便性状改变。1周前平躺时扪及下腹部肿块，无特殊症状。末次月经15天前，7天净。无手术外伤史，无重大脏器疾病史，无放射线接触史，无不良药物和激素类保健品服用史，无烟酒嗜好，无传染病、家族性遗传病史。

自发病以来，患者精神尚可，胃纳一般，大小便无特殊，睡眠可，体重无明显改变。

查体：T 36.8℃，P 80次/分，BP 120/70 mmHg，R 20次/分，HR 80次/分，律齐，双肺未闻及干、湿啰音，生命体征平稳，轻度贫血貌。腹软，耻骨联合上方可及包块上缘，质地偏硬，边界清，活动可，无压痛及反跳痛，移动性浊音阴性。

妇科检查：外阴已婚未产式，阴道通畅，子宫颈光滑，无举痛、摇摆痛，子宫前位，增大如妊娠3个月大小，形态不规则，表面高低不平，子宫前壁突起明显，子宫质地偏硬，活动度好，无压痛，双侧附件区未及包块，无压痛。

请思考以下问题：

一、下腹肿块的病因有哪些？

二、如何构建整体性临床思维？

三、最可能的诊断是什么？需要完善哪些辅助检查？

四、诊断和诊断依据是什么？

五、转诊指征有哪些？

六、治疗方案是什么？

七、对该患者如何管理？

八、该案例给我们的启示是什么？

一、下腹肿块的病因有哪些？

下腹肿块常指位于盆腔的肿块。根据质地不同，分为囊性和实性。囊性肿块多为良性病变，实性肿块除去一些生理情况、子宫肌瘤及炎症包块外，均应首先考虑恶性肿瘤。女性下腹肿块的病因或相关因素见表 5-4-1。

表 5-4-1　女性下腹肿块的病因或相关因素

来源	类型	常见疾病或相关因素
妇科相关脏器来源	子宫增大	妊娠子宫、子宫肌瘤、子宫腺肌病、子宫恶性肿瘤、子宫畸形、宫腔阴道积血
	附件肿块	输卵管妊娠、附件炎性肿块、卵巢子宫内膜异位囊肿、卵巢非赘生性囊肿、卵巢赘生性肿块
非妇科相关脏器来源	肠道及肠系膜肿块	粪块嵌顿、阑尾脓肿、腹部手术或感染后继发的肠管及大网膜粘连、肠系膜肿块、结肠癌
	泌尿系肿块	充盈膀胱、异位肾
	腹腔肿块	腹腔积液、盆腔结核包裹性积液、直肠子宫陷凹脓肿
	腹壁及腹膜后肿块	腹壁血肿或脓肿、腹膜后肿瘤或脓肿

二、如何构建整体性临床思维？

（一）临床 3 问和鉴别思维

下腹肿块是患者就医时的常见主诉。肿块可能是患者本人或家属无意发现，或因其他症状（如下腹痛、阴道流血等）就诊时做妇科检查或影像学检查时发现。全科医生在接诊时除需思考肿块的来源外，还需综合考虑患者的生育需求、是否有性生活史等进行问诊、查体、诊断和治疗，如考虑是否因妊娠导致子宫增大。同时应该明确是否存在需要立即转诊的急症情况，如是否存在卵巢囊肿蒂扭转，需要急诊行剖腹探查术。生殖系统是女性盆腔肿块的主要来源。全科医生在接诊女性患者时，首先要考虑子宫来源的肿块和附件来源的肿块，同时也要考虑泌尿系统、消化系统来源的肿块，并警惕恶性盆腔肿块。下面我们用临床 3 问进行分析和鉴别（图 5-4-1，图 5-4-2）。

（二）以人为中心的问诊——RICE 问诊

对于疾病的诊断来说，患者提供的信息是最重要的，其次是体格检查，再次是做相应的辅助检查帮助诊断。该患者为育龄期妇女，有生育要求，发现子宫肌瘤5 年、自觉下腹肿块 1 周，平时月经量略多，查体发现子宫增大，是正常的妊娠状态？还是子宫肌瘤增大了？患者是不是还有话没说？下面采用 RICE 问诊，了解患者的背景，包括想法、关注和期望。

R（reason）——患者就诊的原因

全科医生：你好，请坐！看你愁眉苦脸的，可以跟我说说吗？（亲切地称呼，营造轻松舒适的环境，让患者感受到来自医生情感上的支持，开始"开放式问诊"）

患者：医生，我最近摸到肚子里有个肿块。

全科医生：哪个位置？你什么时候开始摸到的？（了解肿块的位置和发现的

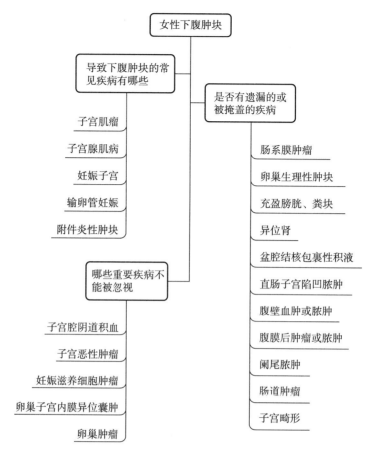

图 5-4-1 女性下腹肿块临床 3 问导图

时间）

患者：这里，1 周前，躺在床上的时候。（患者用手指在耻骨联合上方）

全科医生：站着时摸得到么？

患者：也会摸到一点。

全科医生：近期有其他不舒服吗？比如腹痛、腹胀、恶心？（了解伴随症状）

患者：好像没有。

全科医生：有经常想要小便，或者小便时会刺痛吗？（了解是否存在肿块压迫症状）

患者：小便比以前频繁，不太憋得住，没有感觉痛。

全科医生：平时月经规则吗？最后一次月经什么时候来的？（与妊娠子宫鉴别）

患者：月经规则的，30 天来一次，每次 8~10 天干净，最后一次月经 15 天前来的。

全科医生：和以前相比，你的月经天数和量有变化吗？（了解月经性状变化）

患者：以前月经 4~5 天就干净了，半年前开始多起来，月经的第 3~4 天量最多，每天用日用卫生巾 7~8 片，晚上要用 2 片夜用的，1 周才能干净。

全科医生：来月经时痛吗？卫生巾上有没有血块？

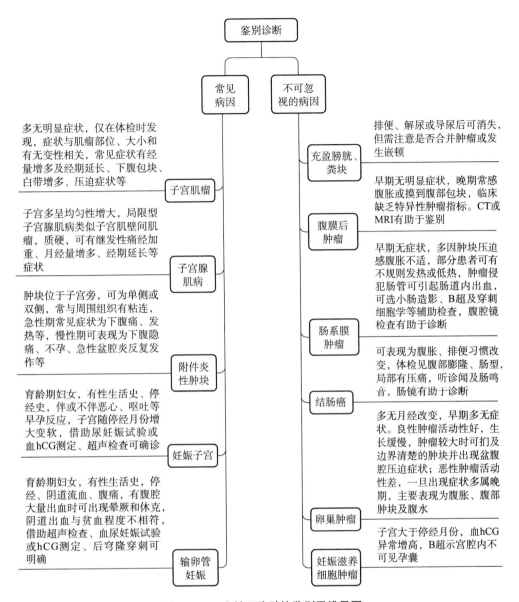

图 5-4-2　女性下腹肿块鉴别思维导图

患者：不痛。血块有，不是特别多。

全科医生：平时工作压力大吗？有没有觉得头晕乏力、腰酸背痛？

患者：工作比较轻松，经常会头晕，没力气，腰酸背痛，特别是月经来的时候，可能是来月经的缘故。

全科医生：大便有没有发现带血丝、形状变细之类的情况？（与肠道肿块鉴别）

患者：和原来差不多，没有发现您说的情况。

全科医生：平时吸烟、饮酒吗？最近体重有没有变化？

患者：没有吸烟和饮酒，体重和之前差不多。

I（idea）——患者对自己健康问题的看法

全科医生：你认为摸到的肿块是怎么回事？（了解患者对自身问题的理解）

323

患者：4 年前我体检时发现有子宫肌瘤。

全科医生：体检报告带来了吗？

患者：没有带。我记得第一次 B 超显示肌瘤直径 2 cm，后来每年体检都会稍稍大一点，去年体检大概直径 5 cm。

全科医生：发现子宫肌瘤后，你去医院看过吗？最近复查过子宫 B 超吗？

患者：去年体检完去医院看过，医生说暂时不用处理。我大概有一年多没有检查了，估计肌瘤又会大一点。

全科医生：别急，我先给你安排相关检查，等检查结果出来后再制订下一步治疗方案。

患者：好。

三、最可能的诊断是什么？需要完善哪些辅助检查？

1. 最可能的诊断：子宫肌瘤？

2. 辅助检查：血常规、凝血功能、生化、肿瘤标志物、尿妊娠试验、子宫颈液基细胞学检查（TCT）、腹部及盆腔超声。

结果如下：血常规提示血红蛋白 Hb 89 g/L，尿妊娠试验阴性，凝血功能、生殖激素、肿瘤标志物和鳞癌相关抗原（SCC）未见明显异常。子宫颈 TCT 检查提示未见上皮内病变或恶性病变（NILM）。腹部肝胆脾胰超声检查未见明显异常。盆腔超声检查提示子宫前位，大小 126 mm×92 mm×79 mm，肌层回声欠均匀，子宫前壁近宫底处探及一大小为 82 mm×76 mm×57 mm 的低回声结节，内部回声不均，部分凸向宫腔，包膜完整，边界清晰，子宫内膜回声均匀。彩色多普勒显示：低回声结节周边见环状血流信号，其内部可见丰富的网状血流信号；双附件区未见明显异常回声；考虑：子宫肌瘤。

C（concern）——**患者的担心**

全科医生：子宫肌瘤确实较之前大一点了。（给患者解读 B 超报告）

患者：医生，我跟我男朋友在一起半年了，没避孕也没有怀孕。下个月就要举行婚礼，我蛮担心的。

全科医师：你是担心肌瘤导致不孕？还是担心肌瘤对怀孕后的影响？（了解患者到底担心什么）

患者：我担心怀不上孕，还担心怀孕了因为肌瘤而保不住宝宝。医生，需要手术么？会不会是恶性的？最近一周因为担心肿块，睡眠不太好。

全科医生：别担心，目前来说，肌瘤的恶变概率很低。

E（expectation）——**患者的期望**

患者：医生，我想尽快把病治好，早点怀上宝宝。

全科医生：理解你的心情，你不要焦虑，保持愉快的心情，有利于你怀上宝宝。（医生及时的鼓励，体现人文关怀）

患者：医生，我平时需要注意哪些方面？

全科医生：目前你月经持续时间有点长，量有点多，又有乏力症状，检查提示

笔记

有贫血，建议你多吃富含铁的食物，如瘦肉、猪肝等。我还会给你开一些补铁的药，先纠正贫血。

患者：好。

全科医生：恭喜你即将成为新娘！（对患者送上祝福，有利于建立良好的医患关系）

患者：好的，谢谢医生！

四、诊断和诊断依据是什么？

1. 诊断：（1）子宫肌瘤（uterine myoma）。

             （2）中度贫血（moderate anemia）。

2. 诊断依据：患者为生育期女性，月经量增多半年，自觉下腹肿块1周，伴有尿频尿急、腰酸背痛等压迫症状。既往有子宫肌瘤病史，定期复查逐渐增大，1年前体检超声检查提示子宫肌瘤直径5 cm，查体发现患者贫血貌，妇科检查发现子宫增大。复查B超排除腹部肝胆脾胰脏器问题，盆腔超声检查提示子宫前壁近宫底处探及一大小为82 mm×76 mm×57 mm的低回声结节，考虑子宫肌瘤。因此确定下腹肿块为子宫肌瘤。

五、转诊指征有哪些？

1. 下腹肿块无法判断肿块来源、性质，需进一步检查明确的（如CT、MRI、胃肠镜、造影、核素扫描等）。

2. 下腹肿块出现并发症的，如严重贫血、合并坏死感染、出现尿路梗阻等。

3. 下腹肿块出现急症情况的，如肿块破裂、肿块扭转、尿路梗阻、先兆流产等。

4. 下腹肿块存在手术指征的。

5. 长期随访发现肿块突然增大或性状发生改变的。

6. 合并全身其他器质疾病，需综合评估处理的。

患者转上级医院时，全科医生应向专科医生交代患者诊治经过及其个人、家庭社会背景资料，便于专科医生更好地开展诊疗。专科诊疗结束来全科进行复诊和随访，全科医生应及时了解患者诊疗经过、后续的治疗方案（主要用药）、目前的病情、主要体征、各项主要指标的情况及随访复查内容等，以实现连续性医疗服务。

六、治疗方案是什么？

1. 建立良好的医患关系，给予心理疏导，缓解患者的焦虑，释放压力。

2. 药物治疗

（1）减少月经量的治疗：对于仅有月经量增多这一唯一症状的患者，氨甲环酸和左炔诺孕酮宫内节育器（曼月乐）为有效的治疗方案。需要注意的是氨甲环酸存在引起血栓的风险，且不能与口服避孕药合用。曼月乐能有效降低月经出血量并提供避孕。但是，对于黏膜下肌瘤的患者宫内节育器的脱落率较高。此外，雄激素可对抗雌激素，使子宫内膜萎缩，子宫平滑肌增强收缩，从而减少出血，每月总量不超过 300 mg。

（2）减轻压迫症状的治疗：在单纯出现压迫症状或同时由于肌瘤过大导致月经量增多的女性中，治疗的最主要目的是使子宫肌瘤体积减小。

1）促性腺激素释放激素类似物（GnRH-a）：采用大剂量连续给药或长期非脉冲式给药可产生抑制 FSH 和 LH 分泌效应，会降低患者体内的雌二醇水平，达到缓解症状和使肌瘤萎缩的目的。但停药后又会逐渐增大到原来大小，且可产生围绝经期综合征，长期使用需与类固醇激素合用以减轻更年期症状及骨质疏松。目前主要是短期使用（2~6 个月），用于缩小肌瘤利于妊娠、术前缩小肌瘤、降低手术难度，控制症状、纠正贫血，近绝经期妇女提早绝经、避免手术。

2）调节孕酮药物：米非司酮用于子宫肌瘤的治疗剂量为 12.5~25 mg/d，用于术前辅助用药或提前过渡到绝经，但因有拮抗糖皮质激素的副作用，不宜长期使用，可作为替代疗法使用。

3. 手术治疗：该患者年轻，有生育要求，子宫增大相当于妊娠 3 个月大小，且肌瘤凸向宫腔，出现月经量增多继发贫血症状，存在手术指征。先药物治疗 2~6 个月改善贫血、减小肌瘤，然后转诊上级医院妇科手术治疗。

出现以下情况者，需考虑进行手术治疗：①子宫肌瘤合并月经过多或异常出血，甚至导致贫血。②子宫肌瘤压迫泌尿系统、消化系统、神经系统等出现相关症状，经药物治疗无效。③子宫肌瘤合并不孕。④子宫肌瘤患者准备妊娠时，若肌瘤直径≥4 cm 建议剔除。⑤绝经后未行激素补充治疗但肌瘤仍生长。

可以将患者转诊上级医院妇科进行手术治疗。手术方式包括肌瘤切除术和子宫切除术。手术途径可采用开腹，经阴道、宫腔镜或腹腔镜辅助下手术。

4. 其他治疗

（1）子宫动脉栓塞术：通过阻断子宫动脉及其分支，减少肌瘤血供，从而延缓肌瘤的生长，缓解症状，但其可能引起卵巢功能减退并增加潜在的妊娠并发症的风险，一般不建议用于有生育要求的患者。

（2）磁共振引导聚焦超声手术：采用超声热消融治疗子宫肌瘤，适用于无生育要求者。

七、对该患者如何管理？

1. 对于无症状的肌瘤患者一般不需治疗，特别是近绝经期妇女。绝经后肌瘤多可萎缩，症状消失。每 3~6 个月随访一次，若出现症状，可考虑进一步处理。

2. 该患者肌瘤增大明显，伴月经量增多、轻度贫血，同时存在膀胱压迫症状，需针对这些症状进行治疗。

（1）改善贫血的治疗：多食用富含铁的食物，如瘦肉、动物内脏等；口服铁剂纠正贫血，多糖铁复合胶囊每日口服 150~300 mg。

（2）减少月经量及减轻压迫症状：曲普瑞林（GnRHa）每次 3.75 mg，每 28 日

笔记

注射一次。

第 2 次就诊

患者 3 个月后来全科门诊复诊，要求复查血常规。患者已在妇科医生的指导下，使用曲谱瑞林治疗 3 个疗程，目前肌瘤已缩小至直径 5 cm。今日复查血常规提示 Hb 116 g/L，可在近日进行手术治疗。全科医生安慰患者不要惧怕手术，手术后月经过多的情况就能改善，等子宫恢复了，就可以备孕了。

第 3 次就诊

患者 2 年后来全科门诊复诊，目前子宫肌瘤术后 20 个月，期间多次复查 B 超未见肌瘤复发。现已成功妊娠，前来建围产期保健卡。患者的脸上露出了幸福的笑容。

八、该案例给我们的启示是什么？

子宫肌瘤是女性生殖器最常见的良性肿瘤，常见于 30～50 岁妇女，青春期前少见，绝经后萎缩或消退。据尸检统计，30 岁以上妇女约 20% 有子宫肌瘤。由于子宫肌瘤多无或很少有症状，临床报道发病率远低于肌瘤真实发病率。

子宫肌瘤多无明显症状，仅在体检时偶然发现，症状与肌瘤部位、大小和有无变性相关，而与肌瘤数目关系不大。常见症状有：月经量增多及经期延长，下腹部肿块，白带增多，下腹坠胀，腰酸背痛，尿频、尿急、便秘等压迫症状。该患者 5 年前体检发现子宫肌瘤，当时无症状，定期复查肌瘤逐渐增大，1 年前出现月经量增多未予以重视。全科医生处理此类患者时，需嘱咐患者必须定期复查，一旦出现肌瘤迅速增大或出现并发症状，需要及时就诊，对症处理。即使没有身体不适，也需要定期体检。

对于无症状的肌瘤患者一般不需治疗，可定期随访。若出现相应症状，应进行相应对症处理。若症状严重，出现并发症或急症，如严重贫血、合并坏死感染、浆膜下肌瘤蒂扭转、尿路梗阻、不孕或流产等，应进行转诊。若不能排除恶性肿瘤，应及时转诊至上级医疗机构进一步进行诊治。若出现手术指征，也应及时转诊进行手术治疗。

目前认为子宫肌瘤的发生可能与雌、孕激素相关。因此，全科医生在对妇女做健康教育时，应该嘱咐女性在生活中保持心情舒畅，切忌大怒大悲、多思多虑，从而引起内分泌紊乱。注意饮食卫生，不要随意额外摄取雌激素，尤其是在绝经后更需注意，需在专科医生指导下进行激素替代治疗，以免子宫肌瘤增大。定期妇科体检，关注自身身体健康。

【知识拓展】

1. 子宫肌瘤的分类　子宫肌瘤传统的分类按照其生长部位，分为宫体肌瘤及宫颈肌瘤，宫体肌瘤约占总数的 90%，宫颈肌瘤约占 10%。按肌瘤与子宫肌壁的关系，分为 3 类：肌壁间肌瘤、浆膜下肌瘤及黏膜下肌瘤。《子宫肌瘤的诊治中国专家共识》采用国际妇产科联盟（FIGO）的子宫肌瘤分型法（9 型分类法）。

0 型：完全位于宫腔内的黏膜下肌瘤。

1 型：肌瘤大部分位于宫腔内，肌瘤位于肌壁间的部分≤50%。

2 型：肌壁间突向黏膜下的肌瘤，肌瘤位于肌壁间的部分 > 50%。

3 型：肌瘤完全位于肌壁间，但其位置紧贴黏膜。

4 型：肌瘤完全位于肌壁间，既不突向浆膜层又不突向黏膜层。

5 型：肌瘤突向浆膜，但位于肌壁间部分≥50%。

6 型：肌瘤突向浆膜，但位于肌壁间部分 < 50%。

7 型：有蒂的浆膜下肌瘤。

8 型：其他类型（特殊部位如宫颈、阔韧带肌瘤）。

不同分类决定了不同的治疗方式和手术方式。

2. 妇科检查　又称为盆腔检查（pelvic examination），是女性生殖器疾病诊断的重要手段，包括对外阴、阴道、子宫颈、子宫体及双侧附件的检查。其检查方法与步骤详见图 5-4-3。

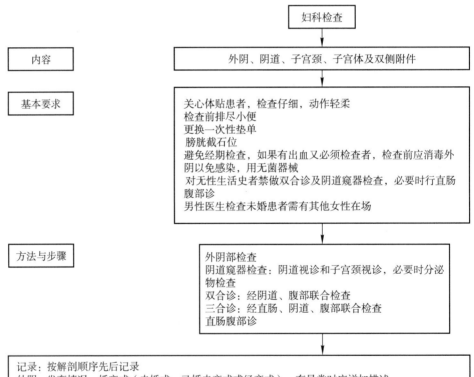

图 5-4-3　女性下腹肿块检查方法与步骤

（阮恒超　李　娜）

思考题

1. 什么情况下全科医生需要考虑对下腹肿块患者转诊?

2. 简述妇科检查的基本要求。

3. 女性下腹肿块的病因有哪些? 相关疾病如何鉴别?

案例 ❺

避 孕 咨 询

患者，王女士，30岁，已婚，公司职员，3-0-1-3，因"咨询避孕措施"就诊。

患者月经规律，平时性生活采取男用避孕套避孕。无重大脏器疾病史，无外伤和手术史，无放射线接触史，无不良药物服用史，无传染病、家族性遗传病史。

全身查体：T 36.8 ℃，P 80 次 / 分，BP 120/70 mmHg，R 20 次 / 分，心律齐，双肺未闻及干、湿啰音，腹部膨隆不明显，无明显压痛，肝脾未及肿大，未及包块。双肾区无叩击痛，双下肢不肿。

妇科检查：阴道通畅，宫颈光滑，子宫前位，正常大小，质地中等，表面光滑，活动度可，无压痛，双侧附件区未及明显包块及压痛。

请思考以下问题：

一、目前国内常用的避孕方式有哪些？

二、如何构建整体性临床思维？

三、各种常见避孕方式的适应证、禁忌证、放置时机及不良反应是什么？

四、什么是紧急避孕？

五、为排除咨询者避孕禁忌证还需要完善哪些检查？

六、如何为咨询者选择避孕节育措施？

七、对该咨询者如何管理？

八、该案例给我们的启示是什么？

一、目前国内常用的避孕方式有哪些？

避孕是计划生育的重要组成部分，是采用科学手段使妇女暂时不受孕。避孕主要控制生殖过程中 3 个关键环节：抑制精子与卵子产生；阻止精子与卵子结合；使子宫环境不利于精子获能、生存，或不适宜受精卵着床和发育。目前国内常用的女性避孕方式有宫内节育器、激素避孕（如复方口服避孕药和皮下埋植剂）、外用避孕等。目前男性避孕方式在我国主要是男用避孕套及输精管结扎术。

笔记

二、如何构建整体性临床思维?

(一)患者特征与不同避孕方式的特点

避孕方式的选择涉及妇女的生育年龄、生育状况、生育意愿、生活方式、经济条件、生殖健康状况、是否合并内外科疾病等多重因素的影响。因此,全科医生在接诊避孕咨询者的时候,全面的临床诊疗思维非常重要。全科医生应根据就诊者的特征为其推荐合适的避孕方式(图 5-5-1)。

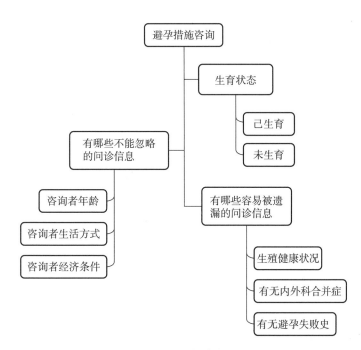

图 5-5-1 避孕措施咨询导图

每一种避孕方式都有其相应的有效性、安全性、可获得性、可接受性等特点,全科医生需要结合各种避孕方式的特点为患者提供必要的知情选择服务,以便患者能更好地做出自己的选择(图 5-5-2)。

(二)以人为中心的问诊——RICE 问诊

针对避孕咨询者,首先需问诊咨询者的年龄、生育情况及未来的避孕需求,如是否已经生育,育有几个小孩,未来是否有进一步的生育计划等。再结合咨询者的具体情况推荐几种适合咨询者使用的避孕方法,并就这些避孕方法的避孕效果及可能出现的不良反应与咨询者进行充分的沟通。最后让咨询者选择一种其偏向于使用的避孕方法。下面采用 RICE 问诊,了解患者的背景,包括想法、关注和期望。

R(reason)——咨询者就诊的原因

全科医生:你好,请坐! 我可以帮助你吗?(自我介绍和同理心,让患者感受到来自医生情感上的支持)

孕妇:医生,我已经有一个儿子,两个女儿,想咨询一下避孕措施。

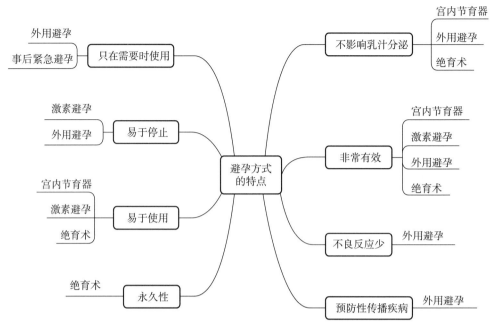

图 5-5-2　避孕方式导图

1（idea）——咨询者对自己健康问题的想法

全科医生：平时你采取哪种避孕措施呢？

孕妇：一般使用安全套。

全科医生：好的。你平时身体健康吗？

孕妇：健康的。除了感冒，没生过大病，没开过刀。

全科医生：你之前生孩子的过程顺利吗？

孕妇：自己生的，较顺利的。

全科医生：你了解过其他的避孕方法吗？（了解患者对自身健康问题的理解）

孕妇：之前在网上查过，应该还有放环、吃避孕药之类的。但是没有详细去了解，也没有专门就这方面的问题咨询过医生。

C（concern）——咨询者的担心

全科医生：目前常用的避孕方法有安全套、放环或者口服避孕药等。你想选择哪一种？

孕妇：医生，我想吃避孕药，但担心有副作用？避孕药安全吗？

全科医生：你有这方面的担忧？（了解患者到底担心什么）

孕妇：是的，我有个小姐妹吃了避孕药后经常会有恶心的感觉。

全科医生：有一部分人会出现恶心、呕吐之类的不良反应，一般坚持服药一段时间后就会好的。也有些人可能会出现不规则的阴道流血等情况，但总体来说还是蛮安全的。

孕妇：吃药的避孕效果怎么样啊？万一哪天忘记吃了怎么办？

全科医生：如果能够正确服用，发生意外怀孕的概率小于 1/100。发现漏服，

笔记

需要及时补服。没有及时补服，会影响避孕效果，导致意外怀孕。

孕妇：医生，放环效果怎么样呢？

全科医生：放环避孕成功率一般在90%以上，效果不错。有O形环和T形环等，不同的环避孕效果也会有些不一样。

孕妇：哪种环的避孕效果好？放环有什么副作用吗？

全科医生：O形环的避孕效果相对好一些。放环后有时会出现盆腔炎、环脱落和穿孔之类的风险，但发生概率很低。多种避孕方法中，中国妇女选择放环的比例最高。

E（expectation）——咨询者的期望

孕妇：我还是放环吧。

全科医生：放环和口服避孕药都有适应证和禁忌证。手术医生会根据你的情况确定是否放环，放哪种环。祝你手术顺利!（向患者通俗解释放环的可行性和安全性）

孕妇：好的，谢谢医生！

三、常见且安全有效的避孕方式的适应证、禁忌证、放置时机及不良反应是什么?

1. 宫内节育器放置术的适应证、禁忌证、放置时机及不良反应

（1）适应证：凡育龄妇女无禁忌证、要求放置者。

（2）禁忌证

1）妊娠或妊娠可疑。

2）生殖器急性炎症。

3）人工流产出血多，怀疑有妊娠组织物残留或感染可能；中期妊娠引产、分娩或剖宫产胎盘娩出后，子宫收缩不良有出血或潜在感染可能。

4）生殖器肿瘤。

5）生殖器畸形如中隔子宫、双子宫等。

6）宫颈内口过松、重度陈旧性宫颈裂伤或子宫脱垂。

7）严重的全身性疾病。

8）宫腔 < 5.5 cm 或 > 9 cm（除外足月分娩后，大月份引产后或放置含铜无支架宫内节育器）。

9）近3个月内有月经失调、阴道不规则流血。

10）有铜过敏史者，不能放置含铜宫内节育器。

（3）放置时机

1）月经干净 3 ~ 7 日无性生活。

2）人工流产后立即放置。

3）产后 42 日恶露已净，会阴伤口愈合，子宫恢复正常。

4）剖宫产半年后放置。

5）含孕激素宫内节育器在月经第 3 日放置。

6）自然流产于第 1 次月经正常后放置，药物流产于 2 次正常月经后放置。

7）哺乳期放置应先排除早孕。

8）性生活后 5 日内放置含铜宫内节育器为紧急避孕方法之一。

（4）放置宫内节育器后常见的不良反应

1）下腹胀痛。

2）阴道少量点滴流血。

3）经期延长或经量增多。

4）月经间隔期间出血。

5）经期腹部绞痛或疼痛等。

以上不良反应一般不需特殊处理，大部分可逐渐恢复。

2. 激素避孕之复方口服避孕药的适应证和禁忌证、使用时机及不良反应

（1）多数妇女能够安全使用复方口服避孕药，如有下列情况则不宜使用。

1）严重心血管疾病、血栓性疾病不宜应用，如高血压、冠心病、静脉栓塞等。

2）急、慢性肝炎或肾炎。

3）恶性肿瘤、癌前病变。

4）内分泌疾病，如糖尿病、甲状腺功能亢进症。

5）哺乳期不宜使用复方口服避孕药。

6）年龄 >35 岁的吸烟妇女服用避孕药，会增加心血管疾病发病率，不宜长期服用。

7）精神病患者。

8）有严重偏头痛，反复发作者。

（2）复方口服避孕药的使用时机

1）从正常月经周期的第 5 日开始服用。如果肯定没有怀孕，可以从月经周期的任何一天开始服用，如在月经来潮第 5 日后开始服药，服药最初 7 日内最好加用其他避孕措施。

2）产后，如果母乳喂养，可以从产后 6 个月开始服用。

3）产后，如果不是母乳喂养，可以从产后 3 周开始服用。

4）人工流产或自然流产以后，可以立即开始。在流产后的 7 日内开始服用，无需额外的保护。

5）如果从皮下埋植剂转换过来，最好立即开始服用。

6）如果从避孕针转换过来，应该在进行重复注射的时候开始服用。

7）如果从宫内节育器转换过来，月经来潮的第 1~5 日开始服药，并在下一次月经周期取出宫内节育器。

（3）服用复方口服避孕药常见不良反应

1）类早孕反应。

2）不规则阴道流血。

3）月经量减少或停经。

4）体重及皮肤变化。

笔记

5）头痛、复视、乳房胀痛等。

3. 激素避孕之皮下埋植剂的适应证和禁忌证、使用时机及不良反应

（1）适应证和禁忌证：绝大多数妇女可以安全使用。但有下述情况的，一般不能使用。

1）母乳喂养未满6周。

2）不能排除怀孕可能。

3）较为严重的其他健康问题，如有肺部或腿部深部静脉血栓。但浅表静脉血栓（包括静脉曲张）可以使用皮下埋植剂。曾患乳腺癌。不明原因的阴道流血。严重的肝病或黄疸（皮肤或眼睛发黄）。正在服用抗结核病、抗真菌感染及抗癫痫发作的药物。

（2）皮下埋植的时机

1）如果肯定没有怀孕，可以从月经周期的任何一天开始。如果在最近7日之内有经血，则无需使用其他避孕措施；如果7日之前有经血或者已经闭经（没有月经周期），应在植入的7日内使用安全套避孕或避免性生活。

2）产后，如果是完全母乳喂养，可以从产后6周开始。如果是部分母乳喂养，最好在产后6周开始，等待时间越长，越增加怀孕的风险。

3）产后，如果不是母乳喂养，产后就可以开始。在产后的4周内，无需额外的保护。

4）人工流产或者自然流产。流产后就可以开始。在流产后的7日内，无需额外的保护。

5）如果从口服避孕药转换过来，最好立即开始使用。

6）如果从避孕针转换过来，应该在进行重复注射的时候开始使用。

7）如果从宫内节育器转换过来，且经血开始是在7日之前，现在就可以开始使用。但要等待下一次月经时才可取出宫内节育器。

（3）皮下埋植剂可能的不良反应

1）不规则阴道流血或点滴出血。

2）月经量减少或停经。

3）头痛、头晕、乳房胀痛、情绪变化等。

4）痤疮或皮疹、食欲变化、体重增加等。

四、什么是紧急避孕？常用的紧急避孕方法有哪些？紧急避孕药的不良反应是什么？

1. 无保护性生活后或避孕失败后几小时或几日内，妇女为防止非意愿妊娠的发生而采用的补救避孕法，称为紧急避孕。

2. 常用的紧急避孕方法

（1）紧急避孕药

1）雌孕激素复方制剂：含炔雌醇及左炔诺孕酮（如复方左炔诺孕酮片等）。无保护性行为后72 h内开始服用。

2）单孕激素制剂：含左炔诺孕酮（如毓婷、惠婷、金毓婷等）。无保护性行为后 72 h 内开始服用。

3）抗孕激素制剂：米非司酮片。无保护性行为后 72 h 内服用。

（2）宫内节育器：带铜宫内节育器可用于紧急避孕，特别适合希望长期避孕而且符合放置节育器者及对激素应用有禁忌证者。在无保护性行为后 120 h 内放入。

3. 紧急避孕药的不良反应：常见不良反应有恶心和呕吐、月经延迟或提前、不规则阴道流血等，其他还有诸如腹痛、乳房触痛、头痛、眩晕和疲乏等不适。紧急避孕药物的不良反应通常是轻微和一过性的，一般无需特殊处理。

五、患者为排除避孕禁忌证还需要完善哪些检查？

患者育龄期女性，已育有三孩，有避孕需求。为排除避孕禁忌，还需进行的辅助检查有：尿妊娠试验、血常规、凝血、肝炎系列、乙肝三系、阴道分泌物常规检查，盆腔超声检查、心电图检查。

结果如下：血常规、凝血、肝炎系列、乙肝三系、阴道分泌物常规等未见异常。查经阴道子宫附件 B 超：子宫和双侧卵巢正常大。心电图为窦性心律、正常心电图。

六、如何为咨询者选择避孕节育措施？

1. 一般可以根据生育年龄的不同时期，结合育龄妇女的自身特点来选择避孕节育方法。

（1）新婚期

1）原则：新婚夫妇年轻，尚未生育，应选择使用方便、不影响生育的避孕方法。

2）选用方法：复方短效口服避孕药使用方便，避孕效果好，不影响性生活，列为首选。阴茎套也是较理想的避孕方法，性生活适应后可选用阴茎套。还可选用外用避孕栓、薄膜等。由于尚未生育，一般不选用宫内节育器。不适宜用安全期、体外排精及长效避孕药。

（2）哺乳期

1）原则：不影响乳汁质量及婴儿健康。

2）选用方法：阴茎套是哺乳期的最佳避孕方法。也可选用单孕激素制剂长效避孕针或皮下埋植剂，使用方便，不影响乳汁质量。哺乳期放置宫内节育器，操作要轻柔，防止子宫损伤。由于哺乳期阴道较干燥，不适用避孕药膜。哺乳期不宜使用雌孕激素复方避孕药或避孕针及安全期避孕。

（3）生育后期

1）原则：选择长效、安全、可靠的避孕方法，减少非意愿妊娠进行手术带来的痛苦。

2）选用方法：各种避孕方法（宫内节育器、皮下埋植剂、复方口服避孕药、避孕针、阴茎套等）均适用，根据个人身体状况进行选择。对某种避孕方法有禁忌证者，则不宜使用此种方法。

（4）绝经过渡期

1）原则：此期仍有排卵可能，应坚持避孕，选择以外用避孕药为主的避孕方法。

2）选用方法：可采用阴茎套。原来使用宫内节育器无不良反应者可继续使用，至绝经后半年取出。绝经过渡期阴道分泌物较少，不宜选择避孕药膜避孕，可选用避孕栓、凝胶剂。不宜选用复方避孕药及安全期避孕。

2. 针对该患者，可以推荐宫内节育器、复方口服避孕药、皮下埋植剂等避孕措施。

七、该咨询者如何管理?

该咨询者已育三孩，无生育要求。避孕方式可以选择放置宫内节育器，目前各项检查无放置禁忌证。次日患者在妇产科专科医院行放置 T 形宫内节育器 1 枚。

第 2 次就诊

患者 3 个月后来全科门诊复诊，告知全科医生放置宫内节育器 1 个月后在妇产科专科门诊进行了检查，宫内节育器位置正常，患者无腹痛及阴道流血等不适症状。

八、该案例给我们的启示是什么?

随着"三孩"时代的来临，育龄女性的生育需求发生了较大的变化，女性的生殖健康关系到个人幸福、家庭和谐和社会稳定。为提升育龄妇女生殖健康水平，降低育龄女性意外妊娠人工流产率和重复流产率，全科医生除了做好健康宣教外，还应根据育龄妇女的自身健康情况与需求结合各种避孕方法的优缺点，为育龄女性提供咨询服务，帮助其选择最佳的避孕方法，促进落实避孕措施，保护育龄女性的生殖健康。

【知识拓展】

1. 青少年女性生育力保护　青少年女性健康关系着国家的未来。随着社会经济的发展，青少年的性观念日益开放，而对于意外怀孕防控不足，造成青少年面临意外妊娠后重复人流、不安全人流、人流后并发症及性传播疾病增加的风险，严重影响青少年女性的身心健康和未来的生育力。做好青少年女性的避孕咨询工作，可以在女性生育年龄的早期控制人工流产率乃至重复流产率，对于国民的女性生育力保护具有重要的战略意义。

2. 常见的避孕措施

（1）阴茎套：也称避孕套，为男性避孕工具。作为屏障阻止精子进入阴道而达到避孕目的。一般为筒状优质薄型乳胶制品，顶端呈小囊状，排精时精液储留在囊内，容量为 1.8 mL。使用前应先行吹气检查有无漏孔，同时排去小囊内空气，射精后在阴茎尚未软缩时，捏住套口和阴茎一起取出。每次性生活时均应全程使用，避孕率达 93%～95%。阴茎套有防止性传播疾病的作用，受到全球重视。

2. 阴道套：又称女用避孕套，既能避孕，又能防止性传播疾病。

3. 外用杀精剂：是性生活前置入女性阴道、具有灭活精子作用的一类化学避孕制剂。正确使用外用杀精剂，有效率可达 95%，但如果使用失误，失败率高达 20% 以上。

4. 阴道隔膜和子宫帽：因为不受月经周期的干扰，副作用小且可立即消除，受到许多女性青睐。一个子宫帽或隔膜可以反复使用 2 年，因此成本相对较低。这种避孕方法完全在女性的控制下，可与安全期避孕或阴茎套等措施结合使用。

5. 安全期避孕：又称自然避孕法。所谓"安全期"，就是指避开排卵期这一容易受孕的"危险时期"。常用计算方法有日程法、基础体温测量法和子宫颈黏液观察法。全科医生在推荐该方法之前应该认识到，成功使用自然避孕法需要双方接受性行为的限制，男女关系建立在平等和相互尊重的基础上。同时也必须认识到，使用自然避孕法，其避孕的失败率高达 20%。

6. 绝育术：包括输卵管结扎术和输精管结扎术。具体选用何种方法需要夫妻双方充分协商后决定。

（杜永江　王　静）

思考题

1. 放置宫内节育器后常见的不良反应有哪些？
2. 哪些情况下不宜使用复方口服避孕药？
3. 试述男用安全套的使用注意事项。

第六章

常见儿科症状的临床诊疗思维

教学要求

1. 掌握常见儿科症状的整体性临床思维、诊断、鉴别诊断及转诊指征。

2. 熟悉常见儿科症状的病因、各案例的患者管理及治疗方案，免疫异常儿童疫苗接种的常见问题。

3. 了解各案例的知识拓展。

案例 ❶

小 儿 发 热

【案例简介】

患儿，女，9 月龄，因"发热 3 h"前来就诊。

患儿 3 h 前在家中无明显诱因出现发热，热峰 39.8 ℃，物理降温难以降至正常，无咳嗽、咳痰，无气促、发绀，无腹泻，无黑便，无恶心、呕吐，无皮疹，无抽搐，无哭闹不安，无少吃少睡。

自发病以来，精神尚可，胃纳一般，大小便无特殊，睡眠可，体重无明显改变。

出生史、既往史、家族史无殊。按卡接种疫苗，1 个月前接种麻疹疫苗。

查体：T 39 ℃，P 140 次/分，BP 100/60 mmHg，R 35 次/分，精神反应好，前囟平，无隆起，面色红润，全身未见皮疹，浅表淋巴结未扪及肿大，口腔黏膜光滑，未见黏膜疹，咽部略充血，两侧扁桃体未见肿大，呼吸平稳，心肺听诊无特殊，腹软，肝右肋下 1.0 cm，脾肋下未触及，神经系统检查无异常，双足温暖。

请思考以下问题：

一、小儿发热的病因有哪些？

二、如何构建整体性临床思维？

三、最可能的诊断是什么？需要完善哪些辅助检查？

四、诊断和诊断依据是什么？

五、转诊指征有哪些？

六、治疗方案是什么？

七、对该患者如何管理？

八、该案例给我们的启示是什么？

一、小儿发热的病因有哪些？

发热是指病理性体温升高。发生机制为发热激活物，如细菌、病毒等微生物作用于产致热原细胞，产生和释放内生致热原，并作用于下丘脑体温调节中枢，使体温调定点上移而引起。发热是很多疾病的重要临床表现。最常见的发热病因是各种病原微生物感染。感染部位包括上下呼吸道、胃肠道、皮肤软组织等，要特别注意中耳炎、鼻窦炎和女性婴儿的泌尿道感染，以及脓毒血症、脑炎、脑膜炎等重

笔记

症感染。另外，非感染性疾病，如结缔组织病、血液系统肿瘤等也可以发热为首发表现。根据口腔温度，临床上将发热分为四个等级：①低热（体温为 37.3～38℃）；②中度发热（体温为 38.1～39℃）；③高热（体温为 39.1～41℃）；④超高热（体温为 41℃以上）。如果患者发热持续 2 周以上，体温达 38.5℃以上，热型不一（稽留、弛张、间歇或阵发、反复），经常规检查和治疗，体温仍然不能恢复正常，且诊断不能明确者，称为发热待查。因此，对具体患儿应做具体分析，处理发热与治疗病因必须同时进行。小儿发热的病因或相关因素见表 6-1-1。

表 6-1-1　小儿发热的病因或相关因素

病因	类型	疾病或相关因素
感染性疾病	细菌感染	化脓性脑膜炎、中耳炎、急性化脓性扁桃体炎、溃疡性龈口炎、链球菌感染性肺炎、亚急性感染性心内膜炎、阑尾炎、肛周脓肿
	病毒感染	疱疹性咽峡炎、手足口病、肠道病毒感染（轮状病毒、诺如病毒）、传染性单核细胞增多症、腺病毒感染（眼结合膜热）、幼儿急疹
	真菌感染	鹅口疮、曲霉菌肺炎
	寄生虫感染	阿米巴、疟疾、弓形虫感染、钩虫病、蛔虫病、蛲虫病、血吸虫病
非感染性疾病	风湿免疫性疾病	幼年特发性关节炎、系统性红斑狼疮、皮肌炎、血管炎（如多发性大动脉炎）、白塞病、克罗恩病、TRAPS、Blau 综合征、家族性地中海热、系统性硬化症等
	免疫缺陷病	包括原发性（遗传性）和继发性，前者由不同基因缺陷所致，包括联合免疫缺陷、抗体为主的免疫缺陷等；后者包括由于环境因素如感染、营养混乱和某些疾病导致的免疫力低下等。此类疾病的发热与免疫缺陷导致的感染有关
	肿瘤	白血病、淋巴瘤、朗格汉斯组织细胞增生症、肾母细胞瘤、神经母细胞瘤等

二、如何构建整体性临床思维？

（一）临床 3 问和鉴别思维

发热是儿童最常见的症状，感染、风湿免疫性疾病、血液系统肿瘤等都能引起发热。在临床上，全科医生接诊发热的患儿时，除了需考虑常见的病因，如急性上呼吸道感染、幼儿急疹、败血症、腺病毒感染、猩红热、EB 病毒感染、风湿热等感染性疾病外，还需要考虑容易被遗漏的病因，如川崎病、亚急性坏死性淋巴结炎、幼年特发性关节炎、系统性红斑狼疮等。全科医生可以采用临床安全诊断策略——临床 3 问进行分析和鉴别（图 6-1-1，图 6-1-2）。

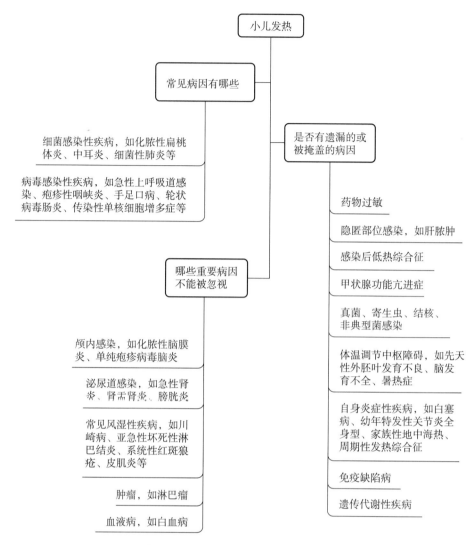

图 6-1-1　小儿发热临床 3 问导图

（二）以人为中心的问诊——RICE 问诊

问诊要点：了解患者及家长的感受、想法、担忧和期望。全面了解患儿发热的特点、伴随症状、患儿一般情况及家长对发热的护理情况等，寻找和判断病因。

R（reason）——患者就诊的原因

全科医生：您好，我是张医生，宝宝怎么了？（开放性提问）

患儿母亲：医生，宝宝突然发高烧，身上和头很烫。

全科医生：别着急，宝宝发热多久了？在家测过体温吗？（对家属适当安抚）

患儿母亲：宝宝昨晚睡下的时候还好好的，早上 7 点多起床，一摸头部感觉有点烫，用电子耳温计测 39.8℃，刚才测是 39.0℃。

全科医生：这么高的体温你是怎么做的呢，有没有用退热药或者其他措施？

患儿母亲：没有吃药，家里退热药过期了，我就给他用温毛巾擦身子，然后就

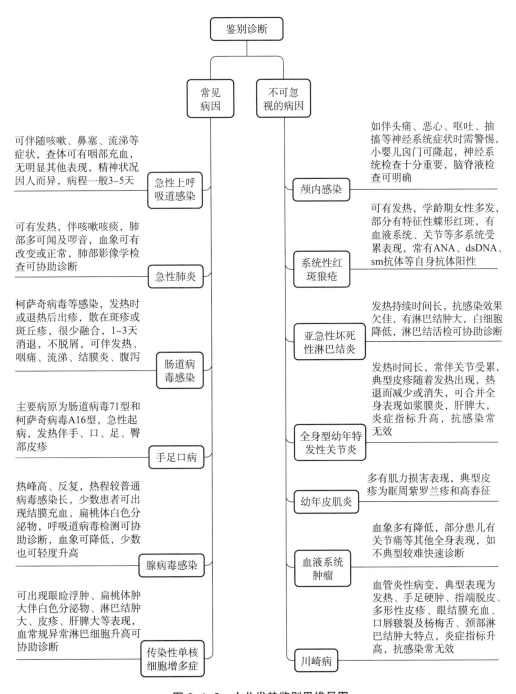

图 6-1-2　小儿发热鉴别思维导图

来医院了。

全科医生：你的处理措施还是比较好的。宝宝除了发热，还有其他问题吗？比如流涕、咳嗽，呕吐、腹泻等？（对家属正确的处理方式进行肯定，并追问常见疾病的鉴别症状）

患儿母亲：没有。

全科医生：有摇头拍脑、哭闹吗？（可根据家属描述大致判断宝宝生病以来的一般情况）

患儿母亲：没有，体温下去的时候精神不错，吃奶也好，就是烧上来就比较没精神。（根据描述，患儿一般情况尚可）

全科医生：宝宝以前生过病吗？有药物、食物过敏吗？（对患儿平时状况的评估）

患儿母亲：没有，第一次发烧，平时很健康的。

全科医生：最近打过预防针吗？（了解患儿预防接种史）

患儿母亲：上个月刚打了麻疹疫苗。

I（idea）——家属对患儿健康问题的看法

全科医生：您认为是什么原因引起的？（了解患者家长对问题的看法）

患儿母亲：是不是感冒？但宝宝好像没有受凉呀。

全科医生：别担心，先给孩子查个血常规，排除一下细菌感染。（适当安抚）

患儿母亲：好的。

三、最可能的诊断是什么？需要完善哪些辅助检查？

1. 最可能的诊断：幼儿急疹？急性上呼吸道感染？

2. 需要完善辅助检查：血常规。

血常规检查结果：白细胞 3.2×10^9/L，中性粒细胞百分比 26%，淋巴细胞百分比 74%，血红蛋白 110 g/L，血小板计数 425×10^9/L，CRP 2.6 mg/L。

C（Concern）——患者的担心

全科医生：宝宝发热原因很多，最常见的是病毒感染，根据刚才的体检和验血，考虑病毒感染，宝宝得过"幼儿急疹"吗？

患儿母亲：我听说过麻疹，幼儿急疹没有听说过。

全科医生：宝宝可能是"幼儿急疹"。

患儿母亲：医生，幼儿急疹很严重吗？

全科医生：大部分"幼儿急疹"患儿，全身症状轻，预后良好。如果 72 h 后宝宝热退了，身体上出现疹子，即"热退疹出"，就可以确诊"幼儿急疹"。（对家属关心的问题进行回答）

患儿母亲：医生，给宝宝打退烧针，输抗生素，会不会好得更快些？

全科医生：细菌感染需要用抗生素，但宝宝是病毒感染，不需要使用抗生素。（可以加上肢体动作，碰到十分焦虑的病人还可进行适当安抚）

患儿母亲：我担心烧得那么高，烧成肺炎、烧坏脑子就麻烦了。

E（expectation）——患者的期望

全科医生：你的心情我能理解，但不能太过着急。宝宝这种情况在临床比较常见，对于病毒感染，加强护理和营养很重要，要注意观察病情变化，大多数宝宝 2~3 天体温就能慢慢恢复正常。（再次进行安抚，建立作为医生给家属的安全感）

患儿母亲：我真怕宝宝会得肺炎，需要住院打针，听你这样说，我放心多了，

笔记

谢谢医生！

3 天后，母亲抱着患儿来复诊。热退后疹出，查体颜面和胸背部可见散在红色斑丘疹，直径 2~5 mm 不等，不融合，压之褪色，手足未见皮疹。

四、诊断和诊断依据是什么？

1. 诊断：幼儿急疹（exanthema subitum，ES）。
2. 诊断依据：患儿，女，9 月龄，发热 3 天，热退后出红色斑丘疹，不伴痒感，一般情况良好，无咳嗽、腹泻、抽搐等情况，血常规、超敏 C 反应蛋白正常，淋巴细胞百分比增高。

五、转诊指征

1. 持续高热不退，伴有惊厥、前囟饱满、呼吸困难、精神反应差等症状。
2. 有严重贫血、先天性心脏病等基础疾病，高热可能加重原有病情。
3. 白细胞明显下降，病程 1 周复查仍未恢复正常。

六、治疗方案是什么？

1. 注意观察病情和体温变化，多给宝宝喂温水。
2. 退热对症治疗：体温超过 39℃上，吃退热药，但要间隔 4~6 h，每日不超过 4 次。对乙酰氨基酚、布洛芬是比较安全的退热药。
3. 抗病毒治疗：一般无需抗病毒治疗，但更昔洛韦有抑制 HHV-6 复制的作用。
4. 发现持续高热不退、抽搐等情况，及时就诊。

七、对该患者如何管理？

1. 指导家长正确认识发热，消除其对孩子发热的焦虑和恐惧，并正确掌握常用退热方法，如物理降温、退热药使用注意事项，避免滥用退热药，造成药物不良反应。
2. 指导家长注意孩子的病情变化情况，并及时就诊。

八、该案例给我们的启示是什么？

1. 问诊注意点：儿童病史一般由家长或其他看护者提供，因此在问诊时更需要耐心、并具有同情心地倾听代述人对病情的描述，不宜轻易打断。医生良好的仪表和询问时态度和蔼可亲，将有助于取得患儿和家长的信任，有利于病史的准确采集。有发热时，需注意询问患儿是否与疑似传染病患者有过密切接触史，如流感、登革热等；有无伴随症状，如咳嗽、气促提示下呼吸道感染，呕吐、腹泻提示小儿腹泻病，小便时哭闹不安提示可能尿路感染，摇头拍脑、哭闹不安时提示头痛或中耳炎。儿童发热是最常见的临床表现之一，首先考虑感染性疾病，但作为临床医生应在询问病史中注意有无特征性临床表现，帮助鉴别，发散诊疗思维。皮疹要和麻疹、风疹、猩红热等出疹性疾病相鉴别，要仔细询问发热时间和皮疹出现时间的关系、皮疹特点等，如麻疹表现为发热后 3 ~ 4 天出疹，持续 3 ~ 5 天，从耳后、发际开始向全身蔓延，最后达手心、足心；风疹表现为发热后 1 ~ 2 天出疹，皮疹类似麻疹，皮疹持续 3 天即退，有人称"三日麻疹"，皮疹消退后无痕迹。猩红热一般为发热后第 2 天出疹，在全身皮肤弥漫性充血潮红的基础上，有高于皮肤的红色细小丘疹。

2. 查体注意点：对发热就诊儿童查体应进行全身全面检查，细心查体以尽可能发现潜在的感染灶或特征性体征。除此之外，患儿一般精神状况等评估同样重要，能早期预警是否为重症，需注意患儿精神反应、前囟等。检查体位不必强求，婴幼儿可让其在家长的怀抱中进行，能使其安静为原则。检查顺序可灵活掌握，一般先检查呼吸频率、心肺听诊和腹部触诊等，口腔、咽部、眼等易引起患儿反感的部位以及主诉疼痛的部位应放在最后检查。检查者应按要求洗手，注意手卫生，听诊器等检查用具要经常消毒，以防止交叉感染。

3. 发热病因分析：多种病因可以引起发热，最常见的是各种病原微生物，尤其是病毒感染，感染部位可发生于上下呼吸道、胃肠道、皮肤软组织等，要特别注意中耳炎、鼻窦炎和女性婴儿的泌尿系统感染，以及败血症、脑炎、脑膜炎等重症感染。因此，对每一位患儿应做具体分析，处理发热与治疗病因必须同时进行。

4. 对发热的处理：遇到发热就使用抗生素是不合理的。首先要对发热原因进行认真分析，儿科急性发热大部分以病毒为主，如细菌、真菌感染等可使用抗生素治疗，如病毒感染，则抗生素无效，多数病毒无特效抗病毒药物，以对症支持治疗为主。血常规、C 反应蛋白、红细胞沉降率、降钙素原等炎症指标有助于初步判断是否发生细菌感染，原则上使用抗生素前要做到"有样必采"，进行细菌培养和细菌耐药试验，根据培养结果选择敏感药物。

🖱【知识拓展】

幼儿急疹是婴幼儿常见的一种出疹性病毒性疾病，大多数由人类疱疹病毒（HHV）-6 感染引起，预后良好。临床特点为骤起高热，持续 3 ~ 5 天，全身其他症状轻，热退疹出是幼儿急疹的重要特点。皮疹类似麻疹或风疹，初见于颈部，迅速波及全身、面部，肘、膝以下极少，1 ~ 2 天全部退尽，不留色素沉着。虽然临床实验室和医疗诊断设备不断更新，但是准确的病史询问和体格检查仍是正确诊断疾病的重要基础。

幼儿急疹常与以下发热出疹性疾病（麻疹、风疹、猩红热）相混淆，需注意鉴别。鉴别要点如下：①麻疹：由麻疹病毒感染引起，常于发热第 2 ~ 3 天出现口腔黏膜斑，发热 3 ~ 4 天出疹，出疹期热更高，皮疹为红色斑丘疹，出疹顺序常按头面部、颈部、躯干、四肢发展，退疹后有色素沉着及细小脱屑，可伴呼吸道卡他性炎症、结膜炎等临床表现；②风疹：是由风疹病毒（RV）引起的急性出疹性传染病，临床上以前驱期短、低热、皮疹和耳后、枕部淋巴结肿大为特征。通常于发热

笔记

1~2天后出现皮疹，皮疹初见于面颈部，迅速扩展至躯干四肢，1天内布满全身，但手掌、足底大都无疹。皮疹一般持续3天（1~4天）消退，一般病情较轻，病程短，预后良好。③猩红热：多为乙型溶血性链球菌感染，发热1~2天出疹，出疹时高热，皮疹表现为皮肤弥漫充血，上有密集针尖大小丘疹，持续3~5天退疹，1周后全身大片脱皮，可伴高热，全身中毒症状重，可伴咽峡炎、杨梅舌、口周苍白圈、扁桃体炎等表现。

（吴建强　卢美萍　王　静）

思考题

1. 简述幼儿急疹、麻疹、猩红热的鉴别要点。

2. 导致小儿发热的病因有哪些？

3. 该案例给我们的启示有哪些？

笔记

案例 ❷

小 儿 咽 痛

【案例简介】

患儿，女，1岁3个月，因"咽痛伴发热2天"前来就诊。

2天前外出游玩后出现咽痛、进食时哭闹不安，伴流涎，拒食，少许流涕，伴发热，热峰39.2℃，物理降温可降至正常，无畏寒、寒战，无咳嗽、咳痰，无气促、发绀，无恶心、呕吐和腹泻，无皮疹，无抽搐。自服"感冒药"（具体不详），症状无好转。

自发病以来，胃纳欠佳，睡眠可，大小便无特殊，体重无增减。

出生史、既往史、家族史无殊。按卡接种疫苗。

查体：T 38.3℃，P 130次/分，BP 96/60 mmHg，R 30次/分，精神可反应，正常，口腔内可见散发性小疱疹，位于咽后壁、上腭、两侧颊黏膜，部分破溃后浅溃疡，全身未见皮疹，呼吸平稳，心肺听诊无特殊，腹软，肝脾肋下未触及，浅表淋巴结未触及肿大，神经系统检查无异常。

请思考以下问题：

一、小儿咽痛的病因有哪些？

二、如何构建整体性临床思维？

三、最可能的诊断是什么？需要完善哪些辅助检查？

四、诊断和诊断依据是什么？

五、转诊指征有哪些？

六、治疗方案是什么？

七、对该患者如何管理？

八、该案例给我们的启示是什么？

一、小儿咽痛的病因有哪些？

咽痛是临床上常见症状，主要由咽部疾病如上呼吸道感染等引起，也可是咽部邻近器官或全身疾病的咽部表现。表现为咽部阵发性或持续性刺痛、钝痛、烧灼痛、隐痛、胀痛、跳痛等。疼痛程度轻重不一，小儿常伴随发热、流涎、拒食、哭闹等表现。小儿咽痛的病因或相关因素见表6-2-1。

笔记

表 6-2-1 小儿咽痛的病因或相关因素

	病因	疾病或相关因素
感染	细菌感染	急性化脓性扁桃体炎、溃疡性龈口炎、链球菌感染、急性咽炎、喉炎、白喉、急性会厌炎
	病毒感染	疱疹性咽峡炎、手足口病、传染性单核细胞增多症、腺病毒感染（咽结合膜热）
	特殊感染	鹅口疮、口蹄疫、结核
咽部邻近器官病变	器质性疾病及物理损伤	胃食管反流、舌咽神经痛、创伤性溃疡、咽部异物、局部热损伤
	肿瘤压迫	纵隔肿瘤
全身疾病	自身免疫病	系统性红斑狼疮、干燥综合征
	自身炎症性疾病	周期性发热综合征（如 TRAPS、PFAPA）、白塞病、系统性血管炎、Ⅰ型干扰素病、HA20
	血液系统肿瘤	白血病、淋巴瘤

二、如何构建整体性临床思维?

（一）临床 3 问和鉴别思维

小儿咽痛的原因很多，主要分为 3 大类病因：第一类，病毒和细菌感染性疾病，儿科最常见，如病毒感染导致的疱疹性咽峡炎、手足口病、急性咽炎、急性扁桃体炎、传染性单核细胞增多症等；细菌感染如急性化脓性扁桃体炎，少见的咽后壁脓肿等。第二类，局部外伤或异物，学龄前儿童多见，表现为咽痛，可放射至耳或肩部，儿童多描述不清，需根据其他表现协助判断。多有外伤或误服、误吸异物病史，接诊时仔细询问病史很重要。第三类，全身性疾病，如结缔组织病（系统性红斑狼疮、白塞病等）、恶性肿瘤，可表现为咽痛，儿童相对少见。

对小儿咽痛，全科医生要有清晰的鉴别思维。对于伴有持续高热不退，精神反应差的患儿，有进展为急危重症的风险或者已经确认为急危重症的，需要及时转诊上级医院。在排除急危重症的高风险和急危重症的前提下，要积极寻找病因，找到导致咽痛伴发热最可能的疾病。下面采用临床安全诊断策略——临床 3 问进行分析和鉴别（图 6-2-1，图 6-2-2）。

（二）以人为中心的问诊——RICE 问诊

了解患者及其家长的感受、想法、担忧和期望。仔细询问疾病接触史、发热和咽痛特点、伴随症状等，特别要注意精神状态，有无头痛、呕吐、抽搐、手足皮疹等情况。

R（reason）——**患者就诊的原因**

全科医生：您好，我是王医生，我看宝宝脸红彤彤的，我希望再详细了解下小宝宝的病情，请问宝宝具体是何时出现发热?

患儿奶奶：医生，2 天前出去跟其他小朋友玩耍，外面有点凉，风大，回家后

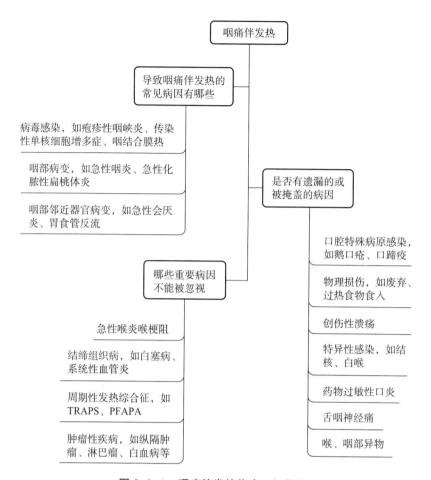

图 6-2-1　咽痛伴发热临床 3 问导图

吃东西哭闹，流口水，流鼻涕，伴发热，不肯吃东西，估计着凉了。（母亲欲言又止）

全科医生：体温最高几度？发热时有无手脚抖动？吃过退热药吗？

患儿母亲：最高 39.1℃，手脚没有抖，也没吃药。

患儿奶奶：昨天我想带宝宝来医院看看，宝妈说"孩子发热 1～2 天是正常的，物理降温就好了"，只给宝宝穿一件衣服，你说会不会给耽误了。

患儿母亲：虽然昨天有点凉，但宝宝穿了 3 件厚衣服，裹得跟粽子似的，身上都出汗了。（需注意，此时患儿母亲与奶奶在照顾患儿的细节方面存在分歧，应找机会适当调节）

全科医生：如果手摸宝宝颈背部的皮肤是温热的，说明衣服穿的刚刚好。如果后背有汗，甚至内衣湿透了，那说明穿太多了。平时宝宝是谁带的？（不能主观去批评谁做的对与错，可以客观解释并教导）

患儿母亲：平时和奶奶在一起的时间多，周末我带的。

全科医生：现在我问妈妈，奶奶在一旁补充。（可以避免家属不断重复提供病史）

笔记

全科医生：除了发热，宝宝还有别的不舒服吗？比如咳嗽、呕吐、腹泻、身上

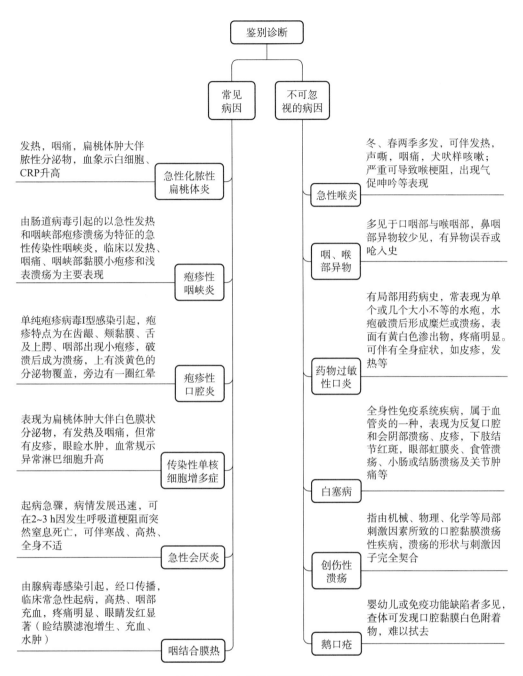

图 6-2-2　小儿咽痛鉴别思维导图

长疹子？（诱导家属讲述患儿的其他症状）

患儿母亲：其他情况还好，没有咳嗽、呕吐、拉肚子，宝宝精神还不错，但是这几天不爱吃奶，吃着吃着就哭闹，大便稍微有点水。

全科医生：小便的颜色、次数和平时一样吗？小便时闹不闹？（需注意伴随症状）

患儿母亲：喝奶少，小便颜色比较黄，量不多，也不闹。

全科医生：流口水的情况严重吗，跟平时比起来？（问诊时发现患儿流口水较多）

患儿母亲：平时也会流口水，昨天开始特别多。还有点流涕。

全科医生：宝宝平时身体怎么样？出生的时候好的吧，以前得过大毛病吗，有没有经常生病？（可以帮助判断有无免疫缺陷病等易忽视疾病）

患儿母亲：足月的，生后身体很好，6个月的时候发热一次，吃点退热药，2天就好了。

全科医生：讲讲宝宝的喂养情况吧？有没有食物或者药物过敏？

患儿母亲：纯母乳喂养到6个月开始添加辅食，现在断奶了，只喝奶粉，平时添加一些鸡蛋、鱼、肉松、苹果泥。没有过敏的情况。我对青霉素过敏。

全科医生：按规定时间给宝宝接种预防针吗？

患儿母亲：该打的针都打过了。

I（idea）——家属对患儿病情的看法

全科医生：您认为是什么原因导致宝宝发烧的？（问宝宝奶奶和妈妈）

患儿奶奶：医生，我觉得是着凉，这种天气出门玩应该多穿点衣服。

患儿母亲：医生，会不会最近天气变化大，出去跟其他小朋友玩的时候被传染了病菌？

全科医生：我认为你们两位考虑的两个方面都有可能，而且这些问题也是大多数宝宝感染发热的常见原因。（赞成观点，并同时解释感染的原因）

C（concern）——患者的担心

患儿奶奶：医生，现在宝宝喂点东西就哭，吃得很少，会不会饿坏？还有现在体温一直反反复复，她第一次生病烧得这么厉害。

患儿母亲：医生，会不会是嘴巴里长东西了，能不能麻烦帮忙看看？到底是什么原因啊？

全科医生：你们不要着急，先听我解释，小朋友发热是很常见的症状，现在小宝发热、吃不下东西，生病前到人多的地方玩过，很有可能是传染了病毒，嘴巴里长疱疹了，有些小孩感染后就会高热。（耐心解释）

E（expectation）——患者的期望

全科医生：我想知道你们作为家属，现在最希望宝宝的病得到怎样的治疗？（了解家属的预期治疗）

患儿奶奶：现在宝宝不吃东西，瘦了许多，能不能给他打点营养针，补充点营养。

患儿母亲：宝宝这么小，打针不好。医生，宝宝容易哭闹，也不爱吃东西，是不是嘴里长东西了？（家属之间的期望产生了分歧）

全科医生：别着急，宝宝妈妈提的意见十分有道理，虽然考虑病毒感染不需要输抗生素，但是小宝现在不肯进食，可能会引起脱水和短期内电解质不平衡、能量不足，也是要注意的。让我先查体看下小朋友嘴巴里的情况。（给予解释和肯定）

患儿母亲：医生，怎么样，有没有长东西，喉咙红不红？能不能马上输点"盐

笔记

水"让孩子快速退温？

全科医生：我发现小宝嘴里长了很多疱疹，目前考虑"疱疹性咽峡炎"，现在血常规化验正常，如果宝宝基本吃不下东西，水也不爱喝，可以考虑输液补充一些营养和电解质，但是发烧还是得靠小宝自己的免疫功能来对抗，我认为 2～3 天，宝宝的病情就能慢慢好转起来，但是在这个过程中，作为家长需要关注精神状态等一般情况。（解释疾病和提出治疗方案，并告知家属疾病的预后）

患儿母亲：如果是这样的话就太好了，谢谢医生！

三、最可能的诊断是什么？需要完善哪些辅助检查？

1. 最可能的诊断：疱疹性咽峡炎？
2. 需要完善的辅助检查：血常规。

结果：白细胞 7.2×10^9/L，中性粒细胞百分比 46%，淋巴细胞百分比 50%，血红蛋白 120 g/L，血小板计数 350×10^9/L，CRP 3.6 mg/L。

四、诊断和诊断依据是什么？

1. 诊断：疱疹性咽峡炎（herpangina）。
2. 依据：患儿，男，1 岁 3 个月，发热 2 天，有咽痛、进食时哭闹、口水多等表现，查体：咽峡部可见典型疱疹，手足及肛周无皮疹，其他查体无特殊，辅助检查示血常规淋巴细胞百分比增高。

五、转诊指征有哪些？

1. 持续高热不退，或伴有惊厥。
2. 出现精神萎靡、呕吐、易惊、白细胞明显增高等征象，考虑 EV71 感染，虽然仅表现为疱疹性咽峡炎，但有发生脑干脑炎、神经性肺水肿等危险时。

六、治疗方案是什么？

1. 加强隔离、避免交叉感染，适当休息，清淡饮食，做好口腔和皮肤护理。
2. 发热、腹泻等给予相应对症处理。
3. 无特效抗病毒药，可选用利巴韦林。

七、对该患者如何管理？

1. 告知家长该病一般预后良好，消除其过分的紧张情绪，患儿需补充足够的水分和热量，并保证充足休息，必要时可给予退热等对症治疗。
2. 告知家长，患儿在皮疹水疱干涸前（自起病起至少 2 周）不应上学或参加聚会活动，以避免传播疾病。
3. 少数患儿会发展为重症病例，预后不良，遗留神经系统等后遗症，需密切观察病情变化，及时复诊。

八、该案例给我们的启示是什么?

疱疹性咽峡炎主要累及 1~7 岁儿童,同一患儿可重复多次发生本病,系由不同型肠道病毒感染引起。潜伏期为 2~4 天,常突然发热及咽痛,婴儿表现为进食哭闹,发热多为低热或中等发热,亦可高热达 40℃ 以上,甚至引起惊厥,热程 2~4 天。初起时咽部充血,并有散在灰白色疱疹,直径 1~2 mm,四周绕有红晕,2~3 日后疱疹可破溃形成溃疡,疱疹多见于腭舌弓、软腭、悬雍垂,不累及牙龈和两侧颊黏膜。若无继发细菌感染,病程约 1 周自愈。

该病大多为柯萨奇病毒(属于肠道病毒)感染引起,埃可病毒也可引起本病。有研究显示,在 EV71 暴发流行期间,约 10% 儿童表现为疱疹性咽峡炎,提示手、足、肛周无皮疹的疱疹性咽峡炎患儿也可能是 EV71 感染,甚至发生脑干脑炎、神经性肺水肿等严重并发症危及生命,需警惕。

婴儿哭闹是家长就医的常见主诉之一,也是没有语言表达能力的婴儿表达诉求或痛苦的一种方式,如饥饿、困乏、排尿排便等内在生理刺激,或冷、热、湿、疼痛、痒、疾病或精神上的刺激都可引起哭闹。脑炎、缺氧缺血性脑病、颅内出血等颅脑疾病引起颅内压增高时,可表现高调尖声的哭叫,称为脑性尖叫。肠痉挛、肠套叠、腹股沟嵌顿疝、阑尾炎等急腹症,可表现为突然阵发性哭闹,且常伴脸色苍白、呕吐、出汗等。各种感染均可引起婴儿哭闹,应仔细检查寻找感染部位,特别注意隐藏部位(如臀部、肛周)的感染灶。耳屏有压痛时应考虑有无中耳炎、外耳道疖肿。口腔炎症也可引起哭闹,尤其在吃奶时。肢体活动时剧烈哭闹应考虑有无骨折、关节脱位。佝偻病、贫血等营养不良患儿可有哭闹、烦躁、睡眠不安等。

【知识拓展】

1. 疱疹性咽峡炎如何预防 疱疹性咽峡炎可通过飞沫、消化道和接触传播。本病至今尚无特异性预防方法。托幼单位应做好晨间检查,及时发现患儿,采集标本,明确病原学诊断,并做好患者粪便及其用具的消毒处理,预防疾病的蔓延扩散。流行期间,家长应尽量少让孩子到拥挤的公共场所,减少感染的机会。医院应加强预防,设立专门诊室,严防交叉感染。

2. 哪些危险因素提示重症病例

(1)基本危险因素:4 岁以下、发热 3 天以上、热峰 >39℃、精神差、呕吐、易惊、肢体无力、外周血白细胞增多、高血糖(>8.3 mmol/L)。

(2)与神经系统受累有关的危险因素:头痛、呕吐、嗜睡、烦躁不安、惊厥、肢体肌力减弱、肌阵挛,肌阵挛是脑干脑炎最常见的早期症状。

(3)与心肺衰竭前期有关的危险因素:面色苍白、口唇发绀、皮肤大理石样花纹、四肢端凉、末梢毛细血管充盈时间延长、血压升高、心率增快、气促、呼吸节律异常、口吐血性泡沫痰、肺部湿啰音。

(4)与心肺衰竭的不良预后有关的因素:昏迷、初始收缩压低、持续性低血压、PaO_2 ：FiO_2 比值低、肌钙蛋白 I 升高、脑脊液白细胞数升高。

（吴建强　卢美萍　王　静）

思考题

1. 疱疹性咽峡炎普通病例的治疗原则是什么？
2. 哪些危险因素提示重症病例？
3. 咽痛伴发热的病因有哪些？相关疾病如何鉴别？

案例 ❸

小儿腹泻、呕吐

【案例简介】

患儿，男，1岁，因"腹泻、呕吐伴发热2天"由妈妈抱来就诊。

患儿2天前无明显诱因下在家中出现腹泻，每天10余次黄色稀水样便，无黏液脓血，无豆渣样物，伴呕吐胃内容，3~4次/天，非喷射性，无咖啡样或胆汁样液体，伴发热，体温最高38℃左右，无寒战，无抽搐，无哭吵不安，无皮疹，无咳嗽气促。今晨出现精神萎靡，故来我院就诊。患儿G1P1，足月自然分娩，按计划预防接种，无外伤和手术史，无重大脏器疾病史，无传染病、家族性肿瘤病史和遗传病史。

自发病以来，患儿精神可，进食少，尿量减少，睡眠可，体重无明显改变。

查体：T 38℃，HR 110次/分，R 40次/分，BP 90/60 mmHg；精神可，面色红润，营养状况良好，口唇稍干燥，前囟无凹陷，皮肤弹性可，毛细血管充盈时间3 s；双肺呼吸音清，未闻及啰音，心律齐，未闻及杂音，腹软，肝肋下1 cm，脾肋下未触及，四肢温。

请思考以下问题

一、小儿腹泻的病因有哪些？

二、如何构建整体性临床思维？

三、最可能的诊断是什么？需要完善哪些辅助检查？

四、诊断和诊断依据是什么？

五、转诊指征有哪些？

六、治疗方案是什么？

七、对该患者如何管理？

八、该案例给我们的启示是什么？

一、小儿腹泻的病因有哪些？

腹泻（diarrhea）是一组由多种病原、多种因素引起的以大便次数增多和大便性状改变为特点的消化道综合征。6个月至2岁婴幼儿发病率高，1岁以内约占半数，是造成儿童营养不良、生长发育障碍，甚至死亡的主要原因之一。引起婴幼儿腹泻的病因分为感染性及非感染性（表6-3-1）。

笔记

表 6-3-1　小儿腹泻的病因或相关因素

病因			疾病或相关因素
感染性因素	肠道感染	病毒	轮状病毒、诺如病毒、肠道腺病毒、柯萨奇病毒、埃可病毒等
		细菌	大肠埃希菌、空肠弯曲菌、耶尔森菌、沙门菌、金黄色葡萄球菌、难辨梭状芽孢杆菌、铜绿假单胞菌、变形杆菌等
		真菌	念珠菌、曲霉菌、毛霉等
		寄生虫	蓝氏贾第鞭毛虫、阿米巴原虫、隐孢子虫等
	肠道外感染		中耳炎、上呼吸道感染、肺炎、泌尿系感染、皮肤感染、急性传染病、阑尾脓肿等
非感染因素	饮食		喂养不当、过敏性腹泻、双糖酶缺乏或活性降低等
	气候		天气过热、腹部受凉、气温突然变化等
其他	抗生素相关性腹泻		

二、如何构建整体性临床思维？

（一）临床 3 问和鉴别思维

腹泻是我国婴幼儿最常见的疾病之一，连续病程在 2 周以内的为急性腹泻，病程 2 周至 2 个月为迁延性腹泻，病程 2 个月以上的为慢性腹泻。病因分感染性和非感染性两大类，感染性腹泻多为急性，大多数经过积极诊疗都能很快恢复，但仍有少部分治疗不彻底或早期没有找到真正的病原而致病程延长，如真菌感染、寄生虫感染，因此必要的大便细菌培养、病毒或寄生虫检测至关重要。非感染性腹泻病因及发病机制复杂，发病比例逐渐上升，如食物过敏、乳糖不耐受、炎症性肠病、免疫缺陷病等因素。不同年龄患儿的发病特点不同，往往为迁延性或慢性，容易引起消化吸收障碍，营养不良，甚至生长停滞及免疫功能低下。病因不同，病情轻重、临床表现和处理原则不同。腹泻严重者可引起水电解质紊乱、惊厥、休克等并发症，甚至死亡。全科医生接诊腹泻患儿时，首先需考虑常见病因导致的腹泻，如轮状病毒肠炎、细菌性肠炎等，可以根据粪便性状、发病季节、发病年龄及流行情况等初步估计并鉴别病因。急性水样便往往提示病毒或产肠毒素性细菌感染（约占 70%），黏液、脓血便多提示侵袭性细菌感染（约占 30%）。此外，迁延性及慢性腹泻则需考虑食物过敏、乳糖不耐受、炎症性肠病等原因。下面我们用临床安全诊断策略——临床 3 问对小儿腹泻的常见疾病及相关病因进行分析和鉴别（图 6-3-1，图 6-3-2）。

（二）以人为中心的问诊——RICE 问诊

对于疾病的诊断来说，患者提供的信息是最重要的，其次是体格检查，再次是做相应的辅助检查帮助诊断。全科医生在接诊儿童患者时，耐心倾听患儿及家属对病症的描述，才能帮助我们判断病情的轻重，揭晓隐藏的病因。下面采用 RICE 问诊，了解患儿疾病发生的过程，包括患儿家属的想法、关注和期望。

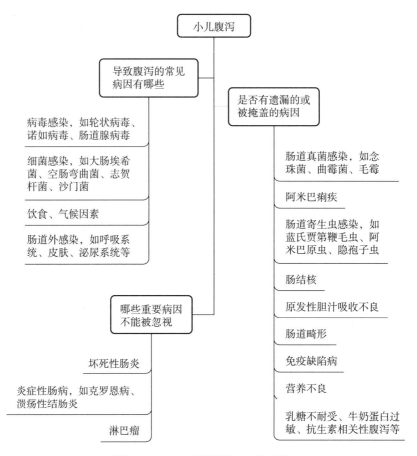

图 6-3-1　小儿腹泻临床 3 问导图

R（reason）——患者就诊的原因

全科医生：您好，请坐。有什么需要帮助的吗？（开放式提问）

患儿母亲：医生，孩子拉肚子。

全科医生：别着急，先把情况说一说。孩子拉肚子是什么时候开始的？（了解主要症状发生的时间）

患儿母亲：前天开始，拉了 2 天了。

全科医生：1 天拉几次？大便性状是怎样的？（了解腹泻的频率、粪便的性状）

患儿母亲：大便黄色，和水一样，前天 5～6 次，昨天上午到今天 10 多次了。

全科医生：大便带有血丝吗？有没有像黏液、鼻涕样或者脓一样的大便？（鉴别细菌性肠炎）

患儿母亲：像蛋花汤一样，没有脓，1 次有点血丝。

全科医生：有没有发热、呕吐、哭闹不安？（了解有无伴随症状）

患儿母亲：有点发热，38℃左右，一吃就吐，昨天吐了 5～6 次，晚上有点闹。

全科医生：小便量多不多？哭的时候有眼泪吗？（了解脱水程度）

患儿母亲：比平时少点。

全科医生：除了这些，孩子还有什么不舒服的？比如抽搐、咳嗽。（了解患儿

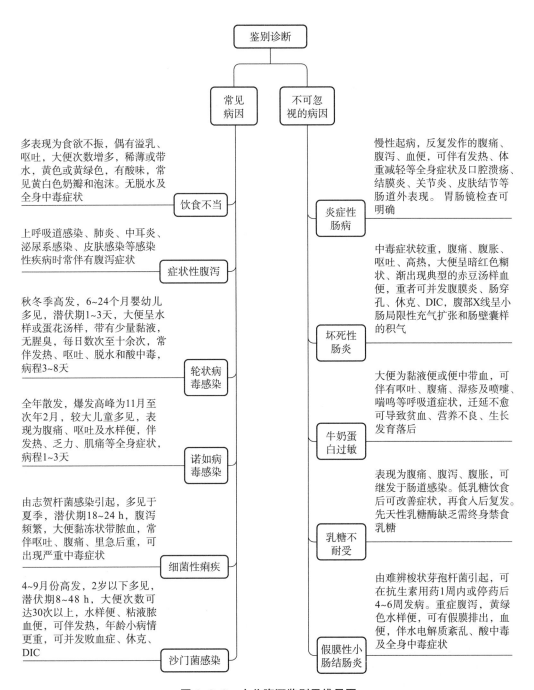

图 6-3-2　小儿腹泻鉴别思维导图

是否有肠道外疾病）

　　患儿母亲：精神不好，吃得少，没有抽搐和咳嗽。

　　全科医生：孩子有没有湿疹？母乳喂养还是人工喂养？（鉴别过敏性肠炎）

　　患儿母亲：孩子出生后的前6个月是母乳喂养，6个月后添加牛奶和辅食，没有湿疹。

I（idea）——家属对患儿健康问题的看法

全科医生：您对孩子病症的发生描述得很详细，您认为孩子腹泻是什么原因引起的？（认同患儿母亲，了解母亲对患儿自身问题的理解）

患儿母亲：孩子现在还在吃母乳，昨天我有点拉肚子，是不是我吃坏东西的原因？前天我还带他去了一趟超市，超市空调有点冷，不知道是不是受凉引起的？

全科医生：有可能的，饮食和天气变化都可能引起拉肚子。目前孩子吃哪些食物？（肯定患儿母亲的想法，并了解有无其他可能的原因）

患儿母亲：孩子以牛奶、面条、稀饭为主，另外每天添加蔬菜、水果、肉、蛋。

全科医生：前两天有没有带孩子去医院就诊？（了解患儿的就诊过程）

患儿母亲：昨天我抱孩子去一个小诊所开了药，吃了两次，但没有效果。

全科医生：有化验大便吗，医生开的是哪种药，知道吗？

患儿母亲：小诊所没法化验，我记得有两种药，一种是"益生菌"，另一种是"蒙脱石散"。

全科医生：今天再次就诊，是因为孩子"拉肚子"更严重了吗？（了解疾病的进展）

患儿母亲：是的，大便就像水一样，止不住，而且孩子今天完全没精神了。

C（concern）——患者的担心

患儿母亲：从昨天到今天什么都没吃，一吃就吐，体重也轻了。怎么办呢？会不会有危险啊？

全科医生：腹泻是儿童常见病，轻症患儿通过口服补液、调节肠道微生态、控制感染等治疗就能好转，重症患儿不及时治疗可能危及生命。孩子目前有轻度脱水，别太担心，及时治疗很快就会好起来的。（宽慰患儿母亲，让患儿母亲了解病情及预后）

E（expectation）——患者的期望

患儿母亲：孩子要几天才能好呢？

全科医生：病情好转会有个过程，近几天建议进食粥、腹泻奶粉，甜的和油腻的尽量不吃，可以喝"口服补液盐"补充水分，注意尿量、精神状态。接下来我们先做一些化验，看看是什么原因，再对症下药。（耐心解释处理意见及注意事项）

患儿母亲：好的，谢谢医生！

三、最可能的诊断是什么？需要完善哪些辅助检查？

1. 最可能的诊断：轮状病毒肠炎？

2. 需要完善的辅助检查：血气电解质、血常规、大便常规、大便轮状病毒检测。

辅助检查结果：血气电解质：pH 7.387，K^+ 4.8 mmol/L，Na^+ 136 mmol/L，Cl^- 106 mmol/L，HCO_3^- 19.2 mmol/L，ABE −4.5 mmol/L；血常规：白细胞计数 7.49×10^9/L，中性粒细胞百分比 34.7%，血红蛋白 127 g/L，血小板计数 386×10^9/L，C反应蛋白 <1 mg/L；大便常规：阴性；大便轮状病毒检测：阳性。

笔记

四、诊断和诊断依据是什么?

1. 诊断:(1)轮状病毒肠炎(rotavirus enteritis)。

(2)轻度脱水(mild dehydration)。

2. 诊断依据:患儿 1 岁,急性起病,起病前有外出公共场合及母亲有不洁饮食史。腹泻伴发热、呕吐、尿少 2 天,伴精神萎靡半天,大便为黄色稀水样。查体:HR 110 次 / 分,R 40 次 / 分,T 38℃,BP 90/60 mmHg;精神稍差,口唇稍干燥,前囟无凹陷,皮肤弹性可,哭时有泪。大便轮状病毒检测阳性。所以轮状病毒肠炎诊断明确,并根据前囟、眼窝凹陷与否,皮肤弹性、循环情况和尿量等临床表现,综合分析判断为轻度脱水。脱水的症状和体征详见表 6-3-2。

表 6-3-2　脱水的症状和体征

	轻度	中度	重度
失水量	30 ~ 50 mL/kg	50 ~ 100 mL/kg	100 ~ 120 mL/kg
失水量占体重比	< 5%	5% ~ 10%	> 10%
神志精神	精神稍差	萎靡、烦躁	萎靡、淡漠、昏睡、昏迷
皮肤弹性	正常	轻度降低	降低
黏膜	湿润	干燥	非常干燥
前囟、眼窝	正常	轻度凹陷	凹陷
眼泪	有泪	泪少	无泪
尿量	稍少	明显减少	极少或无
末梢循环	正常	四肢稍凉	四肢厥冷、出现花纹
脉搏	可触及	减弱	明显减弱
血压	正常	直立性低血压	低血压
呼吸	正常	深,也可快	深和快

五、转诊指征有哪些?

1. 治疗 24 h 未好转,仍有腹泻剧烈,不能正常饮食,或频繁呕吐。

2. 持续高热不退。

3. 有肠道外表现,如抽搐、肝肾功能损害等。

4. 重度脱水,如精神萎靡、易激惹、淡漠、嗜睡、四肢厥冷、无尿、休克等。

六、治疗方案是什么?

1. 纠正脱水:该患儿为轻度脱水,一般口服补液即可纠正脱水,选择口服补液盐(ORS)。

(1)口服补液:ORS 液用量(mL)=体重(kg)×(50 ~ 75)mL/kg,4 h 内服

完。同时，密切观察患儿大便情况，决定继续补充量，一般每次大便后给 10 mL/kg。详细指导母亲给患儿服用 ORS 液：临用时将口服补液盐 Ⅲ 1 包（5.125 g）溶于 250 mL 温开水中，分次服用，未用完的 ORS 液应贮藏于冰箱，24 h 后弃用。

（2）静脉补液：如出现以下情况，可选用静脉补液：①持续、频繁、大量腹泻；② ORS 液口服用量不足；③频繁、严重呕吐，口服补液困难。静脉补液的液体种类首选 3 : 2 : 1 液，50 mL/kg 静脉滴注，先补 2/3 量，4 h 后重新评估患儿的脱水状况，然后选择适当的补液方案。

2. 合理喂养：母乳喂养患儿继续母乳喂养，继续食用已经习惯的日常食物，如粥、面条、烂饭、蛋、鱼末、肉末、新鲜果汁。鼓励患儿进食，如进食量少，可增加喂养餐次。避免给患儿喂食含粗纤维的蔬菜、水果和高糖食物。病毒性肠炎常有继发性双糖酶（主要是乳糖酶）缺乏，对疑似病例可暂时改为无乳糖配方奶，时间 1 ~ 2 周，腹泻好转后转为原有喂养方式。

3. 补锌治疗：急性腹泻患儿能进食后即予以补锌治疗，每天补充含元素锌制剂 20 mg，共 10 ~ 14 天。

4. 其他治疗方法：有助于改善腹泻病情、缩短病程。

（1）肠黏膜保护剂，如蒙脱石散。

（2）微生态疗法，给予益生菌，如双歧杆菌、乳酸杆菌等。

（3）补充维生素 A。

（4）患儿明确为轮状病毒肠炎，常规不使用抗菌药物。

七、对该患者如何管理?

1. 提倡母奶喂养。

2. 注意饮食卫生、环境卫生，养成良好的卫生习惯。

3. 注意乳品的保存和奶具、食具、便器、玩具等的定期消毒。

4. 气候变化时，要避免孩子过热或受凉，居室要通风。

5. 积极防治营养不良。

6. 轮状病毒肠炎的传染性强，需做好消毒隔离工作，防止交叉感染。

7. 接种轮状病毒疫苗可有效预防感染。

八、该案例给我们的启示是什么?

腹泻是一组以大便次数增多和大便性状改变为特点的儿科常见病，诊断并不困难。全科医生作为首诊医生，接诊婴幼儿腹泻时首先要学会正确判断病情，评估有无脱水和电解质紊乱；其次要注意病因的鉴别，除了想到常见原因，如轮状病毒肠炎、细菌性肠炎、饮食不当等处，也要考虑到过敏性因素及一些容易被遗漏或掩盖的疾病，这时运用临床 3 问思维法可以事半功倍。

全科医生看的不只是疾病，而是患病的人，对儿童来说涉及整个家庭。通过问诊，不但要了解疾病的发生、发展，患儿就诊的原因，也要了解家属的担心、忧虑和对就诊的期望。医生在问诊的过程中要耐心解释病情，消除患儿及其家属不必要的担心，进行健康教育，引导患儿及其家属对疾病的正确认识，从而优化医患配合，达到更好的医疗效果。

【知识拓展】

1. 补液治疗 是小儿腹泻的治疗关键，需根据脱水的种类、程度及有无电解质紊乱、酸碱平衡失调进行补液（图6-3-3），同时给予黏膜保护剂、微生态疗法、饮食调整、补锌等辅助治疗。需强调的是，要合理使用抗菌药物，急性水样便多为病毒或非侵袭性细菌所致，一般不用抗生素；而黏液、脓血便患儿多为侵袭性细菌感染，需根据病原选用敏感抗生素。另外，对慢性腹泻患者还须评估消化吸收功能、营养状况、生长发育等指标，以调整治疗措施。

2. 中国轮状病毒疫苗的免疫策略和程序推荐 A组轮状病毒（group A rotavirus，RV）是引起中国5岁以下儿童重度胃肠炎和死亡的主要病原之一。接种RV疫苗是预防控制儿童轮状病毒胃肠炎的最有效措施。RV疫苗目前属于非国家免疫规划疫苗。中国截至2020年11月前批准上市使用的RV疫苗包括2018年上市的口服五价重配RV减毒活疫苗（RV5）和2001年上市的人-羊重配口服减毒活疫苗（LLR）。免疫程序推荐：① RV5：接种年龄为6~32周龄，全程免疫3剂。首剂接种年龄为出生后6~12周龄（42~90天）。每剂次接种间隔时间≥4周。第3剂不得晚于32周龄（230天）。② LLR：接种年龄为2月龄至3岁。每年接种1剂，首剂应自2月龄起尽早接种。

（邹丽霞 卢美萍 王 静）

思考题

1. 如何判断脱水的程度？液体疗法的原则是什么？

2. 何时需要对腹泻的患儿进行转诊？

3. 小儿腹泻的病因有哪些？相关疾病如何鉴别？

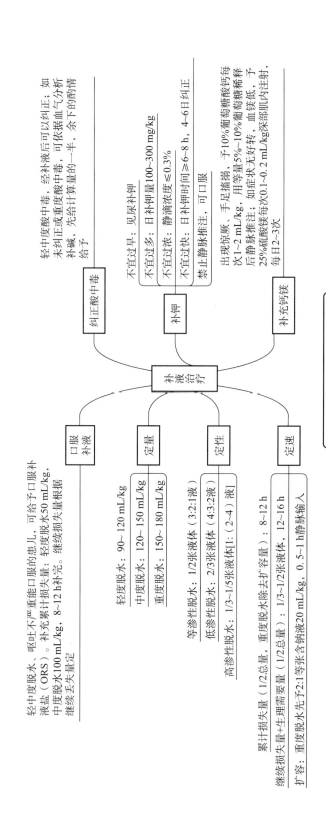

图6-3-3 补液治疗流程图

笔记

案例 ❹

小 儿 贫 血

【案例简介】

患儿，1岁。因"面色苍白伴体重不增1个月"由妈妈抱着前来就诊。

患儿于1个月前无明显诱因在家中出现面色苍白，无鼻出血或牙龈出血，无皮肤瘀点或瘀斑，无血尿、黑便，无乏力，无气促、喘息，无腹痛、腹泻，无晕厥、抽搐，未予诊治。近1个月体重不增，期间有发热、咳嗽2次，予退热止咳治疗2~3天后好转。2天前社区体检发现"贫血"。

自发病以来，患儿胃口差，精神可，睡眠正常，大小便均无异常。

个人史：足月顺产，出生体重3.2 kg，9个月时体重为8.5 kg。出生后予母乳喂养，6个月后添加米糊，少量蛋，偶有添加鱼、肉类。常晒太阳。无外伤和手术史，无重大脏器疾病史，无传染病、家族性肿瘤病史和遗传病史。

体格检查：神清，反应可，营养、发育稍差，面色苍白，睑结膜、甲床、唇黏膜略苍白，颈后扪及数颗黄豆大小淋巴结，活动可，质软无压痛，双肺呼吸音清，未闻及啰音，心律齐，未闻及杂音，腹软，未及包块，肝肋下1 cm，脾肋下未触及，四肢温。体重9 kg。

辅助检查：血常规：白细胞 7.6×10^9/L，中性粒细胞百分比35%，淋巴细胞百分比65%；红细胞 2.86×10^{12}/L，血红蛋白72 g/L，平均红细胞体积73 fl，平均红细胞血红蛋白量24 pg，平均血红蛋白浓度28%，网织红细胞0.01；血小板 296×10^9/L。

请思考以下问题：

一、小儿贫血的病因有哪些？

二、如何构建整体性临床思维？

三、最可能的诊断是什么？需要完善哪些辅助检查？

四、诊断和诊断依据是什么？

五、转诊指征有哪些？

六、治疗方案是什么？

七、对该患者如何管理？

八、该案例给我们的启示是什么？

笔记

一、小儿贫血的病因有哪些?

贫血是指外周血中单位容积内的红细胞数或血红蛋白量低于正常。婴儿和儿童的红细胞数和血红蛋白量随年龄不同而有差异。根据世界卫生组织和我国小儿血液会议建议血红蛋白的低限值在新生儿期为 145 g/L，1～4 个月为 90 g/L，4～6 个月为 100 g/L，6～59 个月者为 110 g/L，5～11 岁为 115 g/L，12～14 岁为 120 g/L。根据造成小儿贫血的原因可分为红细胞或血红蛋白生产不足、溶血性和失血性 3 类（表 6-4-1）。

表 6-4-1　导致小儿贫血的病因或相关因素

病因		疾病或相关因素
红细胞或血红蛋白生产不足	造血物质缺乏	铁缺乏（缺铁性贫血）、维生素 B_{12} 和叶酸缺乏（巨幼细胞贫血）、维生素 A 缺乏、维生素 B_6 缺乏、铜缺乏、维生素 C 缺乏、蛋白质缺乏等
	骨髓造血功能障碍	再生障碍性贫血、单纯红细胞再生障碍性贫血等
	感染性及炎症性贫血	流感嗜血杆菌、金黄色葡萄球菌、链球菌等感染，全身性幼年型特发性关节炎，系统性红斑狼疮等
溶血性贫血	红细胞内在异常——红细胞膜结构缺陷	遗传性球形红细胞增多症、遗传性椭圆形红细胞增多症、棘状红细胞增多症、阵发性睡眠性血红蛋白尿等
	红细胞内在异常——红细胞酶缺乏	葡萄糖 -6- 磷酸脱氢酶（G-6-PD 缺乏）、丙酮酸激酶缺乏等
	红细胞内在异常——血红蛋白合成或结构异常	地中海贫血、血红蛋白病等
	红细胞外在因素——免疫因素	新生儿溶血症、自身免疫性溶血性贫血、药物导致的免疫性溶血性贫血等
	红细胞外在因素——非免疫因素	感染、物理化学因素、毒素、脾功能亢进、弥散性血管内凝血等
失血性贫血	急性失血	外伤、消化性溃疡、急性出血等
	慢性失血	钩虫病、肠道畸形等
其他		慢性肾病、铅中毒、恶性肿瘤等

二、如何构建整体性临床思维?

（一）临床 3 问和鉴别思维

贫血的临床表现与贫血病因、程度、发生缓急等因素相关。详细询问病史、全面的体格检查和必要的实验室检查是作出贫血病因诊断的重要依据。如起病快、病

笔记

程短者提示急性溶血或急性失血；起病缓慢者提示营养性贫血、慢性失血、慢性溶血；单纯乳类喂养，未及时添加辅食的婴儿易患缺铁性贫血或巨幼细胞贫血；伴有神经和精神症状提示维生素 B_{12} 缺乏等；缺铁性贫血、地中海贫血、铁粒幼细胞性贫血均可表现为小细胞低色素性贫血，此时进一步检查血红蛋白电泳对地中海贫血的诊断有重要意义。全科医生在接诊贫血患儿的时候，除了重要的不能被忽略的疾病，如再生障碍性贫血、白血病、溶血性贫血、地中海贫血、肠道畸形、恶性肿瘤，还需要考虑容易被遗漏的病因，如消化性溃疡、慢性肾病、免疫炎症性疾病、铅中毒、钩虫病、药物因素等。下面采用临床安全诊断策略——临床 3 问进行分析和鉴别（图 6-4-1，图 6-4-2）。

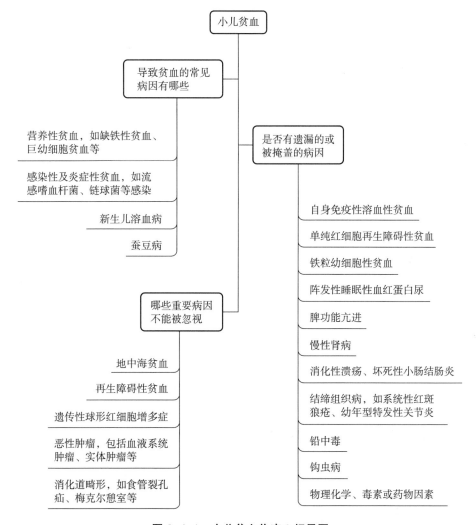

图 6-4-1　小儿贫血临床 3 问导图

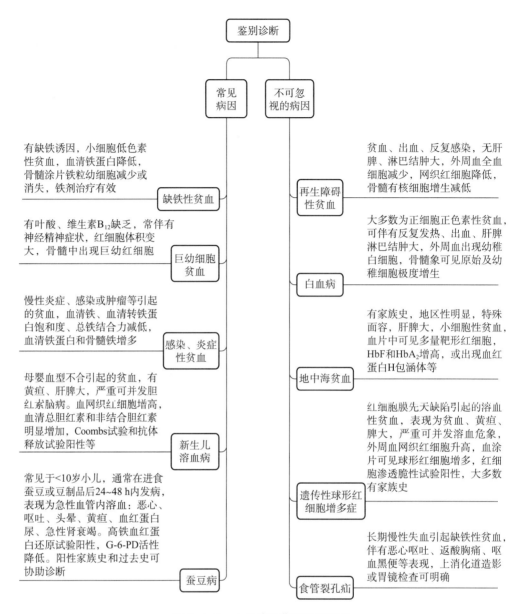

图 6-4-2 小儿贫血鉴别思维导图

（二）以人为中心的问诊——RICE 问诊

贫血是综合征，必须查清病因才能进行合理和有效的治疗。因此，全科医生接诊不明原因贫血患者时，要耐心倾听患者的诉说，了解贫血发生时间、病程、营养状况，是否有急性或慢性失血史，有无化学药物或毒物接触史，是否有黄疸，有无结核或寄生虫感染、肝肾疾病、慢性炎症及肿瘤病史等，然后结合实验室检查结果才能准确判断贫血的类型和原因。下面采用 RICE 问诊，了解患儿的生活背景，包括患儿家属的想法、关注和期望。

R（reason）——患者就诊的原因

全科医生：您好，请坐。孩子怎么啦？（开放式提问）

患儿母亲：医生，孩子最近脸色看上去不大好。前天体检医师说"贫血"（患儿母亲拿出化验报告）

血常规报告显示：血常规：白细胞 7.6×10^9/L，中性粒细胞比例35%，淋巴细胞比例65%；红细胞 2.86×10^{12}/L，血红蛋白 72 g/L，平均红细胞体积 73 fl，平均红细胞血红蛋白量 24 pg，平均血红蛋白浓度28%，网织红细胞0.01；血小板 296×10^9/L。

全科医生：孩子还有什么不舒服的？比如呕吐、哭闹等？（追问伴随症状）

患儿母亲：这些都没有。孩子之前吃饭、睡觉都不错，就是最近胃口差一些。

全科医生：孩子出生体重多少，现在多重了？（注意生长发育情况）

患儿母亲：出生 3.2 kg，现在 9 kg，最近一个月体重没怎么增加。

全科医生：孩子平时吃母乳还是奶粉？辅食吃的怎样？（了解营养情况）

患儿母亲：我们一直母乳喂养，没有添加奶粉。6个多月添辅食，每天吃半个蛋黄，面条、稀饭、米糊也吃。

全科医生：鱼、肉、蔬菜有没有添加？（追问是否有辅食搭配不合适）

患儿母亲：这些吃的比较少，还是母乳和稀饭、米糊、面条为主。

全科医生：孩子的大小便什么颜色，有没有大便出血或小便颜色很深？（鉴别病因——有无消化道出血）

患儿母亲：应该正常的，大便黄色，小便也是淡黄色。

全科医生：您和孩子的爸爸有没有贫血？您怀孕期间身体怎样？（是否有家族史及患儿先天储铁不足情况）

患儿母亲：我和孩子爸爸都很健康的，但我怀孕时有点贫血的，一直吃补血药。

全科医生：孩子以前身体素质如何？平时或近期有没有吃什么药物？（了解有无基础疾病及特殊用药）

患儿母亲：自出生后身体都不错，但最近两个月有过2次发热、咳嗽，吃点药2～3天就好了。从出生开始一直到现在，吃维生素D，没有吃其他药物。

全科医生：之前有没有发现宝宝贫血？（了解患儿母亲对疾病的认识）

患儿母亲：平时根本没注意，小孩子皮肤是有点白，我们认为没有问题，一直到体检才发现。

I（idea）——家属对患儿健康问题的看法

全科医生：对于小婴儿来说定期体检非常重要。您认为是什么问题导致孩子贫血的？（先肯定患儿母亲的做法，再了解他对问题的看法）

患儿母亲：是不是辅食添加太少了？

全科医生：目前来看，我们首先考虑缺铁性贫血。您的孩子辅食摄入不算少，主要是添加的种类不够。宝宝生长发育较快，营养需求大，7个月之后就应该添加含铁丰富的食物，比如肉、鱼、蛋、菜末、水果，含铁配方米粉等，1岁应该以进食固体食物为主，减少奶量。（指导母亲正确添加辅食）

C（concern）——**患者的担心**

患儿母亲：医生，我们现在添加辅食还来得及吗？贫血对孩子以后有没有影响啊？

全科医生：长期的贫血会影响生长发育，免疫功能也会降低，容易经常感染，甚至影响心肺功能。好在现在发现不算晚，所以不要太担心，从现在开始逐步添加辅食，并进行补铁治疗，会好起来的。另外，为了更好地明确贫血原因，宝宝可以进一步做铁代谢检查，您愿意吗？（说明病情，给患儿母亲治疗的信心，缓解母亲的焦虑情绪）

患儿母亲：好的，没问题。

E（expectation）——**患者的期望**

患儿母亲：医生，我还想了解一下大概要多久贫血才能补充回来？是不是还要定期复查血常规？

全科医生：服用补铁药加合理饮食需要1个月左右才能看到贫血改善，接着仍需继续巩固治疗，总疗程需要3个月左右。合理添加辅食很重要，我相信经过我们的努力宝宝很快就会好起来的。2周左右复查一次，下次您可以来我这儿复诊。（明确治疗方案，表现出负责到底的态度）

患儿母亲：好的。谢谢医生！

三、最可能的诊断是什么？需要完善哪些辅助检查？

1. 最可能的诊断：中度贫血？
2. 需要完善的辅助检查：铁代谢。

铁代谢检查结果：血清铁（serum iron，SI）6.8 μmol/L，血清铁蛋白（serum ferritin，SF）8 μg/L，总铁结合力（total iron binding capacity，TIBC）85.8 μmol/L，转铁蛋白饱和度（transferrin saturation，TS）12%，提示 SF、SI、TS 均降低，TIBC 升高，为缺铁性贫血的表现。

四、诊断和诊断依据是什么？

1. 诊断：中度缺铁性贫血（moderate iron deficiency anemia）。
2. 诊断依据：患儿1岁，面色苍白伴体重不增1个月，母乳及碳水化合物喂养为主，富含铁的辅食添加不足，母亲孕期贫血；查体：面色苍白，睑结膜、甲床、唇黏膜略苍白；血常规：红细胞 2.86×10^{12}/L，血红蛋白 72 g/L，平均红细胞体积 73 fl，平均红细胞血红蛋白量 24 pg，平均血红蛋白浓度 28%，提示小细胞低色素性贫血；铁代谢检查提示 SF、SI、TS 降低，TIBC 升高；结合喂养史及母亲孕期有贫血，诊断中度缺铁性贫血。贫血的细胞形态分类可参考表6-4-2。

五、转诊指征有哪些？

1. 重度贫血，尤其是发生心力衰竭。
2. 合并感染。

表 6-4-2　贫血的细胞形态分类

分类	平均红细胞体积 （fl）	平均红细胞血红蛋白量 （pg）	平均红细胞血红蛋白浓度 （%）
正常值	80 ~ 94	28 ~ 32	32 ~ 38
大细胞性	> 94	> 32	32 ~ 38
正细胞性	80 ~ 94	28 ~ 32	32 ~ 38
单纯小细胞性	< 80	< 28	32 ~ 38
小细胞低色素性	< 80	< 28	< 32

3. 有急性或慢性失血。

4. 予补铁治疗后效果不佳，需进一步明确病因。

六、治疗方案是什么？

1. 病因治疗：合理膳食，注意饮食的合理搭配，适当添加含铁丰富的食物。

2. 补铁治疗：蛋白琥珀酸铁口服液 1.5 mL/（kg·d），饭后服用，同时补充维生素 C 加强铁剂吸收。

3. 疗效标准：补铁 2 ~ 3 天后网织红细胞开始升高，5 ~ 7 天达高峰，2 ~ 3 周后降至正常。补铁 1 ~ 2 周后血红蛋白量开始上升，3 ~ 4 周达到正常。如 3 周内血红蛋白上升不足 20 g/L，应注意寻找原因。贫血纠正后需巩固治疗 6 ~ 8 周以补足贮存铁，否则贫血易复发。

七、对该患者如何管理？

1. 向母亲及患儿解释病因，做好喂养指导，及时添加含铁丰富且铁吸收率高的辅助食品，如瘦肉、血、内脏、鱼等，并注意合理搭配膳食。

2. 鲜牛乳喂养的患儿，鲜牛奶必须经加热处理，以减少因过敏引起的肠道失血。

3. 婴幼儿食品（牛奶制品、谷类制品等）应加入适量铁剂进行强化。

4. 血红蛋白恢复正常后，仍需巩固治疗。

5. 定期复查外周血象。

八、该案例给我们的启示是什么？

贫血的原因很多，包括营养缺乏性、溶血性、失血性贫血等，采用 RICE 问诊和临床思维导图，可以在问诊中突出重点问题，同时避免遗漏一些隐蔽的容易被掩盖的疾病。在治疗中不仅关注疾病本身，还关注患儿及家属的心理问题。全科医生要运用生物 - 心理 - 社会医学模式，开展以家庭为单位的医疗服务。

缺铁性贫血的诊断包括两个方面，先确立是否为缺铁引起的贫血，然后明确缺铁的病因。典型的缺铁性贫血诊断并不难，可根据病史、典型的小细胞低色素性贫血改变及阳性的缺铁指标而确诊。

1. 明确是否为小细胞低色素性贫血：外周血涂片提示红细胞大小不等，小细胞为多，中央淡染区扩大；血红蛋白降低，平均红细胞容积（MCV）< 80 fl，平均红细胞血红蛋白量（MCH）< 26 pg，平均红细胞血红蛋白浓度（MCHC）< 0.31，白细胞、血小板一般无改变。必要时可进行血红蛋白电泳、骨髓、血铅、腹部 B 超等检查，以鉴别地中海贫血、异常血红蛋白病、铁粒幼细胞性贫血、铅中毒、慢性炎症或肿瘤等，这些疾病也表现为小细胞低色素性贫血。

2. 找缺铁的证据：骨髓铁染色显示骨髓小粒可染铁消失和铁粒幼细胞减少（< 15%），血清铁蛋白降低（< 12 μg/L），提示贮存铁耗竭，在此基础上出现转铁蛋白饱和度降低（< 15%）、总铁结合力升高（> 62.7 μmol/L）、红细胞游离原卟啉增高（> 0.9 μmol/L），提示缺铁性红细胞生成。

3. 找到能导致缺铁的原发病，经铁剂治疗有效。

4. 不能进行铁代谢检测的基层医疗单位，可根据患儿外周血红细胞形态呈典型小细胞低色素性改变及具有引起缺铁性贫血的明确原因，疑诊为缺铁性贫血，给予诊断性补铁治疗。

【知识拓展】

1. 血清铁蛋白（SF）和血清可溶性转铁蛋白受体（sTfR） SF 是诊断早期缺铁的敏感指标，能够有效反映体内贮存铁量，但在炎症、感染、肿瘤、肝和心脏疾病时 SF 可明显升高。sTfR 是 TfR 的功能片段，组织缺铁时，sTfR 升高。sTfR 有较强的敏感度和特异性，较少受炎症、感染、结缔组织病、肿瘤等疾病的影响。因此，sTfR 正在成为铁状况监测及铁缺乏筛查的一个新的重要的指标。用 sTfR/lgSF 能更好地反映机体铁代谢情况，已开始应用于临床。

2. 缺铁性贫血对儿童神经系统的影响 铁缺乏可通过多个不同水平对中枢神经系统的成髓鞘细胞 – 少突胶质细胞产生影响，包括少突胶质细胞的产生、能量代谢及合成髓鞘成分等多个方面起作用，最终影响中枢神经系统的髓鞘化。髓鞘化的异常可导致神经冲动的传导速度减慢，使神经网络的联系产生障碍，从而影响精神运动的发育。婴儿期缺铁越严重，精神运动发育越差。研究发现，铁缺乏可降低 5- 羟色胺、儿茶酚胺和乙酰胆碱的代谢，降低多巴胺的合成速度，铁缺乏和多巴胺转移的减少通过额纹状体回路和皮质之间通路干扰大脑的正常氧化代谢，从而影响个体的注意力、记忆和理解等认知功能，继而导致患儿出现注意力不集中、记忆力减退、理解力下降等表现，而且这种影响很可能是不可逆的并持续至成人阶段。另外，铁缺乏不仅会影响儿童精神运动发育和认知功能，还会影响情绪和心理行为，研究发现低水平的血清铁和铁蛋白是注意缺陷多动障碍（attention deficit hyperactivity disorder，ADHD）和孤独症谱系障碍（autistic spectrum disorder，ASD）发生的危险因素。因此，缺铁性贫血对中枢神经系统的影响毋庸置疑，进一步明确其机制并实施有效的干预是研究的热点。

（邹丽霞 卢美萍）

思考题

1. 如何鉴别缺铁性贫血、地中海贫血、铁粒幼细胞性贫血这几种常见的小细胞低色素性贫血?

2. 如何判断儿童缺铁性贫血的疗效?

3. 引起贫血的原因有哪些?

笔记

附：疫苗咨询

（一）疫苗的分类

1. 减毒活疫苗　突出优势是病原体在宿主复制产生抗原刺激，抗原数量、性质和位置均与天然感染相似，免疫原性很强，但同时也存在潜在疫苗感染的危险性，如在免疫力差的部分个体可引发感染，突变可能恢复毒力。

2. 灭活疫苗　免疫原性变弱，往往须加强免疫，但其安全性好。

3. 第一类疫苗　指政府免费向公民提供，公民应当依照政府的规定受种的疫苗。

4. 第二类疫苗　除计划免疫使用的第一类疫苗以外，一些由公民自费并且自愿接种的其他疫苗，亦称"计划免疫外疫苗"。因可以预防一些计划外特定感染性疾病，故推荐儿童接种第二类疫苗。

（二）我国现有疫苗分类

我国现有疫苗的分类见表 6-附-1。

表 6-附-1　我国现有疫苗分类

	减毒活疫苗	灭活疫苗
第一类疫苗	卡介苗	乙肝疫苗
	口服脊髓灰质炎疫苗	百白破疫苗
	麻腮风疫苗	流行性脑脊髓膜炎疫苗
	甲肝减毒活疫苗	甲肝灭活疫苗
	乙脑减毒活疫苗	乙脑灭活疫苗
第二类疫苗	水痘疫苗	灭活脊髓灰质炎疫苗
	轮状病毒疫苗	7价肺炎球菌结合疫苗
		23价肺炎球菌多糖疫苗
		B型流感嗜血杆菌疫苗
		流感疫苗

（三）我国现行的儿童疫苗接种程序（2021）

儿童疫苗接种程序是根据卫生部于 2007 年颁布的《扩大国家免疫规划实施方案》制订的表 6-附-2。第二类疫苗接种推荐参考表 6-附-3。

笔记

表 6– 附 –2　儿童第一类疫苗接种程序

接种年龄	疫苗种类
出生	乙肝疫苗（第 1 剂）、卡介苗
1 月龄	乙肝疫苗（第 2 剂）
2 月龄	脊髓灰质炎疫苗（第 1 剂）
3 月龄	脊髓灰质炎疫苗（第 2 剂） 百白破联合疫苗（第 1 剂）
4 月龄	脊髓灰质炎疫苗（第 3 剂） 百白破联合疫苗（第 2 剂）
5 月龄	百白破联合疫苗（第 3 剂）
6 月龄	乙肝疫苗（第 3 剂） A 群流行性脑脊髓膜炎（流脑）疫苗（第 1 剂）
8 月龄	麻腮风疫苗（第 1 剂） 乙脑减毒活疫苗（第 1 剂）或乙脑灭活疫苗（第 1、2 剂，间隔 7 ~ 10 天）
9 月龄	A 群流脑疫苗（第 2 剂）
1 岁半	甲肝减毒活疫苗（第 1 剂）或甲肝灭活疫苗（第 1 剂）
1 岁半 ~ 2 岁	百白破联合疫苗（第 4 剂） 麻腮风疫苗（第 2 剂）
2 岁	乙脑减毒活疫苗（第 2 剂）或乙脑灭活疫苗（第 3 剂）
2 岁 ~ 2 岁半	甲肝灭活疫苗（第 2 剂）
3 岁	流脑 A+C 群疫苗（第 1 剂）
4 岁	脊髓灰质炎疫苗（第 4 剂）
6 岁	乙脑灭活疫苗（第 4 剂） 流脑 A+C 群疫苗（第 2 剂） 百白破疫苗（第 5 剂）

表 6– 附 –3　儿童第二类疫苗接种（推荐）

疫苗种类	接种对象与接种剂次	预防疾病种类
7 价肺炎球菌结合疫苗	3 月龄 ~ 2 岁儿童，3、4、5 月龄进行基础免疫接种，12 ~ 15 月龄加强 1 次	7 种血清型肺炎球菌引起的感染
23 价肺炎球菌多糖疫苗	2 岁以上儿童，常规接种 1 次	23 种血清型肺炎球菌引起的感染
流感病毒疫苗	6 ~ 35 月龄儿童，接种 2 剂，间隔 4 周，推荐接种时间为每年 9 ~ 11 月份	流行性感冒
B 型流感嗜血杆菌疫苗	2 ~ 6 月龄儿童接种 3 剂，7 ~ 12 月龄儿童接种 2 剂，1 ~ 5 岁儿童接种 1 剂	B 型流感嗜血杆菌感染
口服轮状病毒疫苗	2 月龄 ~ 2 岁儿童，每年口服 1 次	预防婴幼儿 A 群轮状病毒引起的腹泻

续表

疫苗种类	接种对象与接种剂次	预防疾病种类
水痘减毒活疫苗	1岁以上儿童，1~12岁儿童接种1剂，13岁及以上人群接种2剂	水痘-带状疱疹病毒感染
灭活脊髓灰质炎疫苗	2月龄以上儿童，2、3、4、18月龄进行4针基础免疫，4岁加强1次	小儿麻痹症
吸附无细胞百白破、灭活脊髓灰质炎和B型流感嗜血杆菌五联疫苗	2月龄以上儿童，2、3、4或3、4、5月龄分别进行3针基础免疫，18月龄加强1次	白喉、破伤风、百日咳、脊髓灰质炎和B型流感嗜血杆菌感染

（四）接种疫苗的注意事项及不良反应的处理

1. 严格按照疫苗接种程序的规定，掌握预防接种的剂量、次数、间隔时间和不同疫苗的联合免疫方案。

2. 正确掌握禁忌证：目前对于评定疫苗禁忌证的标准仍然存在争议。常见绝对禁忌证包括：既往有明确疫苗接种过敏史、感染急性期、细胞免疫缺陷病或重症联合免疫缺陷病及接受特殊药物治疗等。相对禁忌证指依据正常儿童接种疫苗的标准，可能造成不良反应的增加，需咨询临床免疫学专家证明儿童有正常免疫力，方可接种此类疫苗。一般禁忌证包括急性传染病潜伏期、前驱期、发病期及恢复期，发热或患慢性疾病如心脏病、肝病、肾病、活动性肺结核、化脓性皮肤病、过敏性体质（如反复发作支气管哮喘、荨麻疹等）、血小板减少性紫癜、癫痫或惊厥史等。特殊禁忌证指适用于某种疫苗使用的禁忌证，更应严格掌握。

3. 疫苗接种的不良反应及其处理

（1）局部反应：接种疫苗24 h左右，局部出现红、肿、热、痛等现象。红肿直径在2.5 cm以下者为弱反应，2.6~5.0 cm为中等反应，5.0 cm以上者属于强反应，有时可引起局部淋巴结肿痛。

（2）全身反应：主要表现为发热，接种疫苗后8~24 h出现体温升高，37.1~37.5℃为弱反应，37.6~38.5℃为中等反应，38.5℃以上为强反应。中等度以上的反应是极少的。

（3）一般局部接种反应：无需做特殊处理。全身反应严重者，可以退热等对症治疗。

（五）免疫异常儿童的疫苗接种

免疫异常儿童是指先天或后天因素导致免疫功能损害（包括低下或异常），包括早产儿、原发性免疫缺陷病、继发性免疫缺陷病、血液系统恶性肿瘤、接受放射性治疗、接受免疫抑制剂（包括烷化剂和抗代谢药物）、无脾症、慢性肾病、使用单克隆抗体（尤其是肿瘤坏死因子抑制剂）及长期使用大剂量皮质类固醇激素等患儿。

1. 早产儿的疫苗接种 早产儿疫苗接种不良反应是很少见的。除乙肝疫苗外，大多数早产儿应与足月儿采取相同的疫苗接种程序和剂量，无须按纠正月龄推迟接种。

乙肝疫苗接种的原则：如果早产儿生命体征不稳定，应首先处理相关疾病；如果早产儿出生体重 < 2000 g，待体重达到 2000 g 后接种第 1 针乙肝疫苗；如果母亲乙肝表面抗原阳性，其早产儿出生后无论身体状况如何，12 h 内须肌内注射乙肝免疫球蛋白，并在生命体征稳定的情况下，无须考虑体重，尽快接种第 1 针乙肝疫苗。

某些情况下，如极端早产儿（< 22 周）、极低出生体重儿（< 1500 g）、宫内发育不良、疾病状态下早产儿或出生后发育水平未达生长追赶预期等，可能存在免疫功能缺陷或低下，接种减毒活疫苗出现不良反应的概率比正常儿童高，故选用灭活疫苗更为安全。另外，当疫苗接种有触发早产儿呼吸和心血管问题的可能性时，必须加强临床观察，并且提供心肺功能实时监护。研究表明，早产儿接种无细胞百日咳疫苗、轮状病毒疫苗后，保护性抗体水平略低于正常儿童。

2. 原发性免疫缺陷病（primary immune-deficiency disease，PID）患儿的疫苗接种　PID 是由于免疫系统遗传缺陷（基因突变）或先天发育不全造成免疫功能障碍所致的一组疾病，包括联合免疫缺陷病、伴典型表现的联合免疫缺陷综合征、抗体免疫缺陷病、免疫失调性疾病、吞噬细胞缺陷、天然免疫缺陷、自身炎症性疾病、补体缺陷、单基因骨髓衰竭综合征和拟表型免疫疾病 10 大类。PID 患儿不推荐接种活疫苗，接种灭活疫苗基本是安全的，但是保护效果可能欠佳；对于正规接受静脉注射用丙种球蛋白（IVIG）替代治疗的体液免疫缺陷 PID 患儿，一般不再需要接种疫苗，但卡介苗除外；细胞免疫和吞噬细胞功能缺陷患儿不建议接种细菌活疫苗（如卡介苗）；严重的细胞免疫和体液免疫缺陷患儿接种病毒活疫苗（如口服脊髓灰质炎疫苗、麻风腮疫苗和水痘疫苗）风险大，因为活疫苗可能成为传染源；PID 患儿免疫接种前建议咨询临床免疫学专家，以便根据 PID 分类标准明确诊断后再做接种决定。

3. 人免疫缺陷病毒（human immunodeficiency virus，HIV）感染患儿的疫苗接种　HIV 主要侵犯 $CD4^+T$ 淋巴细胞，引起细胞免疫缺陷，因此不建议接种活疫苗。接种的一般原则是，灭活疫苗可按时接种，减毒活疫苗需视免疫细胞活性状态而慎重决定；症状性 HIV 感染患儿不建议接种卡介苗、口服脊髓灰质炎疫苗、麻疹疫苗、轮状病毒疫苗等减毒活疫苗，无症状性 HIV 感染患儿则可以接种上述减毒活疫苗；HIV 感染患儿可以用灭活脊髓灰质炎疫苗替代口服脊髓灰质炎疫苗，或五联疫苗替代多疫苗接种。HIV 感染患儿推荐使用特有的接种程序（表 6- 附 -4）。

表 6- 附 -4　HIV 感染患儿疫苗接种程序

接种年龄	接种疫苗
出生时	乙肝
1 月龄	乙肝
2 ~ 3 月龄	百白破 / 流感嗜血杆菌 / 灭活脊髓灰质炎 + 肺炎链球菌 + 乙肝（＋轮状病毒）

笔记

续表

接种年龄	接种疫苗
3~5月龄	百白破/流感嗜血杆菌/灭活脊髓灰质炎+脑膜炎球菌（+乙肝+轮状病毒）
4~7月龄	百白破/流感嗜血杆菌/灭活脊髓灰质炎+脑膜炎球菌+乙肝（+轮状病毒）
每年秋天（6月龄后）	流感，1个月后加强接种
12月龄	乙肝（+甲肝）
13月龄	流感嗜血杆菌/脑膜炎球菌+肺炎链球菌+麻风腮
15月龄	水痘
18月龄	水痘（+甲肝）
3岁4个月	百白破/灭活脊髓灰质炎+麻风腮
12~18岁	百白破+脑膜炎球菌

（六）使用糖皮质激素患儿的疫苗接种

下列情况不属于减毒活疫苗接种禁忌：①短期内使用（＜14天）；②小到中剂量激素使用（泼尼松＜20 mg/d）；③维持生理量的替代治疗；④皮肤、眼部、吸入或关节腔/囊或肌腱注射途径使用激素。

下列情况属于减毒活疫苗接种禁忌：①连续使用≥14天，剂量≥2 mg/kg或≥20 mg泼尼松或相当于泼尼松剂量的患儿；②对于大剂量全身性应用激素治疗14天以上的人群，停用激素后至少推迟1个月（最好3个月）以上才能接种减毒活疫苗。

（七）使用静脉注射用丙种球蛋白（IVIG）患儿的疫苗接种

血制品（包括全血、单产红细胞、血浆等）和其他含抗体的血制品（如IVIG）能抑制麻疹和风疹疫苗的免疫应答≥3个月，对腮腺炎和水痘疫苗的免疫应答是否有抑制作用尚不清楚。IVIG使用后麻疹、水痘疫苗接种推迟时间建议见表6-附-5。

表6-附-5 IVIG使用后麻疹、水痘疫苗接种推迟时间建议

IVIG使用情况	使用剂量/（mg·kg⁻¹）	间隔时间/月
免疫缺陷替代治疗	300~400	8
免疫性血小板减少性紫癜（ITP）治疗	400	8
ITP治疗	1 000	10
接触水痘后预防	400	8
川崎病	2 000	11

（八）过敏性体质患儿的疫苗接种

疫苗是一种复杂的生物制剂，由疫苗抗原、残留动物蛋白、防腐剂、稳定剂和

笔记

其他疫苗成分构成。疫苗接种后，人体对上述各种成分均可能发生过敏反应，但极少发生严重过敏反应。最常见的疫苗变应原是鸡蛋白，主要存在于流感疫苗和黄热病疫苗中，故建议在接种前询问受种者平时能否接受鸡蛋或含鸡蛋成分的食物，有无过敏性休克史，如有疑似鸡蛋白过敏，不推荐接种流感疫苗和黄热病疫苗。有研究表明，接种三价流感疫苗对有严重的鸡蛋过敏患儿是安全的。即使有严重的鸡蛋过敏，仍可正常接种含麻疹和腮腺炎病毒的疫苗，而无须皮试。在接种前，还需询问受种儿童有无过敏性鼻炎、过敏性结膜炎、特异性皮炎、过敏性哮喘等过敏性疾病史，建议应在上述疾病非发作、非严重状态下接种疫苗。

（九）新生儿黄疸的疫苗接种

黄疸是新生儿期最常见的临床问题。生理性黄疸多在出生后第 2～3 天出现，第 4～6 天达高峰，足月儿在出生后 2 周消退，早产儿在 3～4 周消退。病理性黄疸具有以下特点：①黄疸出现过早，常在 24 h 内出现；②黄疸程度过重，血清总胆红素足月儿 > 220.5 μmol/L，早产儿 > 256.5 μmol/L；③黄疸进展过快，血清总胆红素每日上升 > 85.5 μmol/L，或血清直接胆红素 > 34 μmol/L；④黄疸持续过久，足月儿 > 2 周，早产儿 > 4 周；⑤黄疸退而复现，或再度进行性加重。

黄疸患儿疫苗接种的一般原则：①生理性黄疸及一般情况良好的母乳性黄疸可以按计划接种疫苗；②存在溶血、感染、肝功能异常、肝胆发育异常等病理性黄疸因素时，暂停接种乙肝疫苗和卡介苗。

（十）先天性心脏病患儿的疫苗接种一般原则

先天性心脏病患儿若在心功能正常及无合并缺氧、感染等情况下接种疫苗是安全的，其不良反应率较少。

（吴建强　卢美萍）

思考题

1. 疫苗接种的不良反应有哪些？

2. 简述我国现在疫苗的分类。

3. 简述儿童第一类疫苗的接种程序。

参考文献

［1］万学红，卢雪峰．诊断学［M］．9版．北京：人民卫生出版社，2018.

［2］中华医学会全科医学分会，中华医学会呼吸病学分会哮喘学组．呼吸系统疾病基层诊疗指南编写专家组．咳嗽基层诊疗指南（实践版·2018）［J］．中华全科医师杂志，2019，18（3）：220-227.

［3］葛均波，徐永健，王辰．内科学［M］．9版．北京：人民卫生出版社，2018.

［4］王静．全科医学临床思维和沟通技巧［M］．北京：人民卫生出版社，2020.

［5］Fusco FM，Pisapia R，Nardiello S，et al. Fever of unknown origin（FUO）：which are the factors influencing the final diagnosis? A 2005-2015 systematic review［J］．BMC Infectious Diseases，2019（19）：653.

［6］头痛分类和诊断专家共识组．头痛分类和诊断专家共识［J］．中华神经科杂志，2007，7（40）：493-495.

［7］于晓松．全科医学概论［M］．5版．北京：人民卫生出版社，2020.

［8］中华医学会神经病学分会，中华神经科杂志编辑委员会．眩晕诊治多学科专家共识［J］．中华神经科杂志，2017，（50）11，805-812.

［9］Drossman DA. 罗马Ⅳ 功能性胃肠病 肠-脑互动异常［M］．方秀才，侯晓华，译．北京：科学出版社，2016.

［10］中华医学会，中华医学会杂志社，中华医学会消化病学分会，等．慢性腹痛基层诊疗指南（2019年）［J］．中华全科医师杂志，2019，18（7）：618-627.

［11］中华医学会消化病学分会胃肠功能性疾病协作组，中华医学会消化病学分会胃肠动力学组．中国肠易激综合征专家共识意见（2015年，上海）［J］．中华消化杂志，2016，36（5）：299-307.

［12］Drossman D A，Andruzzi Z Li E，Temple R D，et al. U.S. Householder Survey of Functional Gastrointestinal Disorders. Prevalence，Sociodemography，and Health Impact［J］．Dig Dis Sci，1993，38（9）：1569-1580.

［13］Drossman D A，Hasler W L. Rome Ⅳ-functional GI disorders：disorders of gut-brain interaction［J］．Gastroenterology，2016，150（6）：1257-1261.

［14］中华医学会，中华医学会杂志社，中华医学会全科医学分会，等．早搏基层诊疗指南（2019年）［J］．中华全科医师杂志，2020，19（7）：561-565.

［15］吴志华．皮肤科治疗学［M］．3版．北京：科学出版社，2016.

［16］Gubitosi-Klug RA，Braffett BH，White NH，et al. Risk of Severe Hypoglycemia in Type 1 Diabetes Over 30 Years of Follow-up in the DCCT/EDIC Study［J］．Diabetes Care，2017（40）：

笔记

1010–1016.

［17］Mold JW，Holtzclaw BJ，McCarthy L. Night sweats：a systematic review of the literature. J Am Board Fam Med，2012，25（6）：878–893.

［18］高血压基层诊疗指南（2019年）［J］.中华全科医师杂志，2019，18（4）：301–313.

［19］血脂异常基层诊疗指南（2019年）［J］.中华全科医师杂志，2019，18（5）：406–416.

［20］中华医学会男科学分会良性前列腺增生诊疗及健康管理指南编写组.良性前列腺增生诊疗及健康管理指南［J］.中国男科学杂志，2022，28（4）：356–365.

［21］中国医师协会内镜医师分会消化内镜专业委员会.急性非静脉曲张性上消化道出血诊治指南（2018年，杭州）［J］.中华医学杂志，2019，99（8）：571–578.

［22］中国医师协会急诊医师分会，中华医学会急诊医学分会，全军急救医学专业委员会，等.急性上消化道出血急诊诊治流程专家共识［J］.中国急救医学，2021，41（1）：1–10.

［23］Parshall MB，Schwartzstein RM，Adams L，et al. An official American Thoracic Society statement：update on the mechanisms，assessment，and management of dyspnea［J］. Am J Respir Crit Care Med，2012（185）：435.

［24］中华医学会，中华医学会杂志社，中华医学会全科医学分会，等.慢性阻塞性肺疾病基层诊疗指南（2018年）［J］.中华全科医师杂志，2018，17（11）：856–870.

［25］中国医师协会整合医学分会呼吸专业委员会.大咯血诊疗规范［J/CD］.中华肺部疾病杂志（电子版），2019，12（1）：1–8.

［26］李兰娟，任红.传染病学［M］.9版.北京：人民卫生出版社，2018.

［27］孙虹，张罗.耳鼻咽喉头颈外科学［M］.9版.北京：人民卫生出版社，2018.

［28］中华医学会感染病学分会，中华医学会肝病学分会.慢性乙型肝炎防治指南（2019年版）［J］.中华传染病杂志，2019，37（12）：711–736.

［29］张学军，郑捷，皮肤性病学［M］.9版.北京：人民卫生出版社，2018.

［30］中华医学会感染病学分会，中华医学会热带病与寄生虫学分会，中华中医药学会急诊分会.中国登革热临床诊断和治疗指南［J］.传染病信息，2018，31（5）:385–392.

［31］Stanaway JD，Shepard DS，Undurraga EA，et al. The global burden of dengue：an analysis from the Global Burden of Disease Study 2013［J］. The Lancet. Infectious diseases，2016（16）：712–723.

［32］贾建平，陈生地.神经病学［M］.7版.北京：人民卫生出版社，2013.

［33］中华医学会感染病学分会艾滋病丙型肝炎学组.中国疾病预防控制中心中国艾滋病诊疗指南（2021年版）［J］.中国艾滋病性病，2021，27（11）：1182–1201.

［34］谢幸，孔北华，段涛.妇产科学［M］.9版.北京：人民卫生出版社，2018.

［35］子宫肌瘤的诊治中国专家共识专家组.子宫肌瘤的诊治中国专家共识［J］.中华妇产科杂志，2017，52（12）：793–800.

［36］吴尚纯."健康中国2030"——计划生育服务提供者的责任和使命［J］.中国计划生育学杂志，2017，1（25）：4.

［37］Danielle Mazza.全科医学之妇女保健［M］.2版.张运平，刘晓红，白符，主译.北京：北京大学医学出版社，2013.

［38］世界卫生组织．避孕方法知情选择咨询服务台式指南［M］．北京市人口和计划生育委员会，中国人口与发展研究中心，编译．北京：中国青年出版社，2009．

［39］程利南．紧急避孕药的安全性［J］．实用妇产科杂志，2014，7（3）：488-490．

［40］王全民，郭建新，李力．青少年人工流产的预防与生育力保护［J］．中国计划生育和妇产科，2020，12（10）：19-24．

［41］王卫平，孙锟，常立文．儿科学［M］．9版．北京：人民卫生出版社，2018．

［42］江载芳，申昆玲，沈颖．诸福堂实用儿科学［M］．8版．北京：人民卫生出版社，2015．

［43］《中华儿科杂志》编辑委员会，中华医学会儿科学分会血液学组，中华医学会儿科分会儿童保健学组．儿童缺铁和缺铁性贫血防治建议［J］．中华儿科杂志，2008，46（7）：502-504．

［44］邹强．免疫异常儿童疫苗接种（上海）专家共识［J］．临床儿科杂志，2014（12）：1181-1190．

笔记

附录 案例诊断列表

笔记

中英文名词索引

郑重声明

高等教育出版社依法对本书享有专有出版权。任何未经许可的复制、销售行为均违反《中华人民共和国著作权法》，其行为人将承担相应的民事责任和行政责任；构成犯罪的，将被依法追究刑事责任。为了维护市场秩序，保护读者的合法权益，避免读者误用盗版书造成不良后果，我社将配合行政执法部门和司法机关对违法犯罪的单位和个人进行严厉打击。社会各界人士如发现上述侵权行为，希望及时举报，我社将奖励举报有功人员。

反盗版举报电话　（010）58581999　58582371
反盗版举报邮箱　dd@hep.com.cn
通信地址　北京市西城区德外大街4号　高等教育出版社法律事务部
邮政编码　100120

读者意见反馈

为收集对教材的意见建议，进一步完善教材编写并做好服务工作，读者可将对本教材的意见建议通过如下渠道反馈至我社。

咨询电话　400-810-0598
反馈邮箱　gjdzfwb@pub.hep.cn
通信地址　北京市朝阳区惠新东街4号富盛大厦1座　高等教育出版社总编辑办公室
邮政编码　100029

防伪查询说明

用户购书后刮开封底防伪涂层，使用手机微信等软件扫描二维码，会跳转至防伪查询网页，获得所购图书详细信息。

防伪客服电话　（010）58582300